护理学

临床与应用实践

HULIXUE LINCHUANG YU YINGYONG SHIJIAN

主编　谢光红　钟春嫦　刘　培
　　　迟　琦　吴　培　赵　静

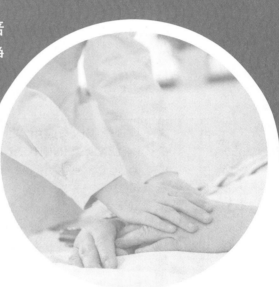

中国出版集团有限公司

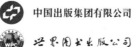
世界图书出版公司
广州·上海·西安·北京

图书在版编目（CIP）数据

护理学临床与应用实践 / 谢光红等主编 . —广州：
世界图书出版广东有限公司，2023.9
ISBN 978-7-5232-0831-1

Ⅰ . ①护… Ⅱ . ①谢… Ⅲ . ①护理学 Ⅳ . ①R47

中国国家版本馆CIP数据核字（2023）第185780号

书　　名	护理学临床与应用实践
	HULIXUE LINCHUANG YU YINGYONG SHIJIAN
主　　编	谢光红　钟春嫦　刘　培　迟　琦　吴　培　赵　静
责任编辑	黄庆妍
责任技编	刘上锦
装帧设计	书窗设计
出版发行	世界图书出版有限公司　世界图书出版广东有限公司
地　　址	广州市海珠区新港西路大江冲25号
邮　　编	510300
电　　话	（020）84460408
网　　址	http://www.gdst.com.cn/
邮　　箱	wpc_gdst@163.com
经　　销	新华书店
印　　刷	广州市怡升印刷有限公司
开　　本	787 mm×1 092 mm　1/16
印　　张	22.25
字　　数	530千字
版　　次	2023年9月第1版　　2023年9月第1次印刷
国际书号	ISBN 978-7-5232-0831-1
定　　价	88.00元

编 委 会

主　　编　谢光红　钟春嫦　刘　培　迟　琦　吴　培　赵　静
副 主 编　程晨辰　唐知培　吴亭亭　袁义芹　张　忆　刘园园
　　　　　曹俊丽　徐慧兰　张　群　周慧可
编写秘书　乌仁娜　徐丹丹
编　　委　（按姓氏笔画排序）

马　翠　菏泽市立医院

王小红　潍坊市人民医院

乌仁娜　赤峰学院附属医院

石君丽　长治医学院附属和平医院

刘　培　潍坊市人民医院

刘园园　郑州人民医院

李　静　菏泽市立医院

吴　培　曹县人民医院

吴亭亭　赤峰学院附属医院

迟　琦　内蒙古包钢医院

张　忆　郑州市第七人民医院

张　群　重庆市江津区中医院

张婷婷　郑州人民医院

周慧可　郑州人民医院

赵　静　曹县人民医院

钟春嫦　深圳市妇幼保健院

袁义芹　重庆医药高等专科学校附属第一医院

徐丹丹　郑州人民医院

徐慧兰　南昌市人民医院（南昌市第三医院）

唐知培　重庆医药高等专科学校附属第一医院

曹俊丽　郑州人民医院

程晨辰　菏泽市立医院

谢光红　连云港市第一人民医院

潘兰兰　郑州人民医院

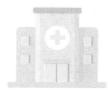

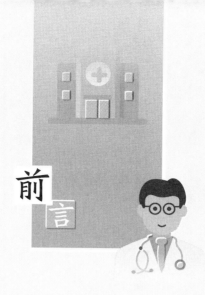

前言

护理服务是健康中国建设的重要内容，与人民群众的健康权益和生命安全密切相关，对促进健康服务业发展，保障和改善民生具有积极意义。护理质量不仅直接影响着护士对患者服务的治疗效果，而且关系到患者的生命安危，并影响医院的总体医疗质量。护理工作质量标准既是护士落实护理服务的标尺和路径，也是护理管理者质量控制的准绳。

本书先从临床护理实践出发，介绍了护理管理及护理技术等内容。后分别对呼吸内科、心内科、消化内科等科室常见病的护理进行了详细的论述，针对每种疾病简单概述了其病因、发病机制、临床表现、辅助检查、鉴别诊断等知识，着重讲解了临床常见病的一般护理常规、具体护理措施等。本书资料翔实、结构合理，内容简明扼要、重点突出，注重科学性和实用性的统一，并尽可能将国内外护理学的新进展、新技能、新成果提供给读者，力求本书能为护理工作者处理相关问题提供参考。

由于编写经验和组织能力所限，书中可能存在不足之处，欢迎广大读者批评指正。临床使用过程中，建议读者在参考本书时根据临床实际情况判断，以避免产生疏漏。

编　者

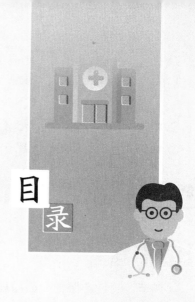

目录

第一章　护理管理　001

第一节　管理理论引入护理管理 …………………………………… 001
第二节　护理管理思想的形成与发展 ……………………………… 005
第三节　护理人员培训 ……………………………………………… 018
第四节　病区护理管理 ……………………………………………… 022
第五节　门诊护理管理 ……………………………………………… 024

第二章　基础技术　031

第一节　吸痰术 ……………………………………………………… 031
第二节　静脉穿刺术 ………………………………………………… 033
第三节　皮内注射 …………………………………………………… 036
第四节　皮下注射 …………………………………………………… 038
第五节　肌内注射 …………………………………………………… 040
第六节　静脉注射 …………………………………………………… 043
第七节　静脉输液法 ………………………………………………… 046

第三章　呼吸内科的护理　051

第一节　咯血的护理 ………………………………………………… 051
第二节　慢性阻塞性肺疾病的护理 ………………………………… 056
第三节　肺结核的护理 ……………………………………………… 064
第四节　自发性气胸的护理 ………………………………………… 067
第五节　常用诊疗技术及护理 ……………………………………… 070

🧑 病例1　肺间质纤维化患者的护理 ·· 076

🧑 病例2　咯血患者的护理 ··· 078

第四章　心内科的护理　081

第一节　心力衰竭的护理 ··· 081

第二节　心律失常的护理 ··· 088

第三节　心绞痛的护理 ··· 090

第四节　急性心肌梗死的护理 ·· 094

第五节　原发性高血压的护理 ·· 100

🧑 病例1　心力衰竭患者的护理 ··· 104

🧑 病例2　不稳定型心绞痛患者的护理 ··· 108

🧑 病例3　急性心肌梗死患者的护理 ·· 112

第五章　消化内科的护理　117

第一节　消化性溃疡的护理 ·· 117

第二节　溃疡性结肠炎的护理 ·· 121

第三节　肝硬化的护理 ··· 124

第四节　上消化道大量出血的护理 ·· 129

第五节　常用诊疗技术及护理 ·· 133

🧑 病例1　胃息肉切除术后患者的护理 ··· 139

🧑 病例2　肠系膜动脉置管术后患者的护理 ·· 141

🧑 病例3　克罗恩病患者的护理 ··· 144

🧑 病例4　上消化道出血患者的护理 ·· 146

🧑 病例5　肝硬化失代偿期患者的护理 ··· 148

第六章　内分泌科的护理　153

第一节　腺垂体功能减退症的护理 ·· 153

第二节　尿崩症的护理 ··· 155

第三节　糖尿病的护理 ··· 156

第四节　库欣综合征的护理 ·· 177

第五节　原发性醛固酮增多症的护理 ·· 179

第六节　痛风的护理 ··· 181

🧑 病例1　原发性醛固酮增多症患者的护理 ·· 184

🧑 病例2　糖尿病患者的护理 ·· 186

第七章 神经外科的护理　190

第一节　常见并发症的护理 ……………………………………………………… 190
第二节　临床常用药物应用护理 ………………………………………………… 197
第三节　颅脑损伤的护理 ………………………………………………………… 206
第四节　颅骨修补的护理 ………………………………………………………… 213
第五节　颅内动脉瘤的护理 ……………………………………………………… 214
第六节　脑动静脉畸形的护理 …………………………………………………… 216
第七节　脑出血的护理 …………………………………………………………… 218

第八章 普外科的护理　220

第一节　休克的护理 ……………………………………………………………… 220
第二节　甲状腺疾病的护理 ……………………………………………………… 228
第三节　乳腺疾病的护理 ………………………………………………………… 238
第四节　腹部疾病的护理 ………………………………………………………… 248

第九章 妇产科护理　266

第一节　不孕症的护理 …………………………………………………………… 266
第二节　产后出血的护理 ………………………………………………………… 269
第三节　妊娠期高血压的护理 …………………………………………………… 274
第四节　子宫破裂的护理 ………………………………………………………… 278
第五节　剖宫产术的护理 ………………………………………………………… 281
病例1　胎盘植入引产术后阴道大出血，行子宫动脉介入栓塞术患者的护理 …… 284
病例2　慢性高血压合并重度子痫前期剖宫产术后患者的护理 ……………… 286
病例3　子宫下段剖宫产术＋子宫捆绑术患者的护理 ………………………… 290

第十章 急危重症的护理　293

第一节　院前急救的护理 ………………………………………………………… 293
第二节　心搏骤停与心肺脑复苏术的护理 ……………………………………… 304
第三节　环境因素所致急症的救护 ……………………………………………… 315
第四节　急诊中毒患者的救护 …………………………………………………… 329

参考文献 …………………………………………………………………………… 346

第一章

护理管理

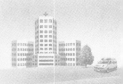

第一节　管理理论引入护理管理

护理管理是管理科学在护理事业中的具体应用，是一门系统而完整的管理分支学科。它结合护理工作的特点，研究护理的规律性，为实现护理学科目标提供一种重要手段及根本保证。在大量的护理实践中，护理人员要运用科学的管理方法，组织、执行护理职责，完成护理任务，因此，它也是护理中基本、重要的工作内容。

一、概念

联合国世界卫生组织（WHO）护理专家委员会认为，护理管理是发挥护士的潜在能力和有关人员及辅助人员的作用，或者运用设备、环境、社会活动等，在提高人类健康中有系统地发挥这些作用的过程。我国台湾出版的《护理行政管理学》提出，护理管理是促使护理人员提供良好护理质量之工作"过程"。美国护理专家吉利斯认为，护理管理过程应包括资料收集、规划、组织、人事管理、领导与控制的功能。他认为卓越的护理管理者若能具备规划、组织、领导、控制的能力，对人力、财力、物力、时间做最经济有效的运用，必能达到最高效率，收到最大效果。

护理管理是以提高护理质量和工作效率为主要目的的活动过程。管理中要对护理工作的诸多要素进行科学的计划、组织、领导、控制、协调，以便使护理系统达到最优运转，放大系统的效能，为服务对象提供最优的护理服务输出，同时促成工作人员能力的提高与发展，获得一定的研究成果。

二、护理管理的任务

护理管理是指应用现代管理理论，紧密结合我国卫生改革的实际和护理学科的发展，研究护理工作的特点，找出其规律性，对护理工作中的人员、技术、设备及信息等进行科学的管理，以提高护理工作的效率和效果，提高护理质量。因此，护理管理的任务：①向人们提供最良好的护理；②应用科学化的管理过程。

中国的护理管理经过了20多年的建立和发展阶段，已经有所成就，但距离国际先进管理理论和实践应用仍有很大差距。目前，我国护理管理面临的任务仍很艰巨。今后应进一步加快步伐，加强科学研究，并将研究成果推广、应用到卫生改革和医院改革的实践中。主要研究方向可考虑：①我国卫生改革的发展形势和护理管理的环境特点；②我国护理管理实践中的成功经验和存在问题；③研究、学习现代护理管理的理论、经验和技能并加以运用；④结合我国实际，考虑护理管理发展战略和策略；⑤发展、完善具有中国特色的护理管理学科。

三、护理管理的研究范围

　　根据管理学的研究内容和特点，凡护理学研究的领域或护理活动所涉及的范围都是护理管理的研究范围。

　　美国护理专家提出了一个护理管理模型，该模型表示护理管理作为一个过程所涉及的范围。护理实践、护理教育、护理科研、护理理论都是管理应研究的部分。人、物、空间、信息是管理的要素、主要的资源。人力资源包括工作人员的数量、智力和类型，物质资源包括仪器、设备、物资和工程应用技术，空间资源包括建筑设计布局和规模，信息资源将提供社会和环境对护理服务的影响及反映等。

四、护理管理的特征

　　现代护理学已经发展为一门独立学科，护理服务的模式也发生了很大变化。护理服务面对的是人的健康和生命，它不同于工业、农业、商业等其他专业，有自己的学科特点。护理管理需要结合护理工作的实际特点，适应其规律性，因此，要研究护理学科的特点，注意在实践中与之相适应。护理管理除具有一般管理学的特点外，还有以下特征。

（一）护理管理要适应护理作为独立性学科的要求

　　现代护理学综合应用了自然科学、社会科学、行为科学方面的知识，帮助、指导、照顾人们保持或重新获得体内、外环境的相对平衡，以达到身心健康、精力充沛的目的。护理工作有与医师协作进行诊断、治疗的任务，但主要是要独立地进行护理诊断和治疗人们现存的及潜在的健康问题，有别于医疗实践，工作有相对独立性。医学模式的转变促使护理工作发展得更具有独立性、规律性特点，这就要求管理人员在管理中加以适应。例如，对患者的分类与护理，工作人员的分工与培养、教育及质量管理，都应适应整体护理模式的需要，管理体制和管理方法均需要适应独立性的要求。

（二）护理管理要适应护理与多专业集体协作的协同性要求

　　医院工作是多种专科技术人员和医护、医技分工协作的单位。护理工作需要与各级医师协作，对患者进行诊断、治疗，同时与手术、理疗、药房、放射、其他各种功能检查等医技科室及后勤服务部门工作有密切的联系。大量的护理质量问题与各方协同操作、协调服务有关，需要与各方面加强协同管理，以便更好地发挥整体协调与合作功能。

（三）护理管理要适应专业对护士素质修养的伦理性要求

　　护理职业的主要工作对象是患者，面对的是人的健康与生命，是服务性很强的工作，因此对护士素质修养提出了特殊的要求：①安心本职，有良好的医学道德，树立革命的人道主义精神；②要有高度的责任感和认真细致的工作作风；③业务技术上要精益求精，严格操作规程，保持严谨的科学态度；④仪表整洁、举止大方，使患者感到亲切、信赖、安全并能充分合作。培养和保持护士的良好伦理道德和素质修养是护理管理建设的重要内容之一。

（四）护理管理要适应护理工作的科学性和技术性要求

现代护理理论和实践的不断发展，新技术、新知识的引入，加强了护理的科学性、技术性。护理是为人类健康服务的工作，尤其临床护理以患者为中心，具有较强的科学性、技术性和脑力劳动特征，因此，护理人员要在护理管理中重视护理业务技术管理；加强专业化、信息化建设；通过继续教育和建立学习型组织，提高人员业务水平和终身学习的自觉性与能力；培养一批专业带头人才；还要注意培养护理人员工作的责任心、主动性及创造精神。

（五）护理管理要适应护理人员人际沟通广泛性的要求

护理工作在医院内需要与各方协作，因此，与各部门广泛交往，与医师、后勤人员、患者及家属和社区人员的人际关系及沟通技巧甚为重要。培养护理人员良好的人际沟通技巧，准确的表达能力与符合专业要求的礼仪也是护理管理建设的重要内容。

（六）护理管理要适应护理工作的连续性、时间性和性别特点的要求

护理工作连续性强、夜班多、操作技术多，接触患者密切，使得护理人员精神紧张、工作劳累，生活很不规律。

时间性对护理工作也非常重要。患者较多时要分清轻重缓急，治疗时要分清药物的时间性，所有治疗、护理必须按时间进行。没有时间概念也就没有护理质量。

护理人员中妇女占绝大多数，她们的身心均有特殊性，且一般在家庭中负担较重。

护理管理者在实施管理措施时，一方面，必须保证临床工作的连续性、时间性，重视护理效果和质量；另一方面，也要适当解决护理人员的各种困难，保证其愉快、安心地投入工作。

（七）护理管理要适应护理工作的安全性要求

患者到医院后需要在安全的基础上进行诊疗，保证护理安全性是护理管理的重要特点。护理工作中危险因素很多，经常会遇到一些突发或危急事件，造成大量患者同时就诊或住院，需要紧急抢救及护理。护理操作多和工作环节多，也容易发生护理差错和事故，或出现医疗护理纠纷等。这些都需要在管理中加强控制，时时处处把关，保证患者治疗的正确、及时、彻底、安全、有效。遇到危急情况，则需加强危机管理。

（八）护理管理的综合性和实践性

管理本身具有综合性和实践性，需综合利用有关的知识和理论。护理管理以管理学作为基础，在实践中具有护理学科的多种影响因素。例如，基层护理管理者决策时，需综合考虑各方面影响因素：①医院内外环境因素，包括政策、法律、风俗习惯、地理位置、建

筑条件、设备设施等；②组织机构因素，包括现行体制要求、自己的权限、成员编制数量及选择补充渠道、薪资和培训等管理措施、信息系统等；③组织目标宗旨，包括质量要求、工作效率，社会效益等；④人员状况，包括护理人员学历、经历、价值观、内聚力、工作动机及积极性等素质；⑤任务技术因素，包括医院任务的种类、计划，医疗护理技术水平、工作程序、要求的身体条件等。可见，实践中要综合考虑多方面因素，运用多方面业务知识。

护理管理的实践性表现为，管理中需要以理论结合我国目前护理实践加以应用，积累自己的管理经验，增加对实际情况的切身体验，不断提高工作艺术性。

（九）护理管理的广泛性

护理管理涉及的范围广泛，包括行政管理、业务管理、教学管理、科研管理、信息管理等多方面的内容。由于管理内容广泛，管理人员应具有相关的管理理论和较广泛的知识。

在医院内，几个层次的护理管理人员各有自己的管理职责。护理副院长，护理部正、副主任的职责主要是建立全院性的护理工作目标、任务和有关标准，组织和指导全院性护理工作，控制护理质量等；科护士长主要是组织贯彻执行上层管理部门提出的决策、任务，指导和管理本部门护理管理人员及所管辖的护理工作；基层护士长主要是管理和指导护士工作及患者行为；护士作为管理者也有参与管理患者、病房、物品等职责，进行一定的管理活动。所以，护理中参加管理的人员较广泛。

以上特点要求广泛普及护理管理知识。

五、护理管理的重要性

（一）科学管理的重要性

随着社会发展和生产社会化程度的提高，人们越来越深刻地认识到管理的重要性，因此，对管理的要求越来越高。我国的现代化建设和改革开放的实践给管理提出了很多新课题。

科学技术固然能决定社会生产力水平，但如果没有相应的管理科学的发展，则会限制科学技术成果作用的发挥。人们已经认识到管理学是促进社会和经济发展的一门重要学科。在社会生产中，管理的实质将起放大和增效作用，而放大的倍率主要取决于管理功能的发挥效率。

实践证明，若管理有方、管理有效，可以使一个组织拥有崇高的目标、很强的凝聚力；人们可以在重大决策时坦诚讨论、充分发表意见；成员同舟共济，共同为集体成效负责；人们会坚持高标准，勇于承担责任，全力以赴为实现组织目标而奋斗；人人都会关心集体，对发生的问题主动予以解决，并相互信任；坚持质量第一；成员间亲密无间，互相关心、互相帮助，不断进步；在实现组织目标、个人目标和社会责任等方面也会取得令人满意的成绩。若管理不力，组织则缺乏一个人们愿意为之努力奋斗的目标；不能鼓励人们同舟共济，有技术的人也不会充分发挥自己的聪明才智而努力工作；会缺乏追求卓越的精神；管理者与员工互不信任，人际关系紧张，甚至相互"拆台"；人员缺乏培训且素质差、业务水平低；不重视产品质量或服务质量低劣等。总之，管理在组织发挥社会功能、提高系统的社会效益和经济效益中起着非常重要的作用。

（二）科学管理在护理中的重要作用

护理学作为一门独立的应用学科，是现代医学不可缺少的重要组成部分。卫生工作要完成为人民健康服务的任务，提高工作效率和质量，离不开加强护理管理；护理学本身要想获得飞跃发展，也离不开科学管理。近代护理学创始人南丁格尔在克里米亚战争中将伤病员死亡率从50%降到2.2%，就是综合运用护理技术和护理管理的结果。

在医院内，护理人员占卫生技术人员的50%，工作岗位涉及医院3/4的科室、部门，工作职责和任务关系到医疗、教学、科研、预防保健、经济效益、医院管理等很多重要方面。护理管理科学有效，护理人员的辛勤工作可以为医务人员和患者提供一个良好的工作、诊疗和休养环境；准备足够、合格的医疗物资、仪器设备、药品、被服等；可以协调医疗、护理、医技人员、后勤之间的关系，以及医院工作人员与患者和亲属之间的关系，减少冲突；可以为完成治愈疾病、恢复健康的医疗任务提供保证，并使医护工作提高效率和质量；可以加强预防、保健工作、控制或减少医院感染的发生；可以为医学教学、科研的开展创造良好的条件；护士参与记账和核算等经济工作，有利于医院经济效益等。在推进护理专业本身的建设和发展中，护理管理的重要作用也是十分明显的。我国护理学的建设任务十分艰巨。例如，扩展护理工作领域，发挥护理独特优势，进一步加强社区护理、老年护理等任务就很急迫，深化专科护理业务建设的趋势也要求加强护理管理。护理管理水平还间接反映医院管理水平，因此，护理管理的科学化也有利于医院建设和推动医学科学的发展。

第二节　护理管理思想的形成与发展

护理管理作为专业领域的管理，是随着护理学科的发展而形成和发展的。护理事业的发展与护理管理的发展互相影响、互为因果。

一、护理学的发展

对于护理的定义，尚无完全统一的说法。但护理的含义，随着时代的发展不断演进。

（一）古代护理

护理的意义包括抚育、扶助、保护、照顾患者、残疾及幼小等。自有人类就有生、老、病、死，也就有抚育、扶助、保护、照顾等需求，所以护理活动的历史与人类的历史一样久远。

早期的医疗护理技术比较简单，医、药、护也不加以区分，医院也很少。人们患了病，主要求助于宗教和亲属照料。家庭中母亲或妇女担当着护士的角色，主要根据经验，殷勤慈祥、无微不至，是母爱型的家族式护理。在宗教和慈善机构中，未经过专业训练的妇女担当了护理工作，她们出于宗教的传统观念，用慈善、爱心和为"神明"服务的宗教意识为患者提供一些生活上的照顾和精神安慰。

后来，受宗教和战争的影响，护理在一般医疗机构和教会式医疗机构两种医疗环境中发展。由于战争中伤病员大量增加，开始有男性从事护理工作，并且注意改善医疗环境、护理技术训练，加强对患者的关怀。

大约公元1400年开始，西方兴起文艺复兴，随着学习活动的蓬勃发展，以及科学和人体解剖研究的进步，医药知识迅猛发展，疾病治疗有了新的依据，使得宗教性、民俗性及军队性的护理团体高度社会化、组织化。文艺复兴后发生的宗教改革，使许多宗教团体独立，原修道院医护功能遭到破坏，妇女地位也有了不同于改革前的变化。这时的护理人员缺乏训练、薪水微薄、缺乏宗教热情和崇高理想，服务恶劣，护理曾进入长达200年的"黑暗时期"。

（二）近代护理

在19世纪以前，世界各国均没有科学的护理专业。由于医学的进步、社会对护理的殷切需求，以及妇女的解放，护理业务逐渐进步。19世纪中叶，南丁格尔创立了近代护理学。南丁格尔以满腔热忱和献身、奋斗精神投入了护理事业，她开创了世界上第一所正规护校，系统化地训练护士；在看护所重整护理业务，注意对质量的要求；在克里米亚战争中致力改革，将伤病员死亡率从50%降到2.2%；发展了以促进舒适与健康为基础的护理理念；撰写了不少关于护理教育、军队卫生保健、医院建筑和护理管理方面的专著等。南丁格尔的护理工作的成效和行为受到广泛敬重，护理人员与护理职业的地位也大大提高。

1859年，南丁格尔提出，护理的独特功能在于协助患者置身于自然而良好的情况下，恢复身心健康。1885年她又提出，护理的主要功能在于维护人们良好的状态，协助他们免于疾病，达到他们最高可能的健康水平。使护理的范围由提供病患基本需要服务拓展至预防疾病与促进健康。

南丁格尔不愧为世人所敬仰的"护理鼻祖"，她的一生对护理业务、护理教育、护理管理的贡献是巨大的，"南丁格尔式的护理"在爱尔兰、新西兰、加拿大、日本、美国等地乃至全世界得以普及。

我国近代护理是在鸦片战争前后，随着西医的传入而开始的。1888年，我国第一所护士学校在福州成立，之后各地护校才逐渐趋于正规。到1949年，我国已有包括一所高等护士学校在内的护校180余所，有护士3万余人。

（三）现代护理

南丁格尔时代以后，世界各国适应社会进步和医学科学发展的要求，遵循南丁格尔精神，将护理发展为一门综合自然科学、社会科学、行为科学知识，为人类（不仅是为患者）健康服务的应用型独立科学，进入了现代护理阶段。

20世纪40年代，"系统论""人的基本需要层次论""人和环境的相互关系学说"等理论的建立，1948年WHO提出的"健康不仅仅是没有疾病和不虚弱，还要有完整的心理状态和良好的社会适应能力"的健康观念，为护理学的发展提供了广阔领域。这些学说，以及精神病学、社会学的发展，为人们提供了一个重新认识人类健康与心理、社会、环境之间关系的基础。1955年，首次提出"护理程序"概念，又把科学的思维方法用于护理实践。护理工作重点开始从疾病护理转向以患者为中心的护理。护理人员所提供的不仅有对患者生活的照顾、治疗疾病所需操作性技术，还有按照护理程序对服务对象进行的全面评估，确定护理诊断，提出和执行护理措施，并对执行效果进行评价等，以及开展整体护理，全面照顾患者的生理、心理、社会方面的需要。

由于社会、经济和科学技术及医学科学的发展，人类疾病谱和死亡原因顺位发生的变化，即从以微生物引起的疾病或传染病为主发展到以与心理、行为、环境相关的疾病为主，例如肿瘤、心脑血管疾病、糖尿病等大量增加，以及人们健康概念的改变对卫生保健需求增加等原因，1978年，WHO提出"2000年人人享有卫生保健"的战略目标，提出"健康是从家庭、学校、工厂开始的"新的保健思想和目标，促使不少国家逐渐开展了"医院—社区—家庭"一条龙的医疗、保健、预防服务。这对护理专业从以患者为中心的模式发展到以人的健康为中心的模式起到了极其重要的促进作用。现代护理的建立，使得护理不再是附属于医疗的技术性职业和医师的助手，而是和医师共同为人类健康服务的专业。护理的概念已从"疾病护理、生活照顾"发展为"保障人类健康"。护理工作模式也从生物医学模式转变为生物—心理—社会医学模式。护理的内涵在不断深化，工作内容与范围不断延伸、扩大，护理技术与方法不断增多。现在护士不仅面对医院内患者，而且拓展到家庭、社区，服务对象还包括健康的个体和群体等。

1973年，国际护士理事会（ICN）为护理制定的职能是"促进健康、预防疾病、恢复健康、减轻痛苦"。护理专家韩德森认为："护理的独特功能是在帮助健康的人或患病的人保持或恢复健康（或平静地死去）。"1980年美国护士会认为："护理学是诊断和处理人类对存在的或潜在的健康问题所产生反应的科学。"从概念的发展变化可以看出护理工作的内容、对象、方法、场所的演进趋势。护士要做的是帮助患者尽快地获得独立的活动能力；帮助执行医疗方案，与医疗组成员合作，共同设计和执行全部医疗安排，使健康的人保持健康，使患者恢复健康，给垂死者减轻痛苦并给予支持。

现代护理学已经成为专业，护士成为专门的职业者。不仅护理实践有很大发展，而且护理发展为高等教育，从原来的业务机构（医院）办护校进行职业教育，发展为专门的教育机构和大学学院进行专业教育，教育层次发展为中专、大专、本科、研究生的多层次教育。护理人员在职教育也有很大发展。课程设置从专业内容的深化扩展到人文、心理、社会学知识。护理作为独立学科，已经成为由若干门基础课程和临床各科护理课程组成的内容丰富、体系完善的知识系统，形成了一个学科群。护理科学研究更是从弱到强，建立和发展出一批专门的研究机构，多种护理学专著和杂志应运而生。护理学也发展出一批独特的护理理论，护理管理更为科学化，护理学已成为一门医学领域的独立学科。

在全国努力实现现代化和进行改革开放的形势中，在国内一批老护理专家的带领下，我国现代护理学近些年也得到了很大发展。在护理实践、护理教育、护理管理、护理科研等方面都有了长足进步，在全国卫生事业中做出了应有的贡献。现已形成由超过128.69万名护士组成的护理队伍，这支队伍的整体结构和素质也随护理教育和经常性培训的加强有了较大提高，他们正在结合卫生改革的实际，奋发努力，力争尽快与世界先进水平接轨，更好地为我国现代化服务，为人民群众的健康服务。

二、护理管理思想的形成和发展

护理管理思想的形成和发展，一方面，伴随着护理学科发展的需要，管理由简单到复杂；另一方面，作为研究专业领域的管理规律，是管理学的分支学科，也受管理学发展的重要影响。护理学与管理学的理论、原则、技能方法不断交叉、融合，使护理管理由经验型到科学化，护理管理学逐渐形成并得到迅速发展。

依发展的不同时期，护理管理学大体可分为以下几个阶段：

(一) 管理学形成和发展的历史背景

管理学界普遍认为，科学管理理论和管理科学形成于19世纪末、20世纪初。在这之前，人类为了分工发展、共同劳动，已经经历了几千年的管理实践活动，但并没有将管理作为一门学问来研究。

早期的管理活动比较简单，管理也不可能成为人们自觉、有意识的行为。例如，在古代早期家族式的护理中，在后来宗教的修女以宗教意识对患者的照顾和精神安慰中，护理管理并不那么自觉和明确。但人们在管理实践中积累了丰富的经验，并有许多重要的管理思想形成，大多数记载于当时的经济学、历史学、军事学、哲学著作中。例如，罗马天主教会今天的组织结构基本上是在公元2世纪建立的，说明组织管理实践已经存在几千年，并有成功的经验。护理方面，在公元400年，基督教会首先组织修女建立了护理团体，从事护理工作，这是护理管理的开始。

到14世纪时，意大利文艺复兴时期，随着管理实践的发展，管理思想有所深化，多包含在统治阶级思想家的政治主张之中。例如，当时的政治思想家、历史学家尼可罗·马基亚维利，在著作《君主论》中提出的关于领导者素质的论述就是典型代表，对管理学中领导理论的形成有重要影响。

当时的护理在一般医疗机构和教会式医疗机构两种医疗环境中发展。教会式的医疗机构都遵循一定的护理管理原则，按照病情轻重对患者进行分类，将患者安排在不同的病房。当时护理管理的重点是改变医疗环境，包括改变采光、通风及空间的安排等。战争使伤病员大量增加，因此需要大量随军救护人员并开始有男性从事护理工作。这一时期，护

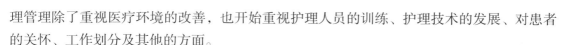

理管理除了重视医疗环境的改善，也开始重视护理人员的训练、护理技术的发展、对患者的关怀、工作划分及其他的方面。

文艺复兴后，慈善事业的发展，使护理逐渐脱离教会控制，成为一种独立事业。公元1517年发生的宗教改革，使许多基督教团体独立，原修道院医护功能遭到破坏。护理进入长达200年的"黑暗时期"，护理管理也陷入瘫痪。

1576年，法国天主教神父保罗在巴黎成立慈善姊妹会，入会妇女经过一定培训后，深入群众为病弱者提供护理服务，深受人们的欢迎。

在资本主义早期，英国古典政治经济学体系的重要创立者亚当·斯密提出了劳动专业化分工，即将工作分解成一些单一的和重复性的作业，使工人的技巧和熟练程度提高，从而提高劳动生产率。18世纪英国的产业革命，又使机械力迅速取代了人力，使大型、高效生产成为可能，这就更需要管理的计划、组织、领导和控制工作，这是20世纪前促进管理发展的重要背景。

以上历史背景时期的管理实践和管理思想，为系统管理理论的形成做了充分的准备。同时，管理思想和方法的形成过程均对护理事业的管理有重要影响。

（二）南丁格尔对护理管理的贡献

近代护理管理的发展是从19世纪中叶，英国的南丁格尔开创科学的护理开始的。1853年，南丁格尔曾受聘担任伦敦一家看护所的管理者，1854年10月，她被任命为"驻土耳其英国总医院妇女护士团团长"。不论是在当时的看护所里，还是在1854—1856年克里米亚战争救护伤员中，她都不仅用先进的技术加强护理，而且注意加强管理，在疾病恢复中发挥了巨大作用。

南丁格尔对护理管理的主要贡献表现在以下几个方面：

1 设立了一套护理管理制度

南丁格尔提出护理管理要采用系统化方式，强调设立医院必须先确定相应的政策，使护理人员担负起护理患者的责任；适当授权，以充分发挥每位护理人员的潜能。在护理组织的设置上，要求每个医院必须设立护理部并由护理部主任来管理护理工作；各病区设护士长，管理病房的护理行政及业务。

2 设立医院设备及环境方面的管理要求

要求重视改善病房环境，包括采光、通风、照明、墙壁的颜色等，使患者有一个舒适的康复环境。强调医院设备要满足护理的需要。

3 努力提高护理工作效率及质量

要求护理人员做好患者的护理记录，及时、认真地对患者护理情况进行统计。强调护理人员除了照顾患者的身体，必须重视其心理问题。研究改善护理人员的工作环境及节省人力、物力资源的方法。要求病房护理用品有条理地存放，并注意库存量，以保证正常供应。

④ 注重护理人员的训练及资历要求

南丁格尔探询一些社会改革者和医师的意见，他们都一致认为对护士素质的要求是必要的。南丁格尔建立了世界上第一所护校，要求护理人员经过专门培训，护理管理者必须接受一定的管理训练。

南丁格尔的努力使护理学在向科学化、正规化的方向发展的同时，又使护理管理也走上了独立发展的道路，对近代护理和护理管理的发展产生的影响是深远的。

（三）管理学发展的多样化时期及其对护理管理的影响

20世纪的上半叶是管理思想发展的多样化时期。不同的管理学家从不同背景和角度出发，对管理加以研究，形成了不同的管理理论和学说，为我们理解管理规律做出了重要贡献，也对现代护理科学管理的形成和发展有重要影响。下面简要介绍4个方面的管理理论及其对护理管理的影响。

① 科学管理

科学管理理论的创始人是美国人弗雷德里克·温斯洛·泰勒。开始时他在钢铁厂做工人，当体会到工人在生产中有很大潜力时，他开始研究。当工人用铁锄向货车铲料及搬运铁块时，他测定工人每次活动与停止的时间并观察如何使其动作效率最高；经过研究，他设计出有效的标准化动作、标准化工具，使工人在生产中能使用最短时间和最精练的动作，并予以推广，提高了劳动生产率，从科学管理的3个基本出发点：①谋求最高工作效率，科学管理的中心问题是提高劳动生产率；②谋求取得最高效率的重要手段，使生产工具、机器、操作方法、作业环境等均标准化，动作精简化和工作专门化，即合理化三原则（或3S化）；③要求劳资双方施行重大精神变革，在工作中互相协作，共同努力，并把管理职能与执行职能分开。同时他提出实行刺激性的报酬制度。他的著作《科学管理原理》于1911年出版，标志着现代管理理论的诞生。

科学管理思想在当时被誉为"第二次产业革命"，其对资本主义社会的影响是划时代的，对管理理论的形成起着里程碑式的作用。

科学管理理论在发展过程中，被不断应用到护理中，对现代护理管理理论的形成与发展产生着深远的影响。例如：①使用科学方法改进护理人员在病房工作的分工方式。在以前主要采用个案护理方法，即护士每日当班时负责一位或两位患者的全部护理任务。科学管理提出了专业化分工，护士开始实行功能制护理方式，按照工作内容分配护理人员。如同工厂的专业化分工——流水作业一样，将相同或相似的工作内容相对集中，划分成一些单一的和重复性的作业。例如，治疗性工作、临床生活护理、处理医嘱和文字书写、临床带教工作等，分别由治疗班、护理班、主班、教学护士等专门护士承担特定任务，一个岗位的1~2位护士面对全体患者，对患者的护理由各班护理人员的相互协作共同完成。由于经常从事一种性质的工作，提高了技术操作的技巧性和熟练程度，也免去了不断更换护理用具的麻烦，提高了劳动生产率。这种护理方式较原来的宗教的自然哲学模式前进了一大步，是护理管理发展中有意义的重要阶段。②部分护理工作标准化，并加强对护士的训练。受科学管理加强作业操作管理和实现精简化、标准化管理思想的影响，制定标准统一、动作精练的护理技术操作规程和各项护理工作标准，并以此训练护士减少操作中不必要的动作，提高效率，并用时间作为衡量技术熟练度的手段。③改善工作条件和环境。使护理用物、仪器设备、药品等规格化，放置位置均标准、统一、固定，从而方便使用，提高工作效率和质量；④对护理管理重要性的认识得到加强。

❷　一般行政管理理论

与科学管理同时代的另一批思想家从整个组织上层管理问题入手关注管理，称为一般行政管理理论家。

（1）法约尔的管理职能学说。亨利·法约尔，法国人，曾担任采矿冶金公司经理，将濒临破产的公司改变为成功的企业。他提出在公司管理中的14项组织经营原则：合理分工；权责相适应；严格纪律；统一命令；统一领导；个人服从集体，领导人协调关系；个人报酬公平合理；集中权力；有等级制；事务均有秩序；公平；人事稳定；有创新精神；保持集体团结合作。亨利·法约尔研究企业活动，并将管理职能分为计划、组织、指挥、协调和控制。

（2）韦伯的行政组织理论。马克斯·韦伯，德国人，在管理思想上提出了"理想的行政组织体系理论"。主要内容：①理想的行政组织是通过职务和职位按等级来进行管理的，并提出了一系列实施原则和方法。②权力有各种不同的类别。任何一种组织都必须以某种形式的权力为基础，才能实现组织的目标。③理想的行政组织的管理制度，意味着以规则为依据来进行控制。在组织体系中，为实现目标，要把全部活动划分为各种基本作业分配给组织中的每个成员，有一定的规章、规定和程序、奖惩制度等。管理制度要适应各种管理工作，有利于提高管理效率。

这些古典组织理论对管理摆脱传统经验方法变成科学方法有重大意义。

在护理方面，19世纪时医院护理组织体系尚未形成，护理部主任和总护士长主要是协助医院干事完成一些具体管理工作。进入20世纪以后，在南丁格尔使护理组织管理走向正规化的基础上，受一般行政管理理论影响，医院护理组织管理得到迅速发展。

主要表现为以下几点。①护理组织系统逐渐完善。例如，大多数医院采用层级结构，建立护理部；形成护理部正副主任—科护士长—护士长—护士等直线指挥系统，明确沟通路线和权力关系，每一层职位均授予相应职权。②各级管理人员和护士职能不断明确。护理管理中各种岗位、各级职责、各班护士角色与功能划分开始明确。③建立制度并进行考核。奖惩、绩效考核和各部门工作相应的规章制度均建立起来，依章处理问题；建立护理操作规程手册，并成为正式的工作说明单，使技术一致化。④强调各级护理管理者承担部门的计划、组织、指挥、协调、控制等事项。⑤建立一套固定的员工薪资办法，使酬劳公平化。⑥人员晋升考虑个人学历、经历，也考虑工作表现和奖惩记录。以上均是在一般行政管理理论的影响下形成和完善的结果。

3 人际关系和行为科学理论

行为科学理论产生于20世纪二三十年代。早期被称为"人群关系"学说，20世纪四五十年代被称为"行为科学理论"，20世纪60年代中叶发展成"组织行为学"。

行为科学管理阶段应用了心理学、社会学、人类学及其他相关科学，着重研究组织中的人的行为规律，发现人类行为产生的原因及人的行为动机的发展变化。研究改善组织中人与人的关系并激励人的积极性，以提高劳动生产率。现将有代表性的理论学说简介如下。

（1）梅奥及人群关系学说。乔治·埃尔顿·梅奥（以下简称"梅奥"），曾担任美国哈佛大学工商管理研究室副教授，领导了著名的"霍桑试验"。

"霍桑试验"是1924—1932年在美国芝加哥的霍桑工厂进行的，主要是寻求提高劳动生产率的途径。大体经过4个阶段，即研究照明度与工作效率之间的关系，研究工作条件变换对生产率的影响，对工人进行广泛的访谈，试验计件奖金的作用。

经过试验，梅奥等人发现决定工人工作效率的不是工作条件和奖励性计件工资，而是职工在集体中的融洽性（人际关系）和安全感。研究结果表明，"人"不只是"经济人"（认为工人工作的动机只是经济原因），而且是"社会人"。管理当局和工人之间及工人相互之间的社会关系是影响劳动生产率最重要的条件，群体的社会准则或标准是决定工人个人行为的关键要素。1935年，梅奥出版了《工业文明中人的问题》，提出了人群关系学说。

梅奥认为，管理者需同时具有专业技术、经济管理技能和搞好人际关系的技巧，这样可以提高领导能力，有利于缓和和解决领导者与被领导者之间的矛盾，提高劳动生产率。

（2）马斯洛的人类需要层次理论。在人际关系学说提出后，更多的社会心理和人类学专家对管理进行了研究。

美国心理学家和行为科学家亚伯拉罕·哈罗德·马斯洛，提出了人类需要层次理论，认为人有5种需要，即依次要求、依次满足、递级上升的5个层次：①生理的需要；②安全的需要；③社会交往（爱和所属）的需要；④自尊和受人尊重的需要；⑤自我实现的需要。当需要未被满足时，可以成为激励的起点。

人类需要层次论为研究人类行为的产生与发展规律奠定了基础，在国内外管理中得到了广泛的应用。在该理论的基础上，又产生了很多学说。

（3）麦格雷戈的X-Y理论。道格拉斯·麦格雷戈是美国行为科学家，在1957年提出了X-Y理论，即关于人的特性的两套系统性假设。他把传统的管理假设概括为"X理论"，把与X相对立的理论统称为"Y理论"。两种观点决定了管理者的管理行为和方式。

简要地说，一方面，X理论基本上是一种关于人性的消极观点，它假设人们缺乏雄心壮志，不喜欢工作，总想逃避责任，需要在严密的监督下才能有效地工作；另一方面，Y理论提出了一种积极观点，它假设人们能够自我管理，愿意承担责任，把工作看作像休息和娱乐一样自然。Y理论假设最恰当地抓住了工人的本质，相信成员能自我激励，强调管理中要启发内因，发挥人的主观能动性和自我控制能力。

（4）团体动力学理论：库尔特·勒温，德国心理学家，于1939年提出"团体动力学"

概念。重点研究组织中的群体行为。

其主要观点：群体是一种非正式组织，是处于相对平衡状态的一种"力场"。群体行为就是各种相互影响的力的结合，这些力也修正个人行为。库尔特·勒温提出了群体目标、群体内聚力，群体活动规范、群体的结构、群体领导方式等概念。此外，库尔特·勒温对群体内聚力的测定、影响内聚力的因素、内聚力与群体士气和生产率的关系等，都进行了有成效的试验研究。

（5）关于领导理论的研究：组织行为学中关于领导理论的研究成果非常丰富，主要有关于领导者和被领导者相比较具有哪些特质的特质理论；有总结领导者工作作风和方式的领导行为理论；有重视具体情境对领导有效性影响的权变理论；还有综合各种领导理论，寻找共同点的最新的领导学说等。

行为科学理论的发展对护理管理也有巨大影响。表现为以下几点：①小组制护理产生。小组制护理形成于20世纪50年代初期，管理的人际关系学说和行为科学形成以后。该护理方式是由一位有经验的护士任组长，领导一组护士（一般3~4人）对一组患者（10~20位）提供护理，各小组有较大权责。小组可由不同等级护理人员组成，由所有成员共同参与护理，对患者做护理计划并评估效果，成员间彼此合作、协调、分享成就，可形成良好的工作氛围。小组制护理产生的另一个背景，是第二次世界大战后正规护校毕业的合格护士数量不足，一些专业训练不足的人员进入护理队伍。小组制可由合格护士任组长，其他人为组员，既可满足护理人员的心理需要（例如，可减少功能制护理时护士单独上一种班的孤独感，新护士也不会因业务不熟练而紧张）；又可使不同水平成员各自发挥特长，进行传、帮、带，容易沟通协调；还因为一组护士仅负责一组患者，比功能制护理时护士面对全病房患者更有利于对患者全面了解，加强沟通，有利于提高护理质量；②在日常管理中关心和尊重护理人员，满足心理需要。例如，医院提供护士宿舍，开办托儿所、幼儿园，提供必要的劳动保护措施，搞好食堂等生活服务，改善环境等；③建立双向沟通渠道。例如，有的医院采用小本子，有的护理部主任开放办公室时间，或用意见箱，或召开护理人员生活检查会等；④改变管理者的领导方式。主张采用参与式管理，贯彻人性化原则。护理人员可参与单位决策，同时也可对全院问题提出建议等；⑤重视人的因素。例如，重视培训；重视对护理人员的激励与奖励；加强人力资源的开发及合理应用，调动护理人员的工作积极性；建立护理人力库等。

4 定量方法

定量方法还被称为运筹学和管理科学，包括统计学的应用、最优化决策数学模型、信息处理模型和计算机的应用等。此理论应用的目的是降低不确定性，寻找管理的定量化。例如，通过成本-效益分析寻求资源分配决策的定量化。

定量方法对护理管理的影响是使护理管理业务量化和计算机化。例如，使用统计抽样方法检查、监测护理质量问题，应用数学方法计算合格率等；开展应用计算机排班、计算护理人力编制、统计出勤率、物资管理、质量考核及评估护理单位的劳动生产率等工作。

（四）管理学近年来的趋势及护理管理的发展

管理理论发展到20世纪60年代初期，进入了成熟阶段。其趋势是以整体观念来认识管理，趋向于将管理理论一体化，发展成一种统一的、整合型的理论框架。这一时期护理与现代管理的结合更为紧密，护理管理得到深入和迅速的发展。现将使管理理论一体化的代表性的方法简介如下。

1 过程方法（process approach）

1961年12月，美国管理学家哈罗德·孔茨（Harold Koontz）认为，当时管理研究的各种各样的方法已经形成了"管理理论丛林"，他提出用"管理过程方法"来综合当时的各种管理理论。认为管理是建立在计划、组织、领导、控制基本职能基础上连续的循环过程。

把管理工作按照任务及完成任务所需要的基础知识划分成职能，把各种管理理论的成就囊括到各职能中，分成几个相对独立的部分进行深入、细致的研究，并围绕职能学习管理，是当今大多数管理学教科书采用的一种统一框架。

2 系统方法

20世纪60年代中期，形成了一种认为应当按照系统框架来分析管理的思路。系统方法认为，系统（systems）是由存在于环境中的若干相互联系、相互作用的要素所构成的，是具有特定功能的有机整体。社会是系统，任何一个组织及管理过程、人体都是系统。

系统有两种基本类型：封闭系统和开放系统。封闭系统不受环境影响，也不与环境发生相互作用；相反，开放系统认为系统与环境间存在着动态的相互作用。例如，我们讲的组织是一个系统，是指组织与环境之间处于不断的相互作用中，组织是否成功，取决于这个系统与其所依赖的外部团体和机构之间的交互作用。

主张系统观点的学者将组织看成由"相互依赖的多种因素，包括个人、群体、态度、动机、正式结构、相互作用、目标、状态和职权"组成的系统，把组织部门及群体的关系、行为，看成人们在意见、力量、愿望和思想等方面广泛协作的系统，管理者的任务是应用系统方法处理管理中的问题，协调组织的各个部分，使组织内部平衡并与外界环境相适应，以实现组织的目标。

3 权变方法

这种方法提出因地制宜理论。权变管理即权宜管理和应变管理的合称，其基本思想认为，在组织管理中，不存在一成不变、普遍适用、最好的管理理论和管理方法，组织管理必须随着组织所处的内、外条件变化而随机应变。管理者应掌握各种管理理论，在实践中随机使用。

随着科学技术的进步和国际政治、经济形势的剧烈变化，当前的管理又面临新的挑战，形成了一些新理论。现代管理的概念成为不断发展、检验、修正、再检验的结果。例如，经济全球化、迅速发生变革的环境及信息时代，要求在新型、能有效进行创新和变革的管理者领导下，建立灵活、能快速反应的组织；随着工作人员受到更多的教育和培训，水平不断提高，管理者必须改变风格，不应再是只吩咐干什么的"老板"，而应变为团队领导者，更关注激励、指导和鼓励。

20世纪60年代以来，在现代管理的系统模式、开放模式、过程模式和权变理论的深远影响和指导下，护理管理进入了一个新纪元，护理领域出现了巨大的变革。表现为以下几点。①系统方法在护理管理中广泛应用。例如，用系统思想解释护理管理过程、建立护理组织系统结构，并明确各层级职责的划分、建立合理的患者分类系统、全面规划人力资源管理及进行全面质量管理、质量改进等。②按照生物-心理-社会医学模式重新建立健康、人、环境、护理新概念，改革传统的护理模式，形成了以患者和人的健康为中心的整体护理模式。③应用科学方法产生了护理程序（nursing process）的护理工作框架。④护理人员临床分工方式改变为责任制护理（由责任护士系统、全面地负责从患者入院到出院的全部护理任务）、个案管理（由医师、护士和其他专业人员合作，共同负责针对某个诊断或手术患者的照顾，进行最适当、有顺序性的护理，贯彻医院-社区-家庭系统化照顾），提高了护理质量。⑤护理强调根据患者个体差异，制定有针对性的个体护理计划，进行护理。⑥管理者根据被管理者的不同成熟度，因人、因地、因时，选择适宜的领导方式。采用激励措施，应用民主参与式管理和授权，强调对护理人员的人性化管理。⑦应用现代管理的思想、方法探讨并取得了对业务管理（例如，医院感染管理、急诊急救护理管理、社区护理管理、各专科护理管理）的新成就等。现代护理管理最重要的特征是使人的观念发生了巨大的变化，人们用新的精神风貌加强学习、以适应形势；改革、开放，开阔视野；探讨革新，不断追求卓越，护理事业在发生着前所未有的重大变革。

（五）中国现代护理管理的发展

在国家改革开放和进行现代化建设的大环境中，在现代管理思想的影响下，我国近20年来的护理事业和护理管理的发展，取得了长足进步，为社会主义现代化建设和人民群众的健康做出了应有的贡献，成就巨大。主要表现为以下几点：

❶ 通过护理改革和提高工作质量，发展护理专业的学科地位

在护理实践中，全国护理管理人员注意学习先进国家的护理及管理经验，接受新的护理模式和管理思想，贯彻改革开放精神，转变观念，增强紧迫感和竞争意识，力争与世界先进水平接轨做出了巨大努力。近20年，我国确立了护理学的独立学科地位，护理专业的重要性越来越被认识，其社会地位得到显著提高。

❷ 加强组织管理

1986年第一次护理工作会议发布《关于加强护理工作领导，理顺管理体制的意见》文件，全国加强护理管理组织建设。全国性护理组织——中华护理学会、卫生部护理中心和各级护理行政机构加强建设，并配备了相应的干部力量，更好地发挥了作用；医院内护理直线指挥系统也得到了建立和健全。

❸ 加强人力资源管理

用科学方法为护理组织确定编制，合理配备护理人员，加强队伍建设；现在全国护理人员已从1949年的3万余人，发展到2001年底的128.69万余人；按照独立学科要求建立了护理人员业务职称体系；加强护理教育，培养高学历人才，加强护士规范化培养和继续教育，提高队伍素质；按职上岗、分层使用，注意发挥护理人员主动性、积极性、创造性；建立法制化、规范化的护士执业考试和定期注册制度，严格把住准入关；培养专科护理人才和骨干等。

④ 以患者为中心，以科学、系统的护理程序为框架，为患者实施整体护理

20世纪80年代初，我国从国外引进责任制护理方式，开始贯彻护理程序，取得了初步成绩；1994年，卫生部与联合国开发总署合作项目，引进整体护理，在全国大力推行，现成立了有100所医院参加的整体护理协作网，建设了一大批整体护理模式病房，指导和推动此项工作，整体护理现已普遍在全国二级以上医院推行，对于提高护理质量和患者的满意度，取得了非常明显的效果。整体护理正在不断深化过程中。

⑤ 护理教育

我国护理教育自1888年创办第一所护士学校至今，已有一个多世纪，在学校数量、教育层次及教学质量方面，均发生了很大变化，特别是20世纪80年代以来迅速发展。1984年开办高等护理教育，培养学士学位护士；1992年开始招收护理硕士研究生；现在有些学校正在筹备和争取对护理博士研究生的培养。目前已有100多所大学培养大专和本科学历护理专业学生，已经形成了适合我国国情的护理教育体系。除各层次正规护士教育外，国家还开办了多层次、多规格、多形式的在职教育，如护理专业自学考试、专业证书制度、夜校、函授教育及专科护理短期培训等。在教育内容上贯彻整体护理模式，增加社会、人文学科知识，并进行教育改革，改进教学方法等。

⑥ 加强专科护理和业务管理

国内外医学的发展，使内、外、妇、儿等各专科护理业务更为深化，新业务、新技术层出不穷，全国各种护理专业组织加强业务建设，举办各种学术交流、讲座，在加强基础护理的同时，发展专科护理。另外，在卫生改革中，在原有地段保健的基础上，发展社区卫生服务和社区护理、老年护理、临终关怀，均取得了很大成效。在医院感染管理的规范化和科学性方面有很大进展。

⑦ 开展科学研究，推动护理学科的建设

随着高等护理教育的开展和专题培训，全国培养、形成了一批护理科研人才，科研文章增加，质量不断提高。全国范围内出版了许多护理学教材、专著，十几种护理杂志创刊，并建设出一批在全国范围有较大影响的刊物。一些护理报纸、网站应运而生，大大推动了护理学科的建设。

⑧ 加强护理质量管理

配合原卫生部20世纪80年代末开始的三级医院评审制度，我国建立了护理质量评审标准、各级护理质量管理组织和质量管理制度，引用各种质量监测和管理方法，加强了护理质量管理并取得一定成效。随着医疗体制改革和保险制度的实行，护理管理人员对质量管理的重要性和紧迫感加强，改变过去"要我抓质量"的观念，出现"我要抓质量"的局面，增强了自觉性。

⑨ 护理法规的建立

1994年，我国正式实施第一部护理法制文件——《中华人民共和国护士管理办法》，使我国护理法制管理加强。

⑩ 加强医院感染管理

1986年在全国召开的医院感染工作会议，出台了有关文件，在各医院建立医院感染管理委员会（或小组），配备专职人员，进行综合管理。护理系统发挥了在加强医院感染管理中特殊的重要作用。

⑪ 信息化建设

随着各医院信息系统的完善，计算机在护理工作和护理管理中已应用到各个方面。例如，建立护理专家咨询系统、情报检索系统，临床应用计算机处理医嘱、观察病情和人员、财务、物资、质量、教学等行政管理，提高了工作自动化程度，提高了效率和质量，减少了差错，减轻了护士工作负担。

⑫ 加强护理管理队伍建设

培训、公开招聘、科学考核护理管理人员，培养管理人才和骨干，使管理队伍现代化、管理方法科学化。

我国的护理管理现代化建设虽然取得了巨大成绩，但与世界先进水平比较，还有非常大的差距。例如，如何提高护理管理队伍素质，转变观念，适应形势；将护理自身的发展纳入卫生改革的大潮中，放到卫生事业全局中考虑；将护理的发展与广大人民群众对卫生服务的需求接轨；处理好卫生投入偏低而要求卫生服务覆盖面要高、服务水平要比较好的矛盾；如何面对群众医疗保健服务需求模式发生变化的新形势；如何尽快改变护理队伍整体素质偏低、缺乏专业骨干人才的状况；如何解决普遍存在的临床护理人员编制不足的问题；如何解决护理教育结构的变化带来的师资力量短缺，以及教材质量需要提高、教学内容需要更为合理和教育改革提出的其他任务；如何推动整体护理的深化和更好地发挥护理专业的独特功能与作用，使服务内容和模式多样化（例如，发展社区护理、老年护理、临终关怀等）；如何发展卫生改革中急需解决的护理经济学问题；如何更好地与其他卫生技术人员合作，学习先进的护理新技术、新业务；如何大力宣传护理的重要作用和开发领导层，以提高护理的专业地位；护理事业已经取得的成绩如何巩固、提高等。大量的护理管理问题急切需要解决，给护理管理的建设和护理管理人员提出了重要课题，护理管理仍面临严峻的挑战。

研究、学习国内外管理理论研究的最新成果，注视发展动向，一定要结合并应用于我国护理管理实践，创建适合我国国情的护理管理理论，以适应护理改革的形势要求。

第三节 护理人员培训

一、护理人员培训的目的与功能

（一）护理人员培训的目的

1 角色转变需要

帮助护理人员了解医院宗旨、文化、价值观和发展目标，增进护理人员对组织的认同感和归属感，使其尽快适应角色。

2 满足工作需要

学校教育主要是完成基础教育和基本专业技术教育，毕业时学生所拥有的仅仅是基础理论知识与技能操作方法。进入医院护理岗位后，护理人员将从事的工作大多数是专业性较强的理论知识与技能，所以必须对他们进行相应的培训。

3 适应发展需要

随着社会、经济、医学科学技术和教育的发展，护理人员只有通过培训，才能顺应发展的需要，不断转变观念，更新知识，提高技能，发展能力。

4 提升素质需要

培训可以促使具有不同价值观、信念、工作习惯的护理人员，按照社会、市场、岗位及管理的要求，形成统一、团结、和谐的工作团队，拥有饱满的精神状态，提升护理人员整体素质，提高工作效率，创造优质护理服务质量。

（二）护理人员培训的功能

1 掌握工作基本方法

通过培训，使新上岗的护理人员或调到新岗位的护理人员尽快进入工作角色，掌握工作基本方法，履行角色职责。

2 理解护理工作宗旨

通过培训，帮助护理人员理解组织和护理工作的宗旨、价值观和发展目标，提高和增进护理人员对组织的认同感和归属感。

3 改善护理工作态度

通过培训，强化护理人员的职业素质，为创造优质护理服务质量奠定基础。

4 制定职业生涯规划

通过培训，协助护理人员结合自身特点制定职业生涯发展规划，使护理人员在完成各项护理工作的同时有意识地关注自身的发展，自觉地提高个人素质，最大限度地发展个人潜能。

在注重对个体培训的同时，有计划地进行护理人力资源团队的建设，以利于护理工作的顺利开展，有效优化护理质量，保障护理人力资源的可持续发展。

二、护理人员培训的程序

目前的护理人员培训程序一般由3个阶段组成：培训前准备阶段、培训中实施阶段和培训后评价阶段。

（一）培训前准备阶段

培训前准备阶段主要进行培训需求分析、培训前测试和确立培训目标。培训需求分析是从医院发展、工作岗位需求及护理人员个人要求3个方面考虑。培训需求分析是确立培训目标、制订培训计划和评价培训效果的依据。

（二）培训中实施阶段

在确定培训需求的基础上，培训者要根据目标制订出相应的培训计划。培训计划包括培训内容、时间安排、培训方法、学习形式、培训制度、受训人员和培训人员及必要的经费预算等内容。培训内容的选择应体现学习目标，既要考虑培训的系统性，也要考虑培训的可行性、适宜性。培训人员的选择要注重资格（教师本身的专业性）和责任心。培训方法与学习形式的选择应根据培训的目标、医院条件和岗位需求综合考虑。

（三）培训后评价阶段

培训后评价是保证培训效果的重要一环，其主要包括4个步骤。

① 确立评价目标

以目标为基础确立评价标准。标准应具体、可操作，符合培训计划。

② 控制培训过程

控制培训过程是指培训过程中不断根据目标、标准和受训者的特点，矫正培训方法，控制培训进程。培训过程中注意观察，及时了解培训情况，及时获得培训过程中的信息，矫正偏差，保证培训取得预期效果。

③ 评价培训效果

培训效果包括培训效果的评价和培训经费使用的审核两个方面，常用的评价方法如下。

（1）用书面评估表评价课堂理论培训效果；

（2）小组讨论形式评价，让受训者讲述学习收获和对培训的建议；

（3）相关试卷测试及技能考核；

（4）岗位实际工作考核，观察受训者在工作中使用新知识、新技能的情况；

（5）问卷调查，通过问卷比较受训者培训前后的工作表现。

培训经费使用的审核包括培训费用支出的有效性、可控性及合理性。

④ 迁移评价效果

迁移评价效果是指把培训的效果应用于临床护理工作中，促进临床护理工作的优质化。

三、护理人员培训的形式和方法

(一) 培训形式

1 岗前培训

岗前培训是新员工熟悉组织，适应环境和岗位的过程。对刚进入工作单位的护士来说，重要的是学会如何去做自己的工作，以及保持与自己角色相适应的行为方式。岗前培训能帮助新护士放弃自己与组织要求不适应的理念、价值观和行为方式，以便尽快地适应新组织的要求、工作准则和工作方法。岗前培训，首先要使新护士在和谐的气氛中融入工作环境，为以后的工作打下良好的基础；其次要使护士了解医院的组织文化、经营思想和发展目标，帮助护士熟悉胜任工作的必要知识技能和职业道德规范，了解医院和护理系统的有关政策、规章制度和运转程序，熟悉岗位职责和工作环境。

2 脱产培训

脱产培训是根据医院护理工作的实际需要选派不同层次的护理骨干，集中时间离开工作岗位，到专门的学校、研究机构或其他培训机构进行学习或接受教育。这种培训可以系统地学习相关理论，因此，对提高受训人员的素质和专业能力具有积极影响。脱产培训包括短期或长期脱产学习，学历教育和新技能培训等形式。

3 在职培训

在职培训是指护理人员边工作边接受指导、教育的学习过程。这种培训方法多采用导师制，即由高年资护士向低年资护士传授知识和技能。这种指导关系不仅体现在操作技能方面，而且在价值观的形成、人际关系的建立及合作精神培养等方面都具有指导意义。

培训的安排有集中式、分散式、集中与分散相结合3种。集中式是由护理部统一安排所有新护士参加护理部组织的培训；分散式则由各临床科室护士长组织相应的临床师资，对进入本科室的新护士进行有针对性的专科培训；集中与分散相结合则兼有上述两种形式。

(二) 培训方法

1 讲授法

一种以教师讲解为主的知识传授方法。教学人员的讲解可帮助学员理解有一定难度的知识，并且可同时对数量较多的护理人员进行培训。讲授法培训也可以结合案例分析进行讨论。可用于职业道德、规章制度、专科护理技术、护士礼仪等培训。

2 演示法

借助实物和教具进行操作示范，使学员了解某项操作的完成步骤的一种教学方法。如心肺复苏术，呼吸机、监护仪、输液泵的使用等内容。演示法能激发学习者的学习兴趣，有利于加深对学习内容的理解。也可运用光盘、录像带、幻灯片等教具介绍医院的发展情况、环境、组织规模等，进行护士职业道德、行为规范、基础护理操作技术等教育。

③ 案例分析法

让学员通过观察和分析，针对案例提出问题并找出解决问题方法的一种教学方法。案例分析法可以培养学员观察问题、分析问题和解决护理问题的实际能力。

④ 讨论法

一种通过学员之间的讨论来加深他们对知识的理解、掌握和应用，并使其能解决疑难问题的培训方法。讨论法有利于知识和经验的交流，促使受训者积极思考，从而锻炼和培养其实际工作能力。

⑤ 研讨会

以学员感兴趣的题目为主题，进行有特色的演讲，并发放相关材料，引导学习者讨论的培训方法。研讨会需要合适的场地，对参会人员的数量和时间也有一定要求，这些因素都限制了研讨会的举行。这种方法适合于在学校、研究机构或其他培训机构进行。

⑥ 其他方法

视听和多媒体教学法、角色扮演等方法均可选择性地运用于护理人员的培训教育中。计算机网络技术的发展、远程教育等技术的应用，为提高护理人员的培训质量提供了更加广阔的前景。

（三）培训内容

① 公共部分

由护理部制订培训计划并组织实施，一般为1~2周。包括医院简介、医院环境、医院组织体系、有关规章制度、职业道德、护士礼仪与行为要求、有关法律法规及护理纠纷的防范、基本护理技术、急救技术（如心肺复苏）、院内感染预防、护理文书书写等。有些医院还组织新护士的授帽仪式。

② 专科部分

由各临床科室分别制订计划并逐项落实，普通科室为3~4周，ICU、CCU、急诊科一般为6~8周。包括熟悉本科室环境、人员结构、各类人员职责、各班工作要求、质量控制标准等，及本科室常见病和常见急症的主要临床表现、治疗（救治）原则及护理措施、主要专科检查和特殊诊疗技术的临床应用及主要护理措施（如各种造影检查、心电监护、呼吸机的应用）等。

（四）培训考核

1.公共部分由护理部统一组织安排，分为理论和技能两部分，理论部分包括有关规章制度、职业道德、护士礼仪与行为要求、有关法律法规及护理纠纷的防范、护理文书书写等内容；技能部分主要为基础护理操作技术、护士礼仪及语言的考核。

2.专科部分由各专科护士长组织有关临床师资负责，以理论考试为主，包括护士的职责、各班工作要求，本科室常见病和常见急症的临床表现、治疗（救治）原则及护理措施、专科主要检查和特殊诊疗技术的临床应用及护理（如各种造影检查、心电监护、呼吸机的应用）等。

（五）护士的继续护理学教育

继续护理学教育是继护士的规范化培训之后，以学习新理论、新知识、新技术和新方法为主的一种终身护理学教育。主要内容包括学术会议、专题讲座、调研考察报告、护理疑难病例讨论会、技术操作示教、专题培训班等，一般以短期和业余学习为主。

1. 学分授予

继续护理学教育实行学分制，分为Ⅰ类学分和Ⅱ类学分。

2. 学分制管理

继续护理学教育实行学分制，可按照《继续医学教育学分授予办法》执行。护理人员继续教育学分制要求护理技术人员每年参加经认可的继续护理学教育活动的最低学分为25学分，其中Ⅰ类学分需达到3～10学分，Ⅱ类学分需达到15～22学分。省级医院的主管护师及以上人员5年内必须获得国家级继续护理学教育项目授予的5～10学分。护理技术人员在任期内每年需修满25学分以上（包括25学分），才能再次注册、聘任及晋升。

第四节　病区护理管理

一、病区的设置和布局

每个病区设有病室、危重病室、抢救室、治疗室、护士办公室、医师办公室、配膳室、盥洗室、浴室、库房、洗涤间、厕所及医护休息室和教室等。有条件时应设置学习室、娱乐室、会客室和健身室。

二、病区的环境管理

医院的物理环境有以下几个方面。

（一）空间

为了保证患者有适当的活动空间，并方便对其治疗和护理，病床之间的距离不得少于1m。床与床之间应有围帘，必要时进行遮挡，保护患者隐私。

（二）室温

一般来说，保持18～20 ℃的室温较为适宜。对于新生儿及老年人，室温维持在22～24 ℃为宜。

（三）湿度

湿度为空气中含水分的程度，一般指相对湿度。病室相对湿度一般以50%～60%为宜。湿度过高或过低，均对患者不利。

（四）光线

病室采光分为自然光源及人工光源两种。充足的光线有利于观察患者、进行诊疗和护理工作。普通病室除有吊灯外，还应有床头灯、地灯装置，既能保证患者自用和护理人员进行夜间巡视工作，又不影响患者的睡眠。此外，还应备有一定数量的鹅颈灯，以适应不同角度的照明，为特殊诊疗提供方便。

（五）音响

音响是指声音存在的情况。根据世界卫生组织规定的噪声标准，白天医院较为理想的噪声强度应维持在35～45dB。护理人员在说话、行走和工作时尽量做到"四轻"，同时要向患者及家属宣传保持病室安静的重要性，共同为患者创造一个良好的休养环境。在杜绝噪声的同时，也应避免绝对的寂静。

（六）通风

通风换气可使室内空气与外界空气交换，增加氧气含量，降低二氧化碳在空气中的浓度，以保持室内空气新鲜；通风还能调节室内的温度和相对湿度，刺激皮肤血液循环，促进汗液的蒸发和热的散失，增加患者的舒适感。一般情况下，开窗通风30分钟即可达到置换室内空气的目的。通风时注意保护、遮挡患者，避免其直接吹风导致感冒，冬季通风时要注意保暖。

（七）装饰

病室布置应以简洁、美观为主，有条件的医院可以根据各病室的不同需求来设计和配备病室的不同颜色，并应用各式图画，各种颜色的窗帘、被单等来布置病室，这样不仅使人感觉身心舒适，还可产生特殊的治疗效果。一般病室上方墙壁可涂白色，下方可涂浅蓝色。病室的走廊可适当摆放一些绿色植物、花卉盆景等以美化病室环境，增添生机。

医院是社会的一个组成部分，也是就诊患者集中的场所。患者住院后对接触的人员、院规、陈设、声音及气味等会感到陌生和不习惯，以致产生一些不良的心理反应。所以，认真评估患者心理-社会方面的需求并予以满足，帮助患者建立和维持良好的人际关系，消除其不良的心理反应，使其尽快适应医院的社会文化环境是护士的基本职责之一。

医院常见不安全因素包括物理性损伤、化学性损伤、生物性损伤、心理性损伤、医源性损伤等。护士需随时对威胁患者安全的环境保持警觉，并及时给予妥善处理。

第五节　门诊护理管理

一、门诊护士服务规范

（一）护士仪表

1.护士仪表应端庄文雅，宜淡妆上岗，给人以亲切、纯洁、文明的形象。

2.工作衣帽干净、整洁、勤换洗，正确佩戴胸牌（左上方）。

3.头发保持清洁、整齐，短发前不遮眉，后不过领，长发者需盘起。

4.保持手部清洁，不留长指甲，不涂指甲油。

5.穿护理部、门诊部统一发放的白色鞋子和肤色袜子，并保持鞋子与袜子清洁、无破损，不穿高跟鞋、响声鞋。

6.上班期间除项链、耳钉外，不佩戴其他首饰。

7.外出期间着便装，不穿工作服进食堂就餐或出入其他公共场所。

（二）文明服务规范

1.仪表端庄、整洁，符合医院职业要求，挂胸牌上岗。准时到岗，不擅离工作岗位，专心工作，不聚堆聊天。

2.接待患者时态度亲切，服务热心。有问必答，首句讲普通话，首问负责制，主动服务，语言规范。

3.患者就诊服务流程为预检、挂号、候诊、就诊。

4.预检护士熟悉普通、专科、专家门诊出诊时间，为患者提供正确的预检服务。

5.巡回护士站立服务，根据就诊患者人数，及时进行引导和疏导服务，并保持两次候诊秩序良好。

6.对政策照顾对象，按政策要求予以照顾就诊。对老、弱、残、孕等行动不便患者提供迎诊服务、搀扶服务和陪诊服务。

7.各楼层免费提供饮用水和一次性水杯，并提供其他便民服务设施。

8.候诊区环境整洁，就诊秩序良好，有两次候诊流程。

9.各诊室内环境整洁、秩序良好，单人诊室内一医一患；多人诊室内诊台、诊察床有遮隔设施，诊察床床单整洁，患者使用后及时更换。

10.治疗室清洁、整洁，物品放置有序，标识清楚，严格按《医院消毒隔离质量标准》工作。医用垃圾正确分类。

11.发现问题主动联系相关部门，尽可能地为患者提供方便，帮助其解决问题，不推卸责任，不埋怨患者，构建和谐医患关系。

12.尊重患者的人格与权利，尊重其隐私，保守医密。

13.注重自我修养，树立为患者服务的意识，展现良好的医德、医风和精益求精的职业风范。

14.以不同形式开展健康教育，如讲座、咨询等。

15.接待患者和服务对象时，使用礼貌用语，语言坦诚、亲切，带有安慰性，为患者提供健康教育服务。

（三）护士礼貌用语

1.护士与人交谈时要保持稳定情绪和平和心态，做到自然、大方。

2.牢记和熟练运用服务用语"十声九字"，不对患者使用"四语"。

（1）"十声"：问候声、欢迎声、请托声、致谢声、征询声、应答声、称赞声、祝贺声、道歉声、送别声。

（2）"九字"：您好、欢迎、谢谢、对不起。

（3）"四语"：蔑视语、烦躁语、否定语、斗气语。

二、门诊预检分诊管理

1.预检护士由资深护士担任，预检护士应具有高度的责任心，严格遵守卫生管理法律、法规和有关规定，认真执行临床技术操作规范及有关工作制度。

2.患者来院就诊，预检护士严格按照"一看、二问、三检查、四分诊、五请示、六登记"原则，正确分诊。

3.根据《中华人民共和国传染病防治法》有关规定，预检护士对来就诊患者预先进行有关传染病方面的甄别、检查与分流。发现传染病或疑似传染病患者，通知专科医师到场鉴别，排除者到相应普通科就诊；疑似者发放口罩、隔离衣等保护用具，专人护送到特定门诊，并对接诊区进行消毒处理。由特定门诊预检护士按要求通知医务处、防保科、门诊办公室，并做好传染病登记工作。

4.如遇患者病情突变急需抢救，预检护士立即联系医师就地抢救；同时联系急诊，待患者病情许可，由专人护送至急诊。

5.遇突发事件，预检护士应立即通知医务处、护理部、门诊办公室，按相关流程启动应急预案。

三、发热门诊管理

1.在门诊部和急诊室设立预检分诊处，在醒目处悬挂清晰的发热预检标识。急诊室预检工作实行24小时值班制，做好患者信息登记。经预检查出的发热患者，由预检处的工作人员陪送到发热门诊。

2.发热门诊相对独立，并有明显标识，配有专用诊室、留观室、抢救设施、治疗室、放射线摄片机、检验室、厕所。

3.发热门诊设有双通道，工作人员和患者从不同路径出入发热门诊；有明确的清洁、半污染和污染区划分，设置有效屏障，安装非接触式洗手装置。

4.医师和护士须经过专业培训，合格后方可上岗。

5.医务人员须准时上岗，24小时均按排班表落实，不擅自离岗，不以任何理由延误开诊。如确有特殊情况，必须提前1天向医务部及门诊部请假，由医务部安排其他人员到岗。

6.坚持首诊负责制，对每个发热患者必须首先进行详细的流行病学资料收集及认真检查，根据流行病学资料、症状和体征，以及实验室检查和肺部影像学检查综合判断进行临床诊断，避免漏诊。

7.严格执行疫情报告制度，一旦出现疑似新型冠状病毒感染（COVID-19）患者，在第一时间内进行隔离观察、治疗（一人一室一消毒），并立即向医务科报告。遇有疑难病症，及时会诊，以免延误患者病情。

8.确诊或疑似COVID-19病例，必须立即按程序上报，6小时内报当地疾病控制中心，并同时填写传染病疫情报告卡，不得延误或漏报。

9.严格执行交接班制度，并做好患者信息登记及转运交接记录。

10.医务人员在岗时做好个人防护，接触COVID-19患者（含疑似患者）后，及时更换全套防护物品。

11.进入发热门诊就诊患者应在医务人员指导下做好相应防护。

12.诊室保证通风良好，使用独立的空调系统，每天进行常规空气消毒，定时消毒地面、物品表面。患者离去后立即进行终末消毒处理。

13.医务人员防护设备消毒、污染物品处理等，按国家卫生健康委员会（简称国家卫健委）统一文件执行。

四、肠道门诊管理

1.认真学习《中华人民共和国传染病防治法》及有关肠道传染病业务知识，按要求完成培训。

2.认真填写门诊日志。对前来就诊的腹泻患者建立肠道门诊卡，并逐例按腹泻患者专册登记项目要求登记，每天核对。专卡、专册、登记册保存3年。

3.做好肠道传染病的登记工作。按规定时间向防保科报送传染病报告卡，并做好交接记录。疑似或确诊甲类传染病立即电话报告防保科。

4.每月填写"肠道门诊月报表"交防保科、卫生防疫站，并留存1份。

5.肠道门诊对就诊患者认真询问腹泻病史，流行病史并进行必要的体征、粪常规检查，做到"有泻必采，有样必检"。对6种可疑对象进行霍乱弧菌培养，对确诊或疑似细菌性痢疾患者及重点职业（幼托儿童保育员、饮食从业人员、水上作业人员、与粪便接触

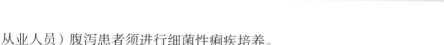

从业人员）腹泻患者须进行细菌性痢疾培养。

　　6.发现食物中毒、集体性腹泻（3例以上，含3例）病例立即电话报告卫生防疫站和卫生监督所。

　　7.加强肠道门诊日常消毒隔离工作，严格按"消毒隔离规范""肠道门诊医院感染管理制度"执行，防止医院内感染的发生。对患者呕吐物、粪便和"检后标本"，及被污染物品、场所及废弃物应立即进行相应的消毒隔离处理。对重症腹泻患者立即隔离，防止疾病蔓延、扩散。

五、门诊换药室、治疗室管理

　　1.换药室、治疗室的布局合理，清洁区、污染区分区明确，标志清楚。

　　2.环境清洁、干燥，有专用清洁工具，每天2次清洁地面。如有脓、血、体液污染，及时用2000 mg/L含氯消毒液擦拭消毒。

　　3.护士按各自岗位职责工作，无关人员不得入内。

　　4.严格执行无菌技术操作规程，每次操作前后洗手。各种治疗、护理及换药操作按清洁伤口、感染伤口分区域进行，无菌物品必须一人一用，换药时要戴手套。

　　5.无菌物品按消毒日期前后顺序使用，摆放整齐，有效期为2周，梅雨季节为1周。使用后的器械、换药用具等物品，统一送供应室处理。置于无菌罐中的消毒物品（棉球、纱布等）一经打开，使用时间最长不超过24小时，提倡使用小包装。疑似过期或被污染的无菌物品不得使用。

　　6.治疗车上的物品应摆放有序，上层为清洁区，下层为污染区。车上应备有快速手消毒液或消毒手套。

　　7.破伤风、气性坏疽、铜绿假单胞菌等特殊伤口及传染性伤口应在特殊感染换药室进行。使用一次性换药器具，换药后敷料及换药器具放入带有警示标识的双层黄色垃圾袋，换药室进行紫外线空气消毒，地面用2000 mg/L含氯消毒液擦拭。

　　8.污染敷料和使用过的一次性医疗废弃物丢入黄色垃圾袋，由专人收取，处理并交接登记。

　　9.换药室、治疗室每天进行紫外线空气消毒，做好记录。

　　10.每天开窗通风，保持空气流通。

六、入院处管理

　　入院处是医院的一个特殊窗口，是住院患者住院时必经的中间环节，与医院其他部门有着纵横交错的联系。为确保患者的合法权利，提高入院处的服务质量，制定下列管理规范。

（一）常规工作规范

　　1.每天上班即与各病区办公室护士或护士长联系当日出院情况，了解床位调整，确定收治床位。按流程为已有确定床位的患者办理全套入院手续。

2.接受患者入院登记，填写入院须知（兼入院通知单）并交给患者。对要办理特殊手续的患者进行重点指导。

3.普通患者住院采取预约制，按照时间先后顺序处理；在入院通知单上告知其住院需等待及办理入院时所要携带的相关证件和日常生活必需品；对急诊或有紧急需求的患者，优先安排其入院。

4.按照当天床位情况，尽早安排。及时通知患者入院，使患者有较充裕的准备时间。

5.热情接待登记患者，如无床位，做好解释工作，帮助患者了解入院手续。

6.热情接待患者的查询（来电、来人），耐心听取患者倾诉。对患者及家属提出的疑问耐心解释，做到有问必答。

7.加强与各科医师及病区护士的联系，根据登记患者的男女比例及时调整床位。

8.每天整理各科入院登记卡，登记时间较长的入院登记卡要定期处理、清理。

（二）办理登记流程

1.患者首先在门诊或急诊挂号、就诊。

2.医师评估患者疾病后，为符合收治标准的患者开具入院登记卡，入院处按相关规定安排其入院。

3.核对医师在入院登记卡上填写的基本信息、科别、疾病诊断、医师签名、入院前相关内容告知等。项目无遗漏，由患者或其家属签名确认，并在入院卡上填写联系电话。

4.入院处工作人员收下入院卡，认真填写入院须知（兼入院通知单），交给患者，并告知患者相关内容：等候入院电话通知，办理入院手续时带好相关证件、预付款、物品。

（三）办理入院流程

1.患者接到电话通知后，持入院通知单到入院处办理入院手续，同时出示门诊就医磁卡（医保卡）、门诊病历本，患者本人必须到院。

2.入院处收回入院通知单，计算机录入患者信息（姓名、性别、诊断及病区等），复印患者本次入院的门诊病历，并置于住院病历中。

3.患者到财务窗口交住院预付款，并正确填写入院凭证上的基本信息（姓名、现住址、联系电话、联系人姓名等）。

4.患者须出示身份证（医保卡）、入院登记卡、入院凭证、由工作人员计算机输入上述详细信息并打印病案首页、床头卡及腕带。

5.完成入院登记手续，按照相关规定让患者安全进入病区。如患者行动不便、病情较重或沟通困难，由入院处工作人员护送至病区，并与病区护士做好交接手续。

七、 特需门诊管理

特需门诊是医院为满足患者特殊需求而开设的门诊，除了具备普通门诊的功能之外，更着重于为患者提供优质的一条龙服务，减少就诊中间环节，缩短候诊时间。挂号、就诊、缴费、取药等环节均有专人指引、陪伴，过程相对快捷、方便，为患者提供更温馨、舒适的就诊服务。

（一）严格的专家准入条件

特需门诊专家应是副高级以上卫生技术职称并经医院聘任的有长期临床工作经验的医师。医院建立专家准入制，由门诊办公室和所属科室双重审核，根据专业特长、学术成就、科研成果及同行认可，确认专家资格，方可准入。

（二）特需门诊的规范管理

❶ 环境管理

特需门诊要有较好的环境，候诊时应有较大的空间。环境布置要人性化，候诊室要有鲜花、盆景、软硬候诊椅、饮水机、一次性水杯、中央空调，并设有健康教育栏和多媒体健康宣教；专家介绍栏展出专家照片、简历，公开专家技术职称、专业特长及诊治范围，有利于患者择医，为患者创造一个温馨的就医环境。

❷ 诊室管理

开设独立、符合有关规定的诊室，严格一医一患，制定具体的接诊时间，由专人负责各诊室的管理。

❸ 挂号管理

特需门诊的挂号由计算机统一进行，登记姓名、性别、年龄、地址、就诊时间、科别等，防止专家号被倒卖，损害患者利益。同时，开展实名制预约挂号服务，可以定人、定时，使患者有计划地就诊。

❹ 专家管理

（1）要求专家保证出诊时间，请假需提前3个工作日。严格执行工作制度及医疗质量控制标准，做到首诊负责制，合理检查与用药，杜绝人情方、大处方。对就诊人数实行定额管理，以保证特需门诊的诊疗质量。

（2）严肃处理违反相应规定的医务人员，以保证患者权益。

❺ 护理人员管理

护理人员应仪表端庄、举止优美；资深护士业务能力强，具有全科知识，准确分诊；及时解决各类问题，发现和化解矛盾，合理安排患者就诊，保证就诊的有序进行。

八、门诊患者及家属健康教育规划

门诊健康教育是通过有计划、有组织、有系统的信息传播和行为干预，促使患者及家属自觉地采纳有益于健康的行为和生活方式，消除或减轻影响健康的危险因素，预防疾病，促进健康，提高生活质量。

(一)门诊健康教育的目的

通过健康教育稳定患者情绪，维持良好医疗程序；同时让患者获得卫生保健知识，树立健康观念，自愿采纳有利于健康的行为和生活方式。

(二)门诊健康教育的服务对象

门诊患者及家属。

(三)门诊健康教育的策略

1.因人、因病实施健康教育，并将健康教育伴随医疗活动的全过程。在就诊过程中，护士随时与患者进行交谈，针对其不同需求，进行必要而简短的解释、说明、指导、安慰。

2.健康教育内容精练、形式多样，具有针对性和普遍性。

(四)门诊健康教育的形式

1 语言教育

健康咨询、专题讲座、小组座谈。

2 文字教育

卫生标语、卫生传单、卫生小册子、卫生报刊、卫生墙报、卫生专栏、卫生宣传画。

3 形象化教育

图片、照片、标本、模型、示范、演示等。

4 电化教育

广播、投影、多媒体等。

(五)门诊健康教育的类型

1 接诊教育

接诊教育指在分诊过程中与患者交流，了解其心理，识别病情的轻重缓急，安排患者就诊科室。

2 候诊教育

候诊教育指护士对候诊患者进行健康知识宣教，设置固定的健康教育课程，内容以常见病、多发病、流行病的防治知识为主，形式多样、内容精练、语言通俗易懂。通过健康教育安定患者情绪，向患者及家属传播卫生科学常识及自我保健措施。

第二章

基础技术

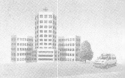

第一节　吸痰术

一、操作目的

吸出上呼吸道和气管内的分泌物，以保证呼吸道通畅、抢救窒息患者。

二、适应证

1.患者无力咳嗽咳痰，或不能充分排痰，咳嗽反射迟钝。

2.在病人呼吸道有液体进入，而引起梗阻窒息的紧急情况下，如溺水、吸入羊水、大量咯血者等。

3.气管插管或气管切开术后者，需通过吸痰来协助清理呼吸道。

三、禁忌证

1.声门、气管痉挛者。

2.缺氧而未给氧者，除非确定缺氧是痰液阻塞气道所致。

3.心血管急症者。

4.肺出血时不宜频繁吸痰。

5.气管内注射肺表面活性物质后半小时不宜吸痰。

四、操作准备

（一）用物准备

电动吸引器或中心吸引器1个；治疗盘1个；治疗碗（内盛无菌生理盐水）；一次性吸痰管数根；棉签2～3根；镊子1个；弯盘1个；纱布1～2块；治疗巾1～2条；手电筒1个；一次性干净手套；必要时备压舌板、开口器、舌钳、多头电插板等。

（二）操作者准备

1.衣着整洁、仪态大方、举止端庄、态度和蔼。

2.洗手，戴口罩帽子。

3.备齐用物，放置合理。

（三）患者准备

1.核对患者姓名，向病人解释操作目的，戴口罩。

2.患者取仰卧位或半卧位，头偏向一侧，面向操作者。

3.颌下垫治疗巾，如有活动义齿，取下妥善放置。

4.使患者将头偏向一侧（清醒的患者）；若病人昏迷，可用开口器或压舌板帮助开启口腔。

五、　操作步骤

（一）插管

1.接通电源，检查吸引器性能。

2.调节负压（一般成人40.0～53.3 kPa，儿童＜40.0 kPa）。

3.撕开吸痰管包装。

4.戴一次性干净手套。

5.连接吸痰管。

6.试吸少量生理盐水（检查是否通畅并湿润导管）。

7.一手反折吸痰管末端（控制吸引力）。

8.另一手持吸痰管前端，插入病人口咽部（由口颊部插入至咽部）。

（二）浅部吸痰

放松导管末端，吸净口腔及咽喉部分泌物。

（三）深部吸痰（根据患者需要）

1.再次更换导管。

2.患者吸气时插入气管深部约15 cm（吸气时声带打开）。

3.左右旋转，向上提拉，吸尽气管内痰（扩大接触吸痰的范围、吸尽气管内痰液）。

4.随时观察患者生命体征的改变。

5.注意吸出物的性状、量、颜色。

（四）吸痰结束

1.抽吸生理盐水冲洗管道。

2.关吸引器开关。

3.摘手套。

4.用纱布拭净病人脸部分泌物。

5.取下治疗巾。

6.协助病人取舒适卧位，询问病人感受。

7.整理床单及用物。

六、操作中的关键点提示

（一）术前准备

1.协助病人取舒适卧位

（1）半卧位要求床头支架撑30°~50°。

（2）再摇起膝下支架15°~20°。

（3）床尾可置一软枕，垫于病人足底，增加舒适度。

2.用电筒检查病人鼻腔

（1）电筒打开时光源应朝向自己。

（2）使用电筒时勿将光源照到病人。

3.昏迷病人开启口腔

（1）使用张口器应从病人臼齿处放入。

（2）牙关紧闭者不可用暴力助其张口。

（二）吸痰

1.严格执行无菌要求。

2.吸痰动作要轻柔、准确、快速，以防止损伤黏膜。

3.每次抽吸时间<15秒，一次未吸尽，隔3~5分钟再吸。

4.痰液黏稠时，可配合叩背、蒸汽吸入、雾化吸入等方法使痰液稀释。

5.从口腔吸痰有困难者，可从鼻腔抽吸。

6.气管插管或气管切开者，可由气管插管或气管套管内吸痰。

7.吸痰中患者如发生发绀、心率下降等缺氧症状时，应当立即停止吸痰，待症状缓解后再吸。

8.小儿吸痰时，吸痰管应细些，吸力要小些。

（三）吸痰结束

1.观察贮液瓶内液体，需及时倾倒，不得超过2/3满度，以防损坏机器。

2.协助病人恢复卧位。先摇平膝下支架，再摇平床头支架。

第二节　静脉穿刺术

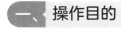
一、操作目的

通过浅静脉穿刺获取静脉血标本进行各项血液化验，建立外周静脉输液通道，深静脉穿刺常用于胃肠外营养、快速补液或用于测压、介入治疗等。

二、适应证

1.需长期输液而外周静脉因硬化、塌陷导致穿刺困难者。

2.需快速大量补液、输血的急危重病人。

3.需长期输入高浓度或刺激性药物的病人。

4.需行肠道外全静脉营养者。

5.采血困难病人急症处理。

6.中心静脉压测定。

三、禁忌证

1.拟穿刺部位皮肤有炎症者。

2.拟穿刺处静脉有血栓形成者。

3.有出血倾向者。

四、操作准备

(一) 用物设备

1.治疗盘1个。

2.无菌注射器（或无菌静脉穿刺针）1个。

3.止血带（浅静脉穿刺时用）。

4.试管（或真空采血管）1个。

5.无菌纱布或医用棉球若干、消毒棉签1盒。

6.无菌手套1副。

7.锐器盒、污物桶等。

(二) 操作者准备

1.核对病人姓名，查阅病历及相关辅助检查资料。

2.与患者或家属谈话，做好解释工作，争取清醒病人配合。

3.洗手，戴帽子、口罩（头发、鼻孔不外露）。

(三) 患者准备

如果部位需要，可先行局部备皮。

五、操作步骤

（一）肘静脉穿刺

1 **摆体位、定穿刺点**

穿刺侧上肢放置妥当后，暴露采血部位，选择穿刺部位。

2 **扎止血带、消毒**

在穿刺部位近心端用止血带绕扎肢体，用碘附棉球对静脉穿刺区由内向外消毒两到三遍。

3 **穿刺**

术者用左手固定好患者肢体及穿刺部位，右手持装有针头的注射器并示指固定针栓，在预定穿刺点穿刺，针头斜面向上，穿刺针向静脉近心端呈 30° ～ 45° 角缓慢刺入，抽出暗红色血液表明穿刺静脉成功。固定针头，抽取所需血液。

4 **拔针、局部压迫**

左手松开止血带，迅速拔出穿刺针。用消毒棉球压迫止血 3 ～ 5 分钟，穿刺点覆盖敷料，然后将静脉血标本送检。

5 **整理**

收拾操作用物，帮助病人穿好衣服，取舒适体位。

（二）股静脉穿刺

股静脉是下肢的主要静脉干，其上段位于股三角内。股三角的上界为腹股沟韧带，外侧界为缝匠肌的内侧缘，内侧界为长收肌的内侧缘，前壁为阔筋膜，后壁凹陷，由髂腰肌与耻骨肌及其筋膜所组成。股三角内的血管、神经排列关系是：股动脉居中，外侧为股神经，内侧为股静脉。寻找股静脉时应以搏动的股动脉为标志。

1 **摆体位、定穿刺点**

病人取仰卧位，其穿刺侧下肢伸直轻微外展外旋，在腹股沟韧带中心的内下方 1.5 ～ 3.0 cm，股动脉搏动内侧为穿刺点。

2 **消毒**

术者立于患者一侧，以穿刺点为中心，由内向外消毒局部皮肤 2 ～ 3 遍，戴无菌手套，铺无菌洞巾。左手示指中指于穿刺点处轻轻压迫皮肤及股静脉并稍加固定。

3 **穿刺**

右手持注射器，示指固定针栓，针头斜面向上，向左手示指中指固定的穿刺点刺入，进针方向与穿刺部位的皮肤呈 30° ～ 45° 角，顺应血流方向或呈垂直方向，边进针边抽吸缓缓刺入。当穿刺针进入股静脉后，回抽即有静脉血液回流入注射针管内，再进针 2 ～ 4mm 即可采血或注射药物。若未能抽出血液则先向深部刺入，采用边退针边抽吸至有血液抽吸出为止；或者调整穿刺方向，深度或重新穿刺。

4 **拔针、局部压迫**

穿刺完毕，拔出针头并消毒皮肤，盖上无菌小纱布，局部压迫3~5分钟，以防出血，再用胶布固定。

5 **整理**

收拾操作用物，帮助病人穿好衣服，取舒适体位。

六、操作中的关键点提示

1.必须严格无菌操作，以防感染。

2.如抽出鲜红色血液表示误入动脉，应立即拔出，压迫穿刺点5分钟。

3.穿刺时应先浅后深。

4.尽量避免反复穿刺，一般穿刺3次不成功应停止。

5.穿刺后妥善压迫止血，防止局部血栓形成。

第三节　皮内注射

一、操作目的

1.用于药物皮肤过敏试验及各种抗原的皮肤试验。

2.预防接种。

3.局部麻醉的先驱步骤。

二、操作准备

（一）用物准备

1.注射盘。

2.1 mL注射器、注射卡。

3.遵医嘱准备药液，如做药物皮肤过敏试验，另备0.1%盐酸肾上腺素和注射器。

（二）操作者准备

1 **完美着装，修剪指甲，洗手，戴口罩**

2 **评估并解释**

（1）询问、了解患者病情、治疗情况、用药史及药物过敏史。

（2）评估患者意识状态、心理状态、对用药的认知及合作程度。

（3）观察注射部位皮肤有无皮疹及感染。

（4）向患者及家属解释皮内注射的目的、方法、注意事项及配合要点。

（三）患者准备

1.了解皮内注射目的、方法、注意事项及配合要点，使患者积极配合。

2.取舒适体位并暴露注射部位。

（四）环境准备

注射环境安静、清洁、光线适宜或有足够照明。

三、操作步骤

① 按医嘱和无菌操作原则吸取药液

② 携用物至患者床旁，核对患者床号、姓名等以确认患者

③ 选择皮内注射部位

（1）药物过敏试验：常选择前臂掌侧下段，因该处皮肤较薄，易于注射，且易于辨认局部反应。

（2）预防接种：常选择上臂三角肌下缘。

（3）局部麻醉：常选择实施局部麻醉处。

④ 消毒皮肤使用75%酒精

⑤ 二次核对，排尽注射器内空气

⑥ 穿刺、注射

（1）一手绷紧局部皮肤，一手持注射器，针头斜面向上，与皮肤呈5°角刺入皮内。

（2）针头斜面完全进入皮内后，放平注射器。

（3）用绷紧皮肤手的拇指固定针栓，注入抽吸液0.1 mL，使局部隆起形成一皮丘。

（4）记录：把过敏试验结果记录在病历上，阳性用红笔标记"＋"，阴性用蓝色或黑笔标记"－"。

四、注意要点

1.严格执行查对制度和无菌操作原则，严格遵守消毒隔离原则。

2.皮内注射前详细询问患者用药史、家族史及药物过敏史，如患者对注射药物有过敏史，禁止皮试，并与医生联系，做好记录。

3.做药物过敏试验消毒皮肤禁忌用碘酊、碘附消毒，以免影响对局部反应的观察。

4.穿刺、注射

（1）注入的剂量要准确。

（2）进针角度以针尖斜面能全部进入皮内为宜，不能过大，否则会刺入皮下，影响结果的观察和判定。

（3）如需做对照试验，则用另一注射器及针头，在另一前臂相应部位注入0.1 mL生理盐水。

（4）皮丘呈半球状，皮肤变白并显露毛孔。

（5）操作过程中不断与患者沟通，以了解患者反应。

5.皮试药液要现用现配，剂量需准确，并准备盐酸肾上腺素等抢救药品及物品。

6.药物过敏试验结果阳性时，应告知医生，患者及家属，不能再用该种药物，并记录在病历上。

第四节　皮下注射

一、操作目的

1.注入小剂量药物，用于不宜口服给药而需在一定时间内发生药效时，如胰岛素治疗。

2.预防接种。

3.局部麻醉用药。

二、操作准备

（一）用物准备

1.注射盘。

2.1～2 mL注射器、5或者6号针头、注射卡。

3.遵医嘱准备药液。

（二）操作者准备

①　规范着装，修剪指甲，洗手，戴口罩

②　评估并解释

（1）询问、了解患者病情、治疗情况、用药史及药物过敏史。

（2）评估患者意识状态、肢体活动能力、对用药计划的了解及合作程度。

（3）了解注射部位皮肤及皮下组织状况。

（4）向患者及家属解释皮下注射的目的、方法、注意事项、药物的作用及配合要点。

（三）患者准备

1 了解皮下注射目的、方法、注意事项及配合要点，能积极配合。

2 取舒适体位并暴露注射部位。

（四）环境准备

1 注射环境安静、清洁、光线适宜。

2 必要时用屏风遮挡患者。

三、操作步骤

1.遵循无菌操作原则，严格执行查对制度，按医嘱吸取药液。

2.携用物至患者床旁，核对患者床号、姓名，以确认患者。

3.根据皮下注射的目的选择注射部位

（1）常选择上臂三角肌下缘。

（2）亦可选择两侧腹壁、后背、大腿前侧和外侧。

4.常规消毒皮肤、待干。

5.二次核对，排尽注射器内空气。

6.穿刺。一手绷紧局部皮肤，一手持注射器，针头斜面向上，与皮肤呈30°~40°角，快速刺入皮下。

7.推药。松开绷紧皮肤的手，抽动活塞，如无回血，缓慢推注药液。

8.拔针、按压。注射完毕，无菌干棉签轻压针刺入处，快速拔针后按压片刻，压迫至不出血为止。

9.再次核对。

10.操作后处理

（1）协助患者取舒适卧位，整理床单位。

（2）按消毒隔离原则清理用物。

（3）洗手。

（4）记录注射时间，药物名称、浓度、剂量，患者反应。

四、操作中关键点提示

1.严格执行查对制度和无菌操作原则。

2.操作者在注射前详细询问患者用药史、过敏史。

3.选择注射部位

（1）选择注射部位时需避开炎症、破溃或者有肿块的部位。

（2）长期注射者，需每次更换注射部位，以促进药物的充分吸收。

4.穿刺

（1）进针不宜过深，以免刺入肌层。

（2）一般将针梗的1/2～2/3刺入皮下，勿全部刺入，以免不慎出现断针增加处理难度。

（3）对过于消瘦者，可捏起局部组织，穿刺角度适当减小，进针角度不宜超过45°，以免刺入肌层。

5.推药

（1）确保针头未刺入血管内。

（2）推药速度宜缓慢、均匀，以减轻疼痛。

6.操作中应与患者沟通，以便及时发现其不适并处理。

7.皮下注射胰岛素时应告知患者注射药物30分钟后必须开始进食，以免因延迟进食而导致患者出现低血糖。

第五节　肌内注射

一、操作目的

注入药物，用于不宜或不能口服或静脉注射，且要求比皮下注射更快发挥疗效时。

二、操作准备

（一）用物准备

1.注射盘。

2.1～5 mL注射器、6～7号针头、注射卡。

3.遵医嘱准备药液。

（二）操作者准备

1 **完美着装，修剪指甲，洗手，戴口罩**

2 **评估并解释**

（1）询问、了解患者病情、治疗情况。

（2）评估患者意识状态、肢体活动能力。

（3）评估患者对用药计划的了解、认知及合作程度。

（4）了解注射部位皮肤及肌肉组织状况。

（5）向患者及家属解释肌内注射的目的、方法、注意事项、配合要点、药物的作用及副作用。

（三）患者准备

1 患者了解肌内注射目的、方法、注意事项配合要点、药物的作用及副作用，能积极配合。

2 取舒适体位并暴露注射部位。

（四）环境准备

1 环境安静、清洁、光线充足或有足够照明。

2 必要时用屏风或拉帘遮挡患者。

三、操作步骤

1.遵循无菌操作原则，严格执行查对制度，按医嘱吸取药液。

2.携用物至患者床旁，核对患者床号、姓名，以确认患者。

3.协助患者取舒适体位，按注射选择目的注射部位，其中最常用的部位为臀大肌，其次为臀中肌、臀小肌、股外侧肌及上臂三角肌。

（1）臀大肌注射定位法：臀大肌起自髂后上棘与尾骨尖之间，肌纤维平行向外下方止于股骨上部。坐骨神经起自骶丛神经，自梨状肌下孔出骨盆至臀部，在臀大肌深部，约在坐骨结节与大转子之间中点下降至股部，其体表投影为自大转子尖至坐骨结节中点向下至腘窝。注射时注意避免损伤坐骨神经。臀大肌注射定位方法有两种：

1）十字法：从臀裂顶点向左或右侧作一水平线，然后从髂嵴最高点作一垂线，将一侧臀部划分为四个象限，其外上象限并避开内角（髂后上棘至股骨大转子连线）为注射区。

2）连线法：从髂前上棘至尾骨作一连线，其外上1/3为注射部位。

（2）臀中肌、臀小肌注射定位法

1）以示指和中指尖分别置于髂前上棘和髂嵴下缘处，在髂嵴、示指、中指之间构成一个三角形区域，其示指与中指构成的内角为注射区。

2）髂前上棘外侧三横指处为注射区域（以患者自己的手指宽度为准）。

（3）股外侧肌注射定位法：在大腿中段的外侧，成人常取髋关节下10 cm至膝关节的范围。此处因很少有大血管、神经干通过，且注射范围较广，可供多次注射，尤适用于2岁以下幼儿。

（4）上臂三角肌注射定位法：取上臂外侧，肩峰下2～3横指处。此处注射方便，但因肌肉较薄，只可作小剂量注射。

4.常规消毒皮肤，待干。

5.二次核对，排尽注射器内空气。

6.穿刺。一手拇指和示指绷紧局部皮肤，一手持注射器，中指固定针栓，将针头迅速垂直刺入，深度约为针长度的2/3。

7.推药。松开绷紧皮肤的手，抽动活塞，如无回血，缓慢推注药液。

8.拔针、按压。注射完毕，无菌干棉签轻压针刺入处，快速拔针后按压片刻，压迫至不出血为止。

9.再次核对。

10.操作后处理

（1）协助患者取舒适卧位，整理床单位。

（2）按消毒隔离原则清理用物。

（3）洗手。

（4）记录注射时间，药物名称、浓度、剂量，患者反应。

四、注意要点

1.严格执行无菌操作原则和查对制度，严格遵守消毒隔离原则。

2.需要2种药物同时注射时，应注意配伍禁忌。

3.注射时为使患者臀部肌肉放松，减轻痛苦与不舒适感，可取坐位或卧位。

（1）侧卧位：上腿伸直，放松，下腿稍弯曲。

（2）俯卧位：足尖相对，足跟分开，头偏向一侧。

（3）仰卧位：常用于危重患者及不能自行翻身的患者采用臀中肌、臀小肌注射时。

（4）坐位：常用于门急诊患者。

4.2岁以下婴幼儿因臀大肌较薄尚未发育好，注射时有损伤坐骨神经的危险，不宜先用臀大肌注射，最好选择臀中肌和臀小肌注射。

5.穿刺

（1）切勿将针头全部刺入，以防针梗从根中衔接处折断，难以取出。

（2）如针头折断，应先稳定患者情绪，并嘱其保持原位不动，固定局部组织，以防断针移位，并尽快用无菌血管钳夹住断端取出；如断端埋入肌肉，立即请外科医生处理。

（3）消瘦者及患儿进针深度酌情减少。

6.推药

（1）推药时确保未刺入血管内。

（2）缓慢推入药液，避免患者疼痛。

（3）注入药液过程中，注意观察患者的反应。

（4）选择合适的注射部位，避免刺伤神经和血管，抽吸无回血后方可推药。

7.对经常注射的患者，应当更换注射部位，避开炎症、硬结、瘢痕等，并选用细长针头，以避免或减少硬结发生。如因长期反复注射出现局部硬结时，指导患者采用热敷、理疗等方法予以处理。

第六节　静脉注射

一、操作目的

1.注入药物，用于不宜口服、皮下注射、肌内注射或需迅速发挥药效时。

2.注入药物用于诊断性检查。

3.静脉营养治疗。

二、操作准备

（一）用物准备

1.注射盘。

2.注射器（规格视药量而定）、6～9号针头或头皮针、无菌棉签、止血带、注射用小枕、注射卡、胶布。

3.遵医嘱准备药液。

（二）操作者准备

1.完美着装，修剪指甲，常规洗手，戴口罩。

2.评估并解释

（1）询问、了解患者病情治疗情况。

（2）评估患者意识状态，肢体活动能力。

（3）评估患者对用药计划及血标本采集的了解、认知及合作程度。

（4）了解穿刺部位皮肤状况、静脉充盈度及管壁弹性。

（5）向患者及家属解释静脉注射的目的、方法、注意事项、配合要点、药物的作用及副作用。

（三）患者准备

1.患者了解静脉注射目的、方法、注意事项、配合要点、药物的作用及副作用，能积极配合。

2.取舒适卧位并暴露注射部位。

（四）环境准备

1.环境安静、清洁、光线充足或有足够照明。

2.必要时用屏风或拉帘遮挡患者。

三、操作步骤

（一）四肢静脉注射

1.严格执行查对制度和无菌原则，按医嘱吸取药液。

2.携用物至患者床旁，核对患者床号、姓名，确认患者。

3.选择合适静脉上肢常用肘部浅静脉（贵要静脉、肘正中静脉、头静脉）、腕部及手背静脉；下肢常用大隐静脉、小隐静脉及足背静脉。

（1）选择粗、直、弹性好，易于固定的静脉，避开关节和静脉瓣。

（2）以手指探明静脉走向及深浅。

（3）对需长期注射者，应有计划地由小到大，由远及近心端选择静脉。

4.在穿刺部位的下方垫小棉枕。

5.在穿刺部位上方（近心端）约6 cm处扎紧止血带。

6.常规消毒皮肤，待干。

7.嘱患者握拳。

8.二次核对。

9.排尽空气。

10.穿刺

（1）以一手拇指绷紧静脉下端皮肤，使其固定。

（2）另一手持注射器，示指固定针栓，针头斜面向上，与皮肤呈15°～30°自静脉上方或侧方刺入皮下，再沿静脉走向滑行刺入静脉。

见回血，可再沿静脉走行进针少许。

11.松开止血带，患者松拳，固定针头（如为头皮针，用胶布固定），即两松一固定。

12.缓慢注入药液。

13.注射完毕，将干棉签放于穿刺点上方快速拔出针头，按压片刻，或嘱患者屈肘。

14.再次核对。

15.操作后处理

（1）协助患者取舒适卧位，整理床位。

（2）清理用物。

（3）洗手。

（4）记录：注射的时间，药物名称、浓度、剂量，患者的反应等。

（二）小儿头皮静脉注射

1.严格执行查对制度和无菌原则，按医嘱吸取药液。

2.携用物至患者床旁，核对患者床号、姓名，确认患者。

3.患儿取仰卧位或侧卧位，选择静脉，必要时剃去注射部位毛发。

4.常规消毒皮肤，待干。

5.二次核对。

6.排尽空气。

7.穿刺

（1）由助手固定患儿头部。

（2）操作者一手拇指、示指固定静脉两端，一手持头皮针小翼，沿静脉向心方向平行刺入，见回血后推药少量。

（3）如无异常，用胶布固定针头。

8.缓慢推注药液。

9.注射完毕，拔出针头，按压局部。

10.再次核对和操作后处理同四肢静脉。

（三）股静脉注射

1.协助患者取仰卧位，下肢伸直略外展外旋。

2.常规消毒局部皮肤并消毒术者左手示指和中指。

3.二次核对。

4.排尽空气。

5.用左手示指于腹股沟扪及股动脉搏动最明显部位并予以固定。

6.右手持注射器，针头和皮肤呈90°或45°，在股动脉内侧0.5 cm处刺入，抽动活塞见有暗红色回血，提示针头已进入股静脉。

7.固定针头，注入药液。

8.注射完毕，拔出针头。局部用无菌纱布加压止血3～5分钟，以免引起出血或形成血肿，然后用胶布固定。

9.再次核对和操作后处理同四肢静脉。

四、操作中关键点提示

1.严格执行查对制度和无菌操作制度。

2.四肢静脉注射

（1）系止血带时，止血带末端向上，以防污染无菌区域。

（2）穿刺：应沉着，切勿乱刺，一旦出现局部血肿，立即拔出针头，按压局部，另选其他静脉重新穿刺。

（3）缓慢注入药液：①静脉注射对组织有强烈刺激性的药物，应另备备有生理盐水的注射器和头皮针，注射穿刺成功后，先注入生理盐水，证实针头确在静脉内，再换上抽有药液的注射器进行推药，以免药液外溢而致组织坏死。②根据患者年龄、病情及药物性质，掌握注药速度，并随时听取患者主诉，观察局部情况及病情变化。

3.小儿头皮静脉注射

（1）穿刺注射时注意约束患儿，防止其抓拽注射部位。

（2）注药过程中要试抽回血，以检查针头是否仍在静脉内。如有局部疼痛或肿胀隆起，回抽无血，提示针头滑出静脉，应拔出针头，更换部位，重新穿刺。

4.股静脉穿刺如抽出血液为鲜红色，提示针头进入股动脉，应立即拔出针头，用无菌纱布紧压穿刺部位5～10分钟，直到无出血为止。

5.静脉注射失败的常见原因

（1）针头刺入静脉过少，抽吸虽有回血，但松解止血带时静脉回缩，针头滑出血管，药液注入皮下。

（2）针头斜面未完成刺入静脉，部位在血管外，抽吸虽有回血，但推药时药液溢至皮下，局部隆起并有疼痛感。

（3）针头刺入较深，斜面一半穿破对侧血管壁，抽吸有回血，推注少量药液，局部可无隆起，但因部分药液溢出至深层，患者有疼痛感觉。

（4）针头刺入过深，突破对侧血管壁，抽吸无回血。

第七节　静脉输液法

按照输入的液体是否与大气相通，把静脉输液法划分为密闭式静脉输液法和开放式静脉输液法；按照进入血管通道器材所到达的位置，亦可将静脉输液法划分为周围静脉输液法和中心静脉输液法。本节重点学习密闭式周围静脉输液法（头皮针静脉输液法）。

一、操作目的

1.补充水及电解质，预防和纠正水、电解质及酸碱平衡紊乱。

2.增加循环血量，改善微循环，维持血压及微循环灌注量。常用于严重烧伤、大出血、休克等患者。

3.供给营养物质，促进组织修复，增加体重，维持正氮平衡。常用于慢性消耗性疾病、胃肠道吸收障碍及不能经口进食的患者。

4.输入药物，治疗疾病。

二、操作准备

（一）用物准备

1 治疗车上层

（1）注射盘用物一套。

（2）弯盘、液体及按医嘱准备的药物、加药用注射器及针头、止血带、胶布（或输液敷贴）。

（3）静脉小垫枕、治疗巾、瓶套、砂轮、开瓶器、输液器一套。

（4）输液贴、输液卡、输液记录单、手消毒液。

2 治疗车下层

锐器收集盒、生活垃圾桶、医用垃圾桶。

3 其他

输液架、必要时备小夹板、棉垫及绷带、输液泵。

（二）操作者准备

1.完美着装，修剪指甲，常规洗手，戴口罩。

2.评估并解释

（1）询问、了解患者年龄、病情、治疗情况。

（2）评估患者意识状态、肢体活动度。

（3）评估患者心理状态及对用药计划了解、认知及合作程度。

（4）了解穿刺部位皮肤状况、静脉充盈度及管壁弹性。

（5）向患者及家属解释静脉输液的目的、方法、注意事项、配合要点、药物的作用及副作用。

（三）患者准备

1.患者了解静脉输液目的、方法、注意事项、配合要点、药物的作用及副作用，能积极配合。

2.输液前排尿或排便。

3.取舒适卧位。

（四）环境准备

环境安静、清洁、舒适、安全。

三、操作步骤

1 核对并检查药物

（1）操作前根据医嘱严格执行查对制度，核对药液瓶签（药名、深度、剂量）及给药时间和给药方法。

（2）检查药液是否过期，瓶盖有无松动，瓶身有无裂痕。将输液瓶上下摇动，对光检查药液有无浑浊、沉淀及絮状物等。

2 配药

（1）套上瓶套。

（2）用开瓶器启开输液瓶铝盖的中心部分，常规消毒瓶塞，消毒范围至铝盖下端瓶颈部。

（3）遵医嘱加入药物，加入的药物应合理分配，并注意药物之间的配伍禁忌。

（4）根据病情需要有计划地安排输液顺序。

3 操作前准备

（1）根据输液卡上的医嘱内容填写输液贴，并将填好的输液贴倒贴于输液瓶上，但注意不能覆盖原有的标签。

（2）检查输液器是否过期，包装有无破损，无问题后取出输液器，将输液器的插头插入瓶塞直至插头根部，关闭调节器。

（3）携用物至患者床旁，核对患者床号、姓名。再次洗手。

4 排气

（1）将输液瓶挂于输液架上，高度适中，保证液体压力超过静脉压，以促使液体进入静脉。

（2）倒置莫菲滴管，并挤压滴管使输液瓶内的液体流出。当莫菲管内的液面达到滴管的 1/2 ~ 2/3 满时，迅速转正滴管，打开调节器，使液平面缓慢下降，直至排尽导管和针头内的空气，防止发生空气栓塞。

（3）将输液管末端放入输液器包装袋内，置于治疗盘中，保证输液装置无菌。

5 穿刺前准备

（1）根据选择静脉的原则选择穿刺部位。

（2）将小垫枕置于穿刺肢体下，铺治疗巾，在穿刺点上方 6 ~ 8 cm 处扎止血带。

（3）按常规消毒穿刺部位的皮肤，消毒范围大于 5 cm，待干，备胶布。

（4）二次核对患者床号、姓名、所用药液的药名、浓度、剂量及给药时间和给药方法。

6 静脉穿刺

（1）嘱患者握拳，使静脉充盈。

（2）为确保穿刺前滴管下端输液管内无气泡，再次排气、排液于弯盘中。

（3）取下护针帽，按静脉注射法穿刺（沿静脉走行进针，防止刺破血管）。见回血后，将针头与皮肤平行再进入少许，使针头斜面全部进入血管内。

7 固定

固定好针柄，松开止血带，嘱患者松拳、打开调节器。待液体滴入通畅、患者无不适感后，用输液敷贴（或胶布）固定针柄，固定针眼部位，最后将针头附近的输液管环绕后固定。必要时用夹板固定关节。

8 根据患者年龄、病情及药液的性质调节输液滴速

（1）通常情况下，成人 40 ~ 60 滴/分，儿童 20 ~ 40 滴/分。

（2）目前临床常用的输液器的点滴系数是20，因此，成人输液数应为55～80滴/分。

⑨ 操作后再次核对患者的床号、姓名、药物名称、浓度、剂量，给药时间和给药方法

⑩ 操作后处理

（1）撤去治疗巾，取出止血带和小垫枕，整理床单位，协助患者取舒适卧位。

（2）将呼叫器放于患者易取处。

（3）整理用物，洗手。

（4）滴入是否通畅，针头或输液管有无漏液针头有无脱出、阻塞或移位，输液管有无扭曲、受压。

（5）有无溶液外溢，注射局部有无肿胀或疼痛。

（6）在输液记录单上记录输液开始的时间、滴入药液的种类，滴速、患者的全身及局部状况，并签名。

（7）密切观察有无输液反应。

（8）持续输液应及时更换输液瓶，在第一瓶液体输尽前开始准备第二瓶液体，以防空气进入导致空气栓塞。

1）核对第二瓶液体，确保无误。

2）除去第二瓶液体铝盖中心部分，常规消毒。

3）确认滴管中的高度至少1/2满，拔出第一瓶内输液插头，迅速插入第二瓶内。更换时注意严格无菌操作，防止污染。

4）检查滴管液面高度是否合适、输液管中有无气泡，待点滴通畅后方可离去。

⑪ 输液完毕后处理

（1）关闭输液器，轻揭输液敷贴（或胶布），用无菌棉签或无菌棉球轻压穿刺点上方，快速拔针，局部按压1～2分钟，至无出血为止。

（2）协助患者适当活动穿刺肢体，并协助取舒适卧位。

（3）整理床单位，清理用物。

（4）洗手，记录输液结束的时间，液体和药物滴入的总量，患者有无全身和局部反应。

四、注意要点

1. 严格执行无菌原则及查对制度，预防感染及差错事故的发生。

2. 根据病情需要合理安排输液顺序，并根据治疗原则，按急、缓及药物半衰期等情况合理分配药物。

3. 对需要长期输液的患者，要注意保护和合理使用静脉，一般从远端小静脉开始穿刺，但抢救时除外。

4. 输液器的插头插入瓶塞时注意保持无菌。

5. 输液前要排尽输液管及针头内的空气，如茂菲滴管下端的输液管内有小气泡不易排除时，可以轻弹输液管，把气泡弹至茂菲滴管内。

6.结扎止血带时要使止血带的尾端向上，其松紧度以能阻断静脉血流而不阻断动脉血流为宜。

7.如果静脉充盈不良，可以采取按摩血管；嘱患者反复进行握、松拳几次；用手指轻拍血管等。

8.消毒范围大于5 cm，以保证穿刺点及周围皮肤的无菌状态，防止感染。

9.注意药物的配伍禁忌，对于刺激性或特殊药物，应在确认针头已刺入静脉内时再输入。

10.严格掌握输液速度。对有心、肺、肾疾病的患者，老年患者、婴幼儿以及输注高渗、含钾或升压药液的患者，要适当减慢输液速度；对严重脱水，心肺功能良好者可适当加快输液速度。

11.药液滴尽前要及时更换输液瓶或拔针，严防造成空气栓塞。

12.拔针时勿用力按压局部，以免引起疼痛；按压部位应稍靠皮肤穿刺点以压迫静脉进针点，防止皮下出血。

13.对需要24小时持续输液者，应每日更换输液器。更换时注意无菌操作。

14.输液过程中需加强巡视，注意观察下列情况

（1）滴入是否通畅，针头或输液管有无漏液，针头有无脱出、阻塞或移位，输液管有无扭曲、受压。

（2）有无溶液外溢，注射局部有无肿胀或疼痛。某些药物（如去甲肾上腺素、抗肿瘤药物等）外溢后引起局部组织坏死，如出现上述情况，立即停止输液并进行处理。

（3）密切观察有无输液反应，如心悸、畏寒、持续性咳嗽等症状，应立即减慢滴速或停止输液，及时处理。

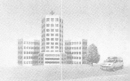

第三章

呼吸内科的护理

第一节　咯血的护理

　　咯血是指声门以下呼吸道或肺组织出血，经咳嗽由口腔咯出。咯血是临床常见的症状，部位主要包括呼吸道和肺。咯血的来源：其一为肺循环，即肺动脉及其分支，属低压系统，约占95%；其二为支气管循环，发自主动脉，属高压系统，约占5%；其三，还可来自含有这两种循环的肉芽组织。就出血概率而言，肺循环远低于支气管循环。小量咯血为每日咯血量少于100 mL，中等量咯血为每日咯血量100～500 mL，大量咯血为每日咯血量大于500 mL。大量或反复咯血是危重并且能导致死亡的急症，需迅速确定出血原因和部位，并施以积极的治疗。

一、病因与发病机制

（一）支气管疾病

1 支气管扩张

大咯血的原因是炎症及支气管壁弹性纤维破坏，形成假性动脉瘤破裂引起大咯血。

2 支气管肺癌

早期多为少量咯血，晚期癌细胞侵袭较大血管可引起大咯血。

3 支气管结核

结核病灶侵袭黏膜下血管破裂出血，但大咯血较少见。

（二）肺部疾病

1 肺结核

慢性纤维空洞型肺结核形成假性动脉瘤破裂时引起大咯血。

2 肺脓肿

脓肿壁血管破裂可引起大咯血。

3 肺炎

炎症病灶毛细血管渗透性增高引起少量咯血。

4 其他

肺吸虫病、肺淤血、恶性肿瘤肺转移、肺囊肿及肺血管瘤破裂等。

（三）心血管疾病

1 风湿性心脏病二尖瓣狭窄

左心房扩大超过代偿极限，左房内压增高，肺循环淤血而致咯血或痰中带血。

②左心衰竭

肺循环淤血引起咯血。

③肺动脉瘘

（四）全身性疾病

①急性传染病

肺出血型钩端螺旋体病、流行性出血热等。

②血液病

白血病、血友病、血小板减少性紫癜等。

③肾病

慢性肾衰竭、尿毒症等。

④结缔组织疾病

系统性红斑狼疮、结节性动脉炎。

（五）外伤

外伤如胸部外伤、肋骨骨折、枪弹伤、肺部外伤、异物伤等。

（六）其他

1.肺出血、肾病综合征、替代性月经等原因及机制不明确的咯血。

2.特发性咯血

经X线支气管碘剂造影及痰液检查未能发现引起的咯血的原发病，一般占咯血的10%～20%。

二、护理评估

（一）病史评估

1.详细询问病史，了解患者年龄、职业、诱因、发病过程、传染病接触史等。

2.观察咯血的量、颜色、性状及出血量。

3.咯血与呕血的判定见表3-1。

表3-1　咯血与呕血的鉴别

项目	咯血	呕血
病史	肺、支气管、心脏病	胃或腹
前驱症状	胸闷、喉痒、咳嗽	恶心、呕吐、上腹不适
出血方式	经气管咳出	经食管呕出

续表

项目	咯血	呕血
颜色和性状	鲜红、泡沫状	暗红或咖啡色、无泡沫
伴随物	带有痰液	伴有胃内容物
pH反应	碱性	酸性
出血后表现	血痰	柏油便

(二) 体格检查

1.观察血压、脉搏、呼吸、神志状态、皮肤和黏膜颜色，有无出血倾向和杵状指，有无颈静脉怒张。

2.详细进行心肺检查，风湿性心脏病二尖瓣狭窄可闻及心尖部舒张期隆隆样杂音。肺部局限性哮鸣音多见于支气管肺癌。局限性湿性啰音见于肺炎。肺部固定湿性啰音可考虑支气管扩张症。

(三) 咯血程度评估

一般情况24小时咯血量在100 mL以下称少量咯血。咯血量100～500 mL称中量咯血。24小时达500 mL以上者或一次咯血量超过200 mL，或48小时内超过600 mL，称大咯血，大咯血死亡率高，绝大多数死于咯血后窒息，因此，应予及时治疗。

(四) 实验室检查

1 胸部X线、CT检查

可诊断肺部实质病变。

2 纤维支气管镜检查

可确定出血部位、出血原因，清除分泌物、积血及取活组织检查。

3 痰液检查

进行痰液细菌培养和药物敏感试验以确定致病菌。

4 血液检查

血常规，出、凝血时间，血细胞比容等检查以判断咯血原因、贫血程度及感染等。

5 其他

心电图、超声波、支气管造影及多普勒等检查有助于明确诊断。

(五) 咯血伴随症状

1.大咯血、血色鲜红伴咳嗽、咳痰量增多，见于支气管扩张症。

2.咯血伴发热、咳嗽、盗汗、消瘦，见于肺结核。

3.咯血伴发热、咳嗽、咳痰、胸痛，见于肺炎、肺脓肿等疾病。

4.咯血伴急性胸痛、发热，见于肺梗死及大叶性肺炎。

5.咯血或痰中带血伴胸痛、刺激性呛咳，见于支气管肺癌等。

6.咯血伴皮肤、黏膜出血，见于血液病、结缔组织病、流行性出血热等。

三、急救措施

咯血的救治原则：及时迅速止血、保持呼吸道通畅及维持患者生命。

（一）一般治疗

1.大咯血患者应绝对卧床休息，取患侧卧位或平卧位，头偏向一侧，可减少出血量及避免血液流向健侧肺内或堵塞气管造成窒息。

2.密切注意体温、脉搏、呼吸、血压等病情变化，记录咯血量。

3.通畅气道，鼓励患者咳出滞留于呼吸道的血液及血凝块，咳嗽剧烈者可适当应用镇咳药，如口服可待因，对年老体弱、肺功能不全者应防止呼吸抑制而引起窒息。

4.精神紧张、恐惧不安者必要时可用少量镇静剂。

5.随时做好大咯血和窒息的各项抢救准备，呼吸困难者给予氧气吸入，每分钟4～6 L。

（二）止血治疗

1　止血药的应用

（1）神经垂体后叶素：用神经垂体后叶素5～10 U加入25%葡萄糖液40 mL中缓慢静脉注射，一般为15～20分钟，或将神经垂体后叶素10～20 U加入5%葡萄糖液500 mL中静脉滴注。该药物有强烈的血管收缩作用，可致肺小动脉收缩，肺血流量减少，使出血部位血管收缩而止血，作用迅速，止血效果明显，是大咯血治疗的常用和首选药物。高血压、心力衰竭和孕妇禁用。

（2）对羧基苄胺：用羧基苄胺0.1～0.2 g，加入5%葡萄糖液或生理盐水100 mL稀释后静脉滴注，每日最大量0.6 g。

（3）6–氨基己酸：6–氨基己酸4～6 g，加入5%葡萄糖液或生理盐水100 mL稀释，在15～30分钟内静脉滴完，维持量每小时1g，持续2～24小时或更久。

（4）卡巴克洛：口服2.5～5 mg，每6小时1次，可减少毛细血管通透性和增加毛细血管回缩作用以止血。

（5）海藻酸钠微球（KMG）：作为一种新型的栓塞材料，临床采用选择性或同轴微导管超选择性支气管动脉栓塞技术，应用KMG微球栓塞剂治疗经内科止血无效的大咯血，栓塞效果显著，并发症少，复发率低。

2　气管镜止血

经药物治疗无效者可考虑通过纤维支气管镜检查并止血。

（1）冷盐水灌洗：4 ℃生理盐水500 mL加用肾上腺素5 mg局部滴入。

（2）气囊导管止血：气囊堵塞出血支气管，压迫止血，防止窒息。24小时后放松气囊，观察几小时无出血可拔管。

（3）凝血酶或纤维蛋白原灌洗：将纤维支气管镜插入出血部位后，注入1000 U/mL的凝血酶溶液5 ~ 10 mL或给予2%纤维蛋白原5 ~ 10 mL，再注入1000 U/mL凝血酶溶液1 ~ 10 mL，保留5分钟，出血停止再拔管观察。

③ 输血

根据病情少量多次输新鲜血（每次100 ~ 200 mL），除可补充血容量外，尚有止血作用。

④ 人工气腹

适用于反复大咯血，经上述治疗不佳，两侧胸膜无明显粘连，心肺功能尚可者，可行人工气腹止血。每次注气量为1000 ~ 1500 mL，必要时每隔1 ~ 2小时重复注气1次。

（三）手术治疗

用于经内科综合治疗无效或有窒息危险的大咯血患者，可行急诊外科手术治疗，以挽救患者生命。

① 适应证

（1）肺部病变引起的大咯血，咯血量＞600 mL/12小时。
（2）一次性咯血量＞200 mL并在24小时内反复发生。
（3）可能引起气道阻塞和窒息。

② 禁忌证

（1）肺功能不全。
（2）全身状态较差。
（3）肺癌晚期出血，两肺病变广泛。
（4）凝血功能障碍。

（四）控制感染

反复咯血及血液滞留，极易合并肺内感染，因此，选择合适的抗菌药物，预防及控制感染。

（五）咯血窒息的处理

① 体位引流

立即将患者平卧，头偏向一侧或将患者俯卧头低足高位，进行体位引流，轻叩背部以利于血液流出。

② 清除积血

神志不清、牙关紧闭者，应用压舌板或开口器打开口腔，用吸引器吸出积血。必要时行气管插管或气管切开，术后经支气管镜止血、清理积血及分泌物，保持呼吸道通畅。

③ 氧气吸入

吸入30% ~ 40%氧气或做高频通气治疗。如自主呼吸减弱或停止，立即机械通气，给予呼吸兴奋剂。

④ 对症治疗

窒息解除后，应纠正酸中毒、补充血容量、控制休克、治疗原发病及脑水肿等。

⑤ 避免刺激

保持病室安静，嘱患者避免饮用刺激性饮料。

四、护理措施

（一）密切观察病情

大、中量咯血者，定时监测生命体征。伴休克的患者，应注意保温。高热患者应降温止血。观察有无咯血窒息的征兆。若在咯血过程中，患者突然胸闷、挣扎坐起、继而气促、发绀、牙关紧闭和神志不清，说明患者将面临咯血窒息的危险，应迅速清除口腔内血块，轻拍背部，以利于血块咯出解除险情，同时做好抢救准备。

（二）休息与饮食

保持病室安静、清洁、舒适、空气新鲜，温度、湿度适宜。避免感冒，防止剧烈咳嗽，以免诱发咯血。大咯血患者应暂禁饮食。咯血停止后或少量咯血时，应给予温凉流食或半流食，忌服浓茶、咖啡等刺激性饮料，并保持排便通畅。

（三）心理护理

咯血者情绪紧张恐惧，尤其在大咯血时更为恐慌，甚至欲借屏气来减少咯血，可造成喉头痉挛，咯血不畅，导致呼吸道阻塞而窒息。此时，应安慰患者，使其尽量放松身心，将血轻轻咯出。因咯血而被污染的衣、被应及时更换，咯出的血痰应及时倒去，以避免不良刺激。

五、健康指导

指导患者合理饮食，给予营养丰富、易消化的饮食，有利于疾病的恢复。按时服用镇咳药、止血药及抗生素等，并了解用法、注意事项及不良反应。根据身体健康状况，适当进行体育锻炼。若出现心悸、乏力、头晕、烦躁、胸闷及喉痒等症状或发生咯血，应保持镇静，取平卧位，头偏向一侧，将积血轻轻咯出，不可坐起，以免引流不畅，导致血块阻塞气道，立即就诊或拨打"120"急救，住院患者及时报告医生、护士，以便及时处理。

第二节　慢性阻塞性肺疾病的护理

慢性阻塞性肺疾病（COPD）简称慢阻肺，是以气流受限且不完全可逆为特征的可以预防和治疗的肺部疾病，且呈进行性发展。COPD是呼吸系统常见病和多发病。由于肺功能减退，严重影响患者的劳动力和生活质量，患病率和病死率高，其死亡率居所有死因的第4位，且有逐年增加趋势。我国北部和中部地区，COPD患病率占15岁以上人群的3%。

COPD主要与慢性支气管炎及慢性阻塞性肺气肿密切相关。当慢性支气管炎和肺气肿患者肺功能检查出现气流受限，且不能完全可逆时才可诊断为COPD。如患者只有慢性支气管炎和（或）肺气肿，而无气流受限，则不能诊断为COPD，应视为COPD的高危期。支气管哮喘也有气流受限，其气流受限具有可逆性，它不属于COPD。

一、慢性支气管炎患者的护理

慢性支气管炎简称慢支，是指气管、支气管黏膜及其周围组织的慢性非特异性炎症，临床上以咳嗽、咳痰或伴有喘息及反复发作的慢性过程为特征。病情呈缓慢进行性进展，常并发阻塞性肺气肿和肺源性心脏病。据调查，我国患病率为3%～5%，随着年龄的增长而增加，50岁以上者可高达15%左右，北方高于南方，农村高于城市。

（一）病因与发病机制

病因尚未完全清楚，目前认为主要与以下因素有关。

①　吸烟

导致慢支发生的最重要因素是吸烟。香烟中含焦油、尼古丁和氢氰酸等化学物质，可损伤气道上皮细胞，导致气道净化功能下降，并能刺激黏膜下感受器，使副交感神经功能亢进，引起支气管平滑肌收缩，支气管黏膜充血水肿、黏液积聚，易引起感染和发病。

②　感染因素

感染是慢性支气管炎发生和发展的重要因素之一。病毒、支原体和细菌感染为本病急性发作的主要原因。病毒感染以流感病毒、鼻病毒、腺病毒和呼吸道合胞病毒为常见。细菌感染以肺炎链球菌、流感嗜血杆菌、葡萄球菌多见。

③　空气污染

大气中的有害气体，如二氧化硫、二氧化氮、氯气及臭氧等对气道黏膜上皮均有刺激，其他粉尘如二氧化硅、煤尘、棉屑等亦可对支气管黏膜造成损伤，使纤毛清除功能下降，为细菌感染创造了条件。

④　过敏因素

喘息型慢性支气管炎患者，多有过敏史。变态反应可使支气管痉挛、组织损伤和炎症发生，加重气道狭窄，使阻力增加而导致疾病发生。

⑤　气候因素

寒冷空气可刺激腺体分泌黏液增加和纤毛运动减弱，削弱气道的防御功能。还可通过反射引起支气管平滑肌痉挛、黏膜血管收缩、局部血循环障碍，有利于继发感染。

⑥ 其他因素

全身或呼吸道局部防御功能减退、自主神经功能失调、营养不足、蛋白酶-抗蛋白酶失衡等均可促使疾病发生与发展。

（二）护理评估

① 身体状况

（1）临床表现：起病缓慢，病程较长，部分患者发病前有急性支气管炎、流感或肺炎等急性感染史，由于迁延不愈而发展为本病。

1）症状：①咳嗽、咳痰。慢性反复咳嗽、咳痰是本病突出表现。轻者仅在冬春季发病，尤以清晨起床前后最明显，白天咳嗽较少。重症患者四季均咳，冬春加剧，日夜咳嗽，早晚尤为剧烈。一般痰呈白色黏液泡沫状，偶因剧咳而痰中带血。②气喘。当合并呼吸道感染时，由于细支气管黏膜充血水肿、痰液阻塞及支气管管腔狭窄，可以产生气喘，为喘息型慢支表现。③反复感染。寒冷季节或气温骤变时，容易发生呼吸道感染，此时患者气喘加重，痰量明显增多且呈脓性，伴有全身乏力、畏寒、发热等。

2）体征：早期多无特殊体征。急性发作时，双肺可闻及少许湿啰音或干啰音，多在背部及肺底部，咳嗽后可减少或消失。喘息型慢支发作时，可闻及哮鸣音及呼气延长，而且不易完全消失。长期反复发作可有肺气肿征象。

（2）临床分型与分期：可分为单纯型和喘息型两型，按病情进展可分为3期。①急性发作期，指在1周内出现脓性或黏液脓性痰，痰量明显增加，或伴有发热等炎症表现，或咳、痰、喘任何一项症状明显加剧。②慢性迁延期，指有不同程度的咳、痰、喘症状迁延1个月以上者。③临床缓解期，经治疗或自然缓解，症状基本消失或偶有轻微咳嗽、少量痰液，持续2个月以上者。

② 辅助检查

（1）血液检查：慢支急性发作期或并发肺部感染时，可见白细胞计数及中性粒细胞增多。缓解期多无变化。

（2）痰液检查：急性发作期痰液外观多呈脓性，痰涂片或培养可明确致病菌。

（3）X线检查：早期可无异常，随病变进展可见两肺纹理增粗、紊乱，呈网状或条索状、斑点状阴影，以下肺野较明显。

③ 诊断要点

慢性咳嗽、咳痰或伴有喘息持续2年或以上，每年发作持续3个月以上，并能排除其他心、肺疾病（如肺结核、肺尘埃沉着病、支气管哮喘、支气管扩张、肺癌、心脏病、心功能不全等）可诊断。

④ 治疗要点

（1）急性发作期：治疗原则是控制感染，以祛痰、平喘为主。

1）控制感染：轻者口服或肌内注射，严重者应静脉给药，常选用青霉素类、头孢菌素类、大环内酯类、氨基糖苷类、氟喹诺酮类等药物。疗程视病情轻重而定，一般1~2周。

2）祛痰、止咳：常用氨溴索、乙酰半胱氨酸、溴己新。如痰液黏稠不易咳出者，可用生理盐水或乙酰半胱氨酸经雾化器雾化吸入治疗。

3）解痉、平喘：对喘息型慢支，选用解痉平喘药，如异丙托溴铵、沙丁胺醇、氨茶碱等。

（2）临床缓解期：治疗原则是增强体质，以提高抗病能力和预防复发为主。可采用气管炎菌苗、卡介苗多糖核酸、人血丙种球蛋白等，于发病季节前用药，可提高机体免疫力，减少呼吸道感染及慢性支气管炎急性发作。

（三）护理诊断

1 清理呼吸道无效

与无效咳嗽、痰液黏稠有关。

2 营养失调——低于机体需要量

与反复肺部感染、消耗过多有关。

3 焦虑

与病程长、反复发作有关。

4 潜在并发症

阻塞性肺气肿。

（四）护理措施

1 一般护理

保持室内空气流通、新鲜，冬季应有取暖设备，避免患者受凉感冒，加重病情。饮食上给予高蛋白、高热量、高维生素、易消化的食物，若食欲欠佳，可给予半流质或流质饮食，注意食物的色、香、味。鼓励患者多饮水，以利于痰液稀释和排出。戒烟。

2 病情观察

观察患者有无发热、咳嗽，痰液的性质、颜色、气味和量，有无喘息及其严重程度。若出现咳痰不畅、呼吸困难症状加重，要立即报告医生，协助处理。

3 用药护理

按医嘱合理应用抗生素，注意药物不良反应。痰多、黏稠时遵医嘱使用祛痰剂，同时鼓励患者有效咳嗽、咳痰，对体弱卧床、痰多而黏稠的患者，可协助翻身、拍背或雾化吸入等促使痰液排出，以利于对呼吸道感染的控制。

4 心理护理

护士应保持镇静，安慰患者，以减轻其焦虑、不安情绪。关心、体贴、鼓励患者，协助患者适当活动，避免患者产生依赖心理。讲解疾病治疗的重要性，以取得患者的配合。

5 健康指导

（1）知识指导：向患者及家属宣传本病有关知识，树立信心，坚持配合治疗。

（2）生活指导：生活规律，疾病缓解期进行适当的体育锻炼，加强营养，增强体质。

气候变化时注意衣服的增减，避免受凉。耐寒锻炼需从夏季开始，先用手按摩面部，后用冷水浸毛巾拧干后擦头面部，渐及四肢，以提高耐寒能力，预防和减少本病的发作。同时，应避免尘埃和煤烟对呼吸道的刺激，有吸烟嗜好应戒除。

（3）定期复查：告知患者定期随访，若发现呼吸道感染症状，应立即就诊。

二、阻塞性肺气肿患者的护理

阻塞性肺气肿简称肺气肿，是指终末细支气管远端（呼吸性细支气管、肺泡管、肺泡囊和肺泡）的气道弹性减退、过度膨胀、充气和肺容积增大或同时伴有肺泡壁和细支气管管壁破坏的病理状态。肺气肿是严重危害我国人民身体健康的常见病，患病率随年龄增长而增加。

（一）病因与发病机制

❶ 病因

肺气肿是支气管和肺疾病常见的并发症，主要由慢性支气管炎发展而来，故引起慢性支气管炎的各种因素，如吸烟、感染、大气污染、职业性粉尘和有害气体的长期吸入、过敏等均可致病，其中吸烟是主要因素。

❷ 发病机制

肺气肿的发病机制至今尚未明确，一般认为是多种因素协同作用所致。

（1）阻塞性通气障碍：慢性细支气管炎时，小气道狭窄、阻塞或塌陷，导致阻塞性通气障碍，肺泡内残气量增多，加之细支气管周围的炎症，使肺泡壁破坏、弹性减弱，肺组织因残气量不断增多而发生扩张，肺泡孔扩大，肺泡间隔也断裂，扩张的肺泡互相融合形成气肿囊腔。

（2）弹性蛋白酶增多、活性增高：主要是中性粒细胞和单核细胞释放的弹性蛋白酶。此酶能降解肺组织中的弹性硬蛋白、结缔组织基质中的胶原和蛋白多糖，破坏肺泡壁结构。慢性支气管炎伴有肺感染，尤其是吸烟者，肺组织内渗出的中性粒细胞和单核细胞较多，可释放大量弹性蛋白酶。同时，中性粒细胞和单核细胞还可生成大量氧自由基，能氧化 α_1-抗胰蛋白酶活性中心的蛋氨酸，使之失活。α_1-抗胰蛋白酶是弹性蛋白酶的抑制物，失活后则增强了弹性蛋白酶的损伤作用。遗传性 α_1-抗胰蛋白酶缺乏是引起原发性肺气肿的原因。

（3）通气/血流比例失调：随着肺气肿加重，膨胀的肺泡挤压周围的毛细血管，使其大量退化而减少，肺泡间血流量减少，导致通气/血流比例失调，出现换气功能障碍，从而引起缺氧和二氧化碳潴留，进而出现呼吸困难，甚至发展为呼吸衰竭。

肺过度膨胀，弹性减退，按累及肺小叶的部位，可分为小叶中央型、全小叶型和混合型3类，以小叶中央型多见。小叶中央型的特点是囊状扩张的呼吸性细支气管位于二级小叶的中央区；全小叶型是呼吸性细支气管狭窄，引起所属终末肺组织（肺泡管、肺泡囊、肺泡）的扩张，其特点是气肿囊腔较小，遍布于肺小叶内。若两型同时存在于一个肺内，称混合型肺气肿。

（二）护理评估

1 身体状况

（1）临床表现

1）症状：慢支并发肺气肿时，在原有咳嗽、咳痰、喘息等症状的基础上出现逐渐加重的呼气性呼吸困难。当慢支急性发作时，支气管分泌物增多，使胸闷、气急加重，严重时可出现呼吸衰竭表现，如发绀、头痛、嗜睡、神志恍惚等。

2）体征：早期体征不明显。随着病情发展可出现桶状胸，呼吸运动减弱，触诊语颤减弱或消失。叩诊呈过清音，心浊音界缩小或不易叩出，肺下界和肝浊音界下降。听诊心音遥远，呼吸音减弱，呼气延长，并发感染时肺部可有湿啰音。

3）并发症：常见的有自发性气胸、肺源性心脏病、呼吸衰竭、肺部急性感染等。

（2）临床分型：按表现特征可分为下列2型。①气肿型（又称红喘型、A型）。病理改变为全小叶型或伴小叶中央型肺气肿。隐匿起病，病程漫长。由于常发生过度通气，可维持动脉氧分压正常，呈喘息外貌，称红喘型。晚期可发生呼吸衰竭或伴右心衰竭。②支气管炎型（又称紫肿型、B型）。病理变化为严重慢性支气管炎伴小叶中央型肺气肿，易反复呼吸道感染导致呼吸衰竭和右心衰竭。两者区别见表3-2。

表3-2 阻塞性肺气肿型和支气管炎型的区别

项目	气肿型（A型）	支气管炎型（B型）
年龄	多见于老年	年龄较轻
体型	明显瘦弱，无发绀	多肥胖，有发绀
咳嗽	较轻	较重
咳痰	黏液性，量少	黏液脓性，量多
喘气	气促明显，多呈持续性	较轻，急性感染时加重
桶状胸	多明显	不明显
呼吸音	减低	正常或减低
湿啰音	稀少	多密布

2 辅助检查

（1）肺功能检查：对COPD诊断、严重程度评价、疾病进展、预后及监测治疗反应等有重要意义。使用支气管扩张药后$FEV/FVC < 70\%$，可确定为不能完全可逆的气流受限。肺总量（TLC）、功能残气量（FRC）和残气量（RV）增高，肺活量（VC）降低，表明肺泡过度充气。

（2）胸部X线检查：早期可无异常变化，以后可出现肋间隙增宽，肋骨平行，膈及胸廓运动减弱，膈降低且变平，两肺野的透亮度增加。肺野周围纹理减少、变细。心脏常呈垂直状。胸部CT比胸片更具敏感性与特异性，但不应作为常规检查。

（3）动脉血气分析：如出现明显缺氧、二氧化碳潴留时PaO_2降低、$PaCO_2$升高，并可出现失代偿性呼吸性酸中毒，pH值降低。

（4）血液和痰液检查：一般无异常，继发感染时似慢支急性发作表现。

③ 治疗要点

主要改善呼吸功能，同时进行病原及并发症治疗。

（1）急性发作期的治疗：选择敏感抗生素控制感染，如青霉素、庆大霉素、环丙沙星、头孢菌素等，若疗效不佳，再根据痰培养药物敏感试验结果调整用药；有哮喘时应用解痉平喘药，如氨茶碱、β受体激动剂等；痰多、不易咳出使用祛痰剂；当$PaO_2 < 60$ mmHg时，用鼻导管持续低流量给氧，一般吸氧浓度为25%～29%。氧疗的目标为使PaO_2维持在60～65 mmHg，并且CO_2潴留无明显加重；经上述治疗呼吸衰竭仍不能缓解者行机械通气。

（2）稳定期的治疗：加强锻炼，增强体质，提高免疫力。避免各种诱发因素，如戒烟、预防呼吸道感染等。对明显缺氧者，可采用长期家庭氧疗。

（三）护理诊断

① 气体交换受损

与气道阻塞、通气不足、肺泡呼吸面积减少有关。

② 清理呼吸道无效

与呼吸道分泌物过多、痰液黏稠、咳嗽无力有关。

③ 营养失调——低于机体需要量

与食欲降低、摄入减少、腹胀等有关。

④ 知识缺乏

指缺乏长期家庭氧疗及呼吸功能训练等知识。

⑤ 潜在并发症

自发性气胸、呼吸衰竭、肺源性心脏病等。

（四）护理措施

① 一般护理

（1）休息与活动：注意保暖，防止受凉。保持空气新鲜，温、湿度适宜。合理安排活动与休息。急性加重期应卧床休息，可取半坐位或端坐位。坐位时可通过支撑患者手臂和上身扩张胸廓，站立位时手臂或后背部要有支撑点减轻胸廓对胸腔的压力，以增加肺活量。稳定期适当活动，尽可能生活自理，活动时以不感到疲劳、不加重症状为宜。

（2）饮食护理：改善营养状态，提高机体免疫力。应进食高蛋白、高热量、高维生素的流质或半流质饮食，少食多餐，细嚼慢咽，避免进产气食物，如汽水、啤酒、豆类、马铃薯等，以免影响膈肌运动。

②病情观察

观察患者生命体征、神志、尿量，尤其注意呼吸频率、节律、深度；观察咳嗽程度及痰液的颜色、量、性状，咳痰是否顺畅；注意动脉血气分析和水、电解质、酸碱平衡情况；肺气肿易并发自发性气胸，如有突然加剧的呼吸困难，并伴有明显的胸痛、发绀，听诊时呼吸音减弱或消失，叩诊时有鼓音调，应考虑气胸存在，通过X线检查，可明确诊断。

③氧疗的护理

呼吸困难伴低氧血症者，应低流量、低浓度持续给氧，氧流量1~2 L/min，氧浓度25%~29%。COPD患者因长期二氧化碳潴留，主要靠缺氧刺激呼吸中枢，如果吸入高浓度的氧，会导致呼吸频率和幅度降低，引起二氧化碳潴留，因此，应避免吸入氧浓度过高。氧疗有效的指标为患者呼吸困难减轻，发绀减轻，呼吸频率和心率减慢，活动耐力增加。

④用药护理

遵医嘱应用抗生素、支气管扩张药、祛痰药和糖皮质激素，注意观察疗效及不良反应。指导患者正确咳嗽，协助患者翻身，叩击背部，以促进排痰。痰量较多不易咳出时，按医嘱使用祛痰剂或给予超声雾化吸入。

⑤呼吸功能锻炼

（1）缩唇呼吸：肺气肿患者因肺泡弹性回缩力减低，小呼吸道阻力增高，呼气时小气道提早闭合致使气体滞留在肺泡内。如在呼气时将口唇缩成吹笛子状，气体经缩窄的口唇缓慢呼出，其目的是提高呼气期肺泡内压力，防止呼气时小气道过早闭合，有利于肺泡内气体的排出。指导患者闭嘴经鼻吸气，缩拢口唇似吹口哨状，持续缓慢呼气，呼气与吸气时间比为2：1或3：1。缩唇大小程度与呼气流量以能使距口唇15~20 cm处的蜡烛火焰随气流倾斜又不至于熄灭为宜。

（2）腹式呼吸：COPD患者常呈浅速呼吸，呼吸效率低。深而慢的腹式呼吸，可通过腹肌的主动舒张与收缩加强腹肌训练，使呼吸阻力减低，肺泡通气量增加，提高呼吸效率。训练方法如下。①体位。开始训练时以半卧位、膝半屈曲最适宜。立位时上半身略向前倾，可使腹肌放松，舒缩自如，全身肌肉特别是辅助呼吸肌尽量放松，情绪安定，平静呼吸。②呼吸训练。用鼻吸气，经口呼气，呼吸要缓慢均匀，切勿用力呼气，吸气时腹肌放松，腹部鼓起；呼气时腹肌收缩，腹部下陷。开始训练时，患者可将一手放在腹部，一手放在前胸，以感知胸腹起伏，呼吸时应使胸廓保持最小的活动度，呼气与吸气时间比为（2~3）：1，每分钟呼吸7~8次，每次练习10~20分钟，每天两次，熟练后可增加训练次数和时间，并可在各种体位时随时进行练习，最终成为呼吸的习惯形式。

（3）缩唇腹式呼吸：将缩唇呼吸与腹式呼吸结合进行，是COPD缓解期改善肺功能的最佳方法。

（4）呼吸操：双手上举，用鼻缓慢吸气时，膈肌最大限度下降，腹部凸出。弯腰，双手下垂并与上身垂直，同时缩唇呼吸，腹肌收缩。

6 心理护理

随着病情发展，肺功能逐渐下降，直接影响日常生活及社会活动，患者心理压力加重，常出现焦虑、悲观、失望等情绪，病程长、经常反复急性发作，患者容易对治疗丧失信心，医护人员应关心、体贴患者，疏导其心理压力，必要时请心理医生协助诊治。

7 健康指导

（1）知识指导：向患者和家属介绍COPD的相关知识，使其认识到疾病虽是不可逆的，但积极预防和治疗可减少急性发作，改善呼吸功能，延缓病情进展，提高生活质量。告知长期家庭氧疗的目的、方法及注意事项，供氧装置周围严禁烟火，氧疗装置应定期更换、清洁、消毒等。

（2）生活指导：戒烟是预防COPD发生最重要的措施，为患者制订戒烟计划。避免粉尘和刺激性气体的吸入。进行耐寒锻炼，增强体质，防止急性呼吸道感染。改善营养状况、指导患者制定合理的运动计划，坚持呼吸训练，以改善呼吸功能。

（3）病情监测及用药指导：教会患者自我监测病情的方法，学会识别感染如发现咳嗽、咳痰、发热等症状明显时或病情加重、出现并发症时，及时就诊处理。介绍药物治疗的目的、用法、剂量和不良反应，告知遵医嘱正确用药的重要性，勿滥用药物。

（4）心理指导：引导患者适应慢性病并以积极的心态对待疾病，培养生活兴趣，如听音乐、养花种草等，以分散注意力，减少孤独感，缓解焦虑、紧张的精神状态。

第三节 肺结核的护理

一、病因与发病机制

结核菌属分枝杆菌，染色具有抗酸性，又称抗酸杆菌。结核菌分为人型、牛型、鼠型等类型，其中引起人类结核病的主要是人型菌，其次是牛型菌。此菌对外界抵抗力较强，在阴湿处能生存5个月以上；但在烈日暴晒下2小时或煮沸5分钟能被杀死，70%乙醇接触2分钟，亦可杀菌。主要经呼吸道传播，也可通过污染的食物或食具感染。结核病的免疫主要是细胞免疫。人体感染结核菌后是否发病，取决于人体的免疫状态、变态反应和感染细菌的数量、毒力。结核菌侵入人体后4~8周，身体组织对结核菌及其代谢产物所发生的反应称为变态反应。人体的免疫力低下时，受到大量毒力强的结核菌入侵才会发病。

二、临床表现

（一）症状

起病缓慢，午后低热、盗汗、乏力、食欲缺乏、体重下降等。呼吸系统症状为咳嗽，多以干咳为主咯血，胸痛及呼吸困难。而急性粟粒型肺结核、干性肺炎、结核性胸膜炎可有高热、头痛、腹痛、腹胀等症状。胸痛可为结核性胸膜炎首发或主要症状。女性患者可有月经失调、闭经等功能紊乱症状。

（二）体征

可无任何阳性体征或仅在肩胛间区可闻湿啰音。病变范围大而浅表者或干酪样坏死可有实变体征，如患侧呼吸运动减弱、语颤增强、叩诊呈浊音、听诊呼吸音减弱等。慢性纤维空洞型肺结核可有胸廓塌陷，纵隔、气管向患侧移位。结核性胸膜炎早期有局限性胸膜摩擦音，有渗出后出现典型胸腔积液体征。

三、辅助检查

（一）痰结核分枝杆菌检查

是确诊肺结核最特异的方法。痰细菌培养阳性说明病灶是开放的，具有传染性。

（二）影像学检查

胸部X线检查是早期诊断肺结核的主要方法。肺部CT检查可发现微小或隐蔽性病灶，了解病变范围，帮助鉴别肺病变。

（三）结核菌素试验

测定人体是否受过结核菌感染。目前多采用PPD。结核菌素试验阳性仅表示曾有结核感染，并不一定患病。若呈强阳性，常提示活动性结核病。结核菌素试验对婴幼儿的诊断价值大于成人，因年龄越小，自然感染率越低。3岁以下强阳性反应者，应视为有新近感染的活动性结核病，须予治疗。

（四）纤维支气管镜检查

对本病诊断和鉴别诊断有重要价值。

四、治疗原则

（一）抗结核化学药物治疗（简称化疗）

化疗对结核病的控制起着决定性作用。化疗原则是早期、联合、适量、规律和全程治疗。

１ 常用药物

杀菌剂有异烟肼、利福平、链霉素和吡嗪酰胺；抑菌剂有对氨水杨酸、乙胺丁醇、氨硫脲、卡那霉素等。

② 方法

严格执行统一标准方案，必须全程督导化疗管理，保证预期效果。

（二）对症治疗

① 高热或大量胸腔积液

使用有效抗结核药物的同时，短期加用糖皮质激素如泼尼松，以减轻炎症和变态反应，促进渗出液吸收，减少纤维组织形成及胸膜粘连。症状消退后，泼尼松剂量递减直至停药。

② 咯血治疗原则

镇静、止血、患侧卧位，必要时用小量镇静、镇咳药。但年老体弱、肺功能不全者要慎用，以免抑制咳嗽反射发生窒息。咯血较多时应取患侧半卧位，轻轻将气管内积血咯出，并给予垂体后叶素5 U加入50%葡萄糖注射液40 mL中，缓慢静注。速度不宜过快，否则会出现头痛、恶心、心悸、面色苍白、便意等不良反应。此药可引起冠状动脉、肠道和子宫平滑肌收缩，故高血压、冠心病及孕妇禁用此药。咯血窒息是咯血致死的原因之一，需注意防范和紧急抢救。

五、护理措施

1.肺结核活动期的病人应注意休息，避免疲劳，戒酒及维持良好营养，有高热等明显中毒症状及咯血者应卧床休息；轻症及恢复期病人，不必限制活动。肺结核病程长、恢复慢，且病情易反复，使病人产生急躁、惧怕心理，护士应做好心理护理。耐心向病人讲解疾病的知识，并给予帮助与支持。

2.化疗是结核病的关键治疗，护士要向病人及其家人解释化疗的意义，用药时的注意事项，同时注意观察病人服药情况，及时发现药物的不良反应，如利福平可出现黄疸、转氨酶一过性升高及变态反应；链霉素可出现耳聋和肾功能损害；对氨水杨酸可有胃肠道刺激、变态反应；异烟肼可有周围神经炎、中毒性反应；乙胺丁醇可以出现球后视神经炎，一旦出现不良反应及时就诊。

3.肺结核是一种慢性消耗性疾病，饮食宜高热量、富含维生素、高蛋白质，多食牛奶、豆浆、鸡蛋、鱼、肉、水果及蔬菜等，以增强抵抗力，促进病灶愈合。

4.做好高热病人护理，对于出汗多的病人，及时用温毛巾擦干身体和更换衣被，以防感冒。

5.做好隔离，预防传染

（1）有条件者，病人应单居一室，进行呼吸道隔离，室内保持通风，每日用紫外线消毒。病人外出时应戴口罩。密切接触者应及早去医院进行有关检查。

（2）嘱病人在咳嗽或打喷嚏时，用双层纸巾遮住口鼻，防飞沫传染。不要随地吐痰，将痰吐在纸上用火焚烧。或痰液须经灭菌处理，如用5%苯酚或1.5%的煤酚皂溶液浸泡2小时以上再弃去。接触痰液后用流水清洗双手。

（3）病人餐具需煮沸消毒或用消毒液浸泡消毒，同桌共餐时使用公筷，以预防传染。

（4）接种卡介苗可以使人体产生针对结核菌的特异性免疫力，减少肺结核的发生。对于结核菌素试验阳性且与病人密切接触的成员、结核菌素试验新近转为阳性的儿童可服用异烟肼进行药物预防。

第四节　自发性气胸的护理

一、病因及发病机制

自发性气胸以继发于慢性阻塞性肺疾病及肺结核最为常见，其次是原发性气胸。继发性气胸继发于肺部基础疾病，是形成的肺大疱破裂或病变直接损伤胸膜所致。原发性气胸常规X线检查，肺部无显著病变，但在胸膜下（多在肺尖部）可有肺大疱，一旦破裂所形成的气胸称为原发性气胸。自发性气胸通常分为三个类型：闭合性气胸，胸膜破裂口较小，破口自行关闭；交通性气胸，胸膜破裂口较大或两层胸膜间有粘连或牵拉，使破口持续开放，吸气与呼气时，空气自由进出胸膜腔；张力性气胸，胸膜破裂口呈单向活瓣或活塞作用，吸气时胸廓扩大、胸腔内压变小而开启，空气进入胸膜腔，呼气时胸膜腔内压升高，压迫活瓣使之关闭，气体不能排出，致使胸膜腔内气体不断积聚，胸膜腔内压持续升高。

气胸时胸膜腔失去了负压对肺的牵引作用，而胸腔的正压对肺产生压迫，使肺失去膨胀能力，肺容积缩小，初期血流量并不减少，通气/血流比例减少，导致动静脉分流，出现低氧血症。大量气胸时，失去负压吸引静脉血回心，而胸膜腔内正压又对血管和心脏产生压迫，使心脏充盈减少，心排出量降低，引起心率加快，血压降低，甚至休克。张力性气胸可引起纵隔移位，常可造成严重循环障碍而危及生命。

原发性气胸多见于瘦高体形的男性青壮年，肺大疱可能与非特异性炎症瘢痕或先天性弹力纤维发育不良有关。航空、潜水作业如无适当防护措施。从高压环境突然进入低压环境或持续正压机械通气加压过高时，均可发生气胸。另外，抬举重物用力过猛、剧咳、屏气，甚至大笑等，都可以是诱发因素。脏层胸膜破裂或胸膜粘连带撕裂，如其中的血管破裂，可形成自发性血气胸。

二、临床表现

（一）症状

起病急骤，一部分病人发病前常有剧咳、用力、剧烈体力活动等诱因，但多数病人是在日常生活或休息时，突感一侧胸痛，如刀割样或针刺样，随即胸闷、气促、呼吸困难，可伴有刺激性咳嗽。若原已有严重肺气肿或积气量大者，则可引起严重呼吸困难与发绀。病人不能平卧。如果侧卧，则使气胸患侧在上，以减轻呼吸困难。尤其是张力性气胸时，病人可表现出烦躁不安、表情紧张、胸闷、挣扎坐起、发绀、冷汗、脉数、虚脱、心律失常，甚至发生意识不清、呼吸衰竭。血气胸时，如失血量多，可使血压下降，甚至发生失血性休克。

（二）体征

少量气胸的体征不明显，听诊可有呼吸音减弱。大量气胸时，气管向健侧移位，患侧胸部膨隆，肋间隙增宽，呼吸运动和语颤减弱，叩诊呈过清音或鼓音；右侧气胸可使肝浊音界下降。并发纵隔气肿时可在左心缘处听到与心脏搏动相一致的气泡破碎音，称Hamman征。有液气胸时，可闻及胸内振水声。血气胸如失血过多可使血压下降，甚至发生休克。

三、辅助检查

（一）X线胸片检查

是诊断气胸的重要方法。X线胸片可见患侧透光度增强，内无肺纹理，肺被压向肺门，呈高密度影，外缘呈弧形或分叶状。如胸腔有积液或积血，可见气液平面。

（二）CT

比X线检查更敏感、准确，表现为胸膜腔内出现极低密度的气体影，伴有肺组织不同程度的萎缩改变。

（三）血气分析

可提示不同程度的低氧血症。

四、治疗原则

自发性气胸的治疗目的是促进患侧肺复张、消除病因、减少复发。

（一）保守治疗

闭合性气胸积气量少于该侧胸腔容积的20%时，气体可自行吸收，不需要排气治疗，但要注意观察积气量的变化情况。气胸病人应卧床休息，给予氧气吸入。酌情给予镇静、镇痛药物；有支气管痉挛者可使用氨茶碱等支气管扩张药；剧烈刺激性干咳可给予可待因等药物镇咳。

（二）排气治疗

排气方法分为胸腔穿刺抽气和胸腔闭式引流，是否需要排气治疗及采用何种排气方法，主要取决于气胸的类型及积气多少。

（三）化学性胸膜固定术

适用于气胸反复发生，肺功能欠佳，不宜手术者。选用粘连剂，如50%葡萄糖液、无菌精制滑石粉、四环素粉针剂、纤维蛋白溶酶原加凝血酶等，注入胸膜腔，产生无菌性胸膜炎症，使两层胸膜粘连，胸膜腔闭锁，达到防治气胸复发的目的。

（四）积极治疗原发病及并发症

如肺结核应抗结核治疗。同时应注意预防和处理继发细菌感染（如脓气胸）、血气胸、皮下气肿及纵隔气肿。

五、护理措施

1 休息

应绝对卧床休息，每2小时协助病人翻身1次，如有胸腔引流管，翻身时应注意防止引流管脱落。教会病人床上活动的方法，如体位改变或活动时，可用枕头或手护住胸部及引流管，避免其移动而刺激胸膜，引起疼痛。减少活动、深呼吸、咳嗽等，以免胸廓扩张，胸膜受牵拉，而导致胸痛。

2 吸氧

给予鼻导管或鼻塞，必要时使用面罩吸氧。氧流量控制在10 L/min。

3 病情观察

重视病人的主诉，严密观察呼吸频率、深度、呼吸困难是否加重和血氧饱和度变化，必要时监测血气。大量气胸，尤其是张力性气胸时，注意观察心律、血压变化，如病人心率加快、血压下降、发绀、出冷汗、心律失常等情况，要及时通知医生并配合抢救。

4 排气疗法的护理

（1）术前向病人说明排气疗法的目的、意义、过程及注意事项，以获得病人的理解与配合。

（2）行胸腔闭式引流术，术前需要严格检查引流管是否通畅和整套胸腔闭式引流装置是否密闭。引流瓶内放入适量无菌蒸馏水或生理盐水；标记液面水平。将连接胸腔引流管的玻璃管一端置于水面下1～2 cm，引流瓶塞上的另一端玻璃管为排气管，其下端应在液面以上。

（3）为保证有效地引流，妥善放置引流瓶，防止被踢倒或打破。引流瓶应放在低于病人胸部的地方，其液平面应低于引流管胸腔出口平面60 cm，以防瓶内的液体反流进入胸腔。保持引流管通畅，观察有无气体自液面溢出。必要时，可请病人做深呼吸或咳嗽，观察水柱有无波动。同时注意观察引流液的量、色、性状和水柱波动范围，并准确记录。

（4）正确固定引流管于床旁，留出适宜长度的引流管，既要便于病人翻身活动，又要避免过长扭曲受压。

（5）在插管、伤口护理、每日更换引流瓶时，严格执行无菌操作。引流瓶上的排气管外端应用1~2层纱布包扎好，避免空气中的尘埃或脏物进入引流瓶内。伤口敷料每1~2日更换1次，如敷料有分泌物渗湿或污染，应及时更换。

（6）更换引流瓶或搬动病人时需要用两把血管钳将引流管双重夹紧，防止在更换、搬动过程中发生引流管滑脱、漏气或引流液反流等意外情况。若胸腔引流管不慎滑出胸腔时，应嘱病人呼气，同时迅速用凡士林纱布及胶布封闭引流口，并立即通知医生进行处理。

（7）鼓励病人每2小时进行一次深呼吸、咳嗽练习或吹气球，以促进受压萎缩的肺组织扩张，加速胸腔内气体排出，促进肺尽早复张。但尽量避免用力咳嗽。

（8）引流管无气体逸出1~2日后，再夹闭引流管1日，病人无气急、呼吸困难，胸片提示肺已全部复张时，应做好拔管的准备。拔管后注意观察有无胸闷、呼吸困难、切口处漏气、渗出、出血、皮下气肿等情况，如发现异常应及时处理。

5 预防感染

嘱病人注意保暖，防止受凉，以免引起上呼吸道感染。

6 保持大便通畅，防止用力引起胸痛或伤口疼痛以及气胸的复发

第五节 常用诊疗技术及护理

一、胸部物理治疗

（一）胸部叩击与胸壁震荡

胸部叩击与胸壁震荡是协助或促进病人排痰的护理方法。操作者叩击或震荡病人的胸壁，使震动传导至呼吸道的分泌物，分泌物产生震动而刺激呼吸道的纤毛运动或有效咳嗽将分泌物排出体外。

1 操作目的

协助病人排痰，畅通呼吸道。适应于久病无力、年老体弱、长期卧床等排痰无力、痰液排出不畅者。

2 评估

（1）了解病人的咳嗽、咳痰情况，能否有效咳嗽，有无咯血。

（2）观察病人的体位，有无意识障碍，呼吸的频率、节律和幅度；监测病人的生命体征，注意胸廓外形有无改变、肺部呼吸音及啰音等。

（3）结合肺部影像学检查以确定病变部位。对心血管状态不稳定者（如低血压、休克、肺水肿等），咯血病人，未行引流的气胸、肋骨骨折或有病理性骨折史者不宜进行胸部叩击与胸壁震荡。

③ 操作前准备

（1）病人准备

1）胸部叩击与胸壁震荡前，可先用湿化呼吸道的方法，以使痰液变稀利于排痰，提高胸部叩击与胸壁震荡的效果。

2）向病人解释操作的目的、意义、过程和注意事项，以使病人能有效配合。

3）病人取利于咳痰的体位。如坐位时身体稍前倾；卧位时取侧卧位时，被叩击或震荡一侧的胸壁在上。可用单层薄布保护胸廓被叩击部位，以免叩击引起皮肤发红，但应避免覆盖过厚影响叩击震荡效果。

（2）操作环境：胸部叩击与胸壁震荡宜在环境安静、温湿度适宜的环境下进行。应在餐前进行，并在餐前30分钟完成，每天安排2~3次。

④ 操作方法

（1）胸部叩击法

1）叩击者手指并拢，手指微屈呈握杯状，用腕关节的力量叩击。若叩击时发出一种空而深的拍击音，则表示手法正确；若叩击时呈现拍打实体的声音，则说明手法错误。叩击力量要适中，以病人不感到疼痛为度。

2）叩击胸壁时要由下而上、由外向内进行；叩击部位要在肺野，注意避开心脏、乳房和骨性隆起（如胸骨、肩胛骨）。

3）叩拍的同时鼓励病人咳嗽。

4）每侧胸部叩击1~3分钟，两侧胸部交替；每次胸壁叩击时间以15~20分钟为宜。亦可指导病人屈肘，双手掌置于同侧锁骨下，咳嗽时随咳嗽节奏用上臂和前臂叩击前胸及侧胸壁。

（2）胸壁震荡法

1）双手掌重叠，紧贴于待引流的胸廓部位，嘱病人做慢而深的呼吸。

2）吸气时随胸廓扩张抬起（不施加任何压力，但也不离开胸壁），整个呼气期施压并轻柔地抖动震荡胸壁5~7次，每一部位重复6~7个呼吸周期。

3）每次胸壁震荡的时间以15~20分钟为宜。

⑤ 操作后护理

（1）询问病人的感受；观察病人的咳嗽、咳痰情况，痰液的量、性状。

（2）监测生命体征。

（3）检查肺部呼吸音及啰音变化。

（4）协助病人做好口腔护理。

（二）体位引流

体位引流是利用重力作用使呼吸道和肺的分泌物排出体外的方法，又称重力引流。通过改变病人的体位，使病人肺和呼吸道内的分泌物（或化脓性渗出物）能利用其自身的重力作用沿呼吸道排出体外。

① 操作目的

协助病人排痰，畅通呼吸道，引流出呼吸道和肺部的化脓性渗出物，促进组织修复，减轻全身中毒症状。适应于呼吸道和（或）肺部有大量痰液或化脓性渗出物（如支气管扩张、肺脓肿）排出不畅者。

② 评估

（1）了解病人的咳嗽、咳痰情况，痰量多少及与体位的关系，痰液的性状，有无咯血。

（2）观察病人有无意识障碍，呼吸的频率、节律和幅度；监测病人的生命体征，注意肺部呼吸音及啰音等。

（3）结合肺部影像学检查情况确定病变部位。年老体弱不能耐受者、意识障碍者、有明显呼吸困难和（或）呼吸衰竭者、近期（2周内）有大咯血史者，有严重心血管疾病（如严重高血压、心衰竭、肺水肿者）者不宜进行体位引流。

③ 操作前准备

（1）病人准备

1）明确病变或痰潴留部位，依据临床体检（如湿啰音集中的部位常为病变的部位）和影像学检查确定。

2）对于痰液黏稠者，引流前可先湿化呼吸道，以利痰液的排出。

3）向病人说明体位引流的目的及操作过程，消除顾虑，取得合作。

（2）操作环境：体位引流宜在环境安静、温湿度适宜的环境下进行。应在餐前（空腹下）进行，每天安排2~3次，每次时间以15~20分钟为宜。

④ 操作方法

（1）引流体位根据病变部位选择，其基本原则是，病变或痰液潴留部位在上，引流的支气管开口在下（如下肺叶后基段病变的引流，采用头低足高俯卧位）。引流体位亦可根据病人自身体验的利于痰液排出的体位作引流体位。

（2）引流过程中应鼓励和指导病人进行有效咳嗽，同时辅以胸部叩击，以提高引流效果。

（3）改变病人体位呈引流体位时，其倾斜程度要由小到大逐渐到位，防止大量分泌物突然涌出阻塞呼吸道造成窒息。

（4）引流过程中，要密切观察病人反应，若出现咯血、呼吸困难、心悸、出汗、头痛、疲劳、发绀等情况，要立即中止引流。

⑤ 操作后护理

（1）询问病人的感受，协助病人休息。

（2）要求病人漱口或进行口腔护理。

（3）复查生命体征，检查肺部呼吸音及啰音变化。

（4）记录痰量；观察痰液性状，必要时送检。

二、纤维支气管镜检查的护理配合

纤维支气管镜（简称纤支镜）检查是一项介入性诊疗操作，用以观察气管、支气管的病变。因其具有管径细、可弯曲、照明好、易伸入亚段支气管、窥视范围广，可在直视下行活检、刷检和摄影，以及操作简便安全、创伤性小、病人痛苦小易被接受等优点，已被临床广泛应用于支气管–肺疾病的诊断和治疗。

（一）检查目的

❶ 用于诊断

直视呼吸道病变；直接吸取分泌物检验；经支气管毛刷、活检获取呼吸道组织细胞标本或分泌物进行检验；直视下做支气管造影；在X线透视指导下经呼吸道穿刺，获取肺组织标本进行检验等。适用于：①原因未明的咯血或痰中带血者。②临床表现或X线胸片检查疑为肺癌者。③支气管阻塞，表现为阻塞性肺炎、肺不张、局限性肺气肿及局限性肺部啰音者。④需收集下呼吸道分泌物进行病原学检查者。⑤痰肿瘤细胞学检查阳性，胸片未发现病变，疑有隐性肺癌者。⑥需作选择性支气管造影者。⑦性质不明的肺部疾病需做肺活检者。

❷ 用于治疗

引导气管导管，进行经鼻气管插管；直视下取出呼吸道内异物，吸出气管分泌物、淤血等解除呼吸道阻塞；行支气管肺泡灌洗治疗；直视下呼吸道内注药止血或局部治疗；直视下电刀切割、冷冻、微波辐射、激光烧灼病灶，或置入放射源作局部放疗。适用于：①需清除呼吸道内黏稠的分泌物，异物或淤血者。②需行支气管肺泡灌洗者。③需支气管内局部止血或局部用药者。④需用电刀切割，冷冻、微波辐射、激光烧灼病变，解除呼吸道阻塞者。⑤肺癌病人需做支气管内局部放疗者。

（二）评估

1.全面了解病人的病史，尤其要注意病人既往有无心绞痛、哮喘等心肺疾病史。评估病人对消毒剂、局麻药和术前用药是否过敏。

2.监测病人的生命体征，观察皮肤黏膜有无发绀、出血等情况。

3.行动脉血气分析，心电图，出、凝血机制及影像学检查等，以了解病人的病变部位、心肺功能状态等。

对严重心肺功能不全（如重度低氧血症、严重高血压、心绞痛及心律失常）者，重症哮喘或大咯血尚未控制者，出、凝血机制障碍者，主动脉瘤病人和病情危重、极度衰竭不能耐受检查者不宜进行纤支镜检查。

（三）操作前准备

❶ 病人准备

（1）要向病人讲明检查的目的、意义、安全性，使病人消除紧张情绪，主动配合检查。术前确认病人已签署知情同意书。

（2）有活动性义齿应取出。

（3）术前4~6小时禁食禁饮。

（4）术前30分钟肌注托溴铵0.5 mg，地西泮10 mg，以镇静、减少呼吸道分泌物、防止迷走神经反射引起心脏停搏和麻醉药的不良反应。

②　操作环境

宜在相对无菌的环境下操作，室内安静，温湿度适宜。

③　用物准备

（1）将纤支镜的插入部分和活检钳细胞刷及吸引管等浸泡消毒（如浸泡在1∶2000氯己定溶液中20分钟）；目镜部及操作部用75%乙醇轻拭消毒；其他术中用品如麻醉杯、纱布等均需高压消毒。

（2）备好吸引器和复苏设备，以防术中病人出现喉痉挛和呼吸窘迫，或因麻醉药物的作用抑制病人的咳嗽反射，使分泌物不易咳出。

（四）操作中护理

操作过程：纤支镜大多经鼻插入（亦可经口或人工呼吸道插入）。

（1）病人取仰卧位（不能平卧者可取坐位或半坐位）。

（2）用1%麻黄素喷入待插镜的鼻腔，以收缩鼻黏膜血管，消除鼻黏膜水肿。

（3）以2%利多卡因作鼻腔喷雾麻醉。

（4）将纤支镜下端涂以1%利多卡因胶浆以使管端润滑。

（5）开启冷光源，徐徐经鼻腔送入呼吸道进行检查。

（6）检查过程中必要时可经吸引管注入1%利多卡因1~2 mL作追加麻醉。

（7）术中护理人员要密切观察病人的生命体征和反应。

（8）按医生的指示经纤支镜吸引管滴入麻醉剂。

（9）按需配合医生做好吸引、刷检、活检及各种治疗操作。

（五）操作后护理

1.常规清洗、干燥、妥善放置、保管纤支镜。

2.嘱病人术后半小时内减少讲话，以使声带得以休息；2小时内禁食禁饮，避免误入气管；2小时后进温凉流质或半流质饮食。

3.术后要密切观察病情，如发热、气急、胸痛、痰的性状等，警惕可能出现的并发症。要鼓励病人咳出痰液及血液，告知病人及家属纤支镜检查后有少量咯血或痰中带血是正常的，消除病人的顾虑；但若有大量血痰则应及时通知医生处理。

4.配合医生做好标本的送检工作。

三、胸腔穿刺术的护理配合

胸腔穿刺术（胸穿）是基于临床诊断或治疗的目的，自胸腔内抽取胸腔积液或积气、胸腔内注药或灌洗的一种有创性操作。

（一）操作目的

1 用于诊断

抽取胸腔积液送检，明确胸腔积液的性质，协助诊断。适用于胸腔积液性质不明，需检验胸腔积液协助病因诊断者。

2 用于治疗

排出胸腔内的积液或积气，解除对肺和心脏的压迫，减少或避免胸膜增厚、粘连；胸腔内注药作局部治疗或作胸腔灌洗治疗。适用于：①大量胸腔积液或气胸产生压迫症状者。②脓胸或结核性胸膜炎需抽出积液者。③需胸腔内注药作局部治疗者。

（二）评估

1.了解病人的病程、胸闷或胸痛的程度、有无气急等，评估胸腔积液（气）发生的时间；是否咳嗽及有无咳痰。评估病人对消毒剂、局部麻醉药和术前用药是否过敏。

2.观察病人皮肤黏膜有无发绀、气管的位置、呼吸运动及胸部检查的表现等。

3.结合影像学检查，了解胸腔积液（气）的部位、量，有无胸膜粘连等情况。

（三）操作前准备

1 病人准备

（1）胸穿是一种有创性的诊疗操作，要向病人解释操作的目的、意义、过程，术中、术后可能出现的并发症。术前需得到病人的同意，并确认病人已签署知情同意书。

（2）要求病人术前排空大小便。

（3）嘱病人在操作过程中不要用力咳嗽、深呼吸或突然转动身体，并确认病人能配合。

（4）病人体位：胸穿抽气时，病人坐在靠背椅上或靠墙而坐；胸穿抽液时，病人反坐在靠背椅上，双手平放在椅背上。不能坐者可取卧位，床头抬高30°。完全暴露穿刺侧胸（背）部。

（5）穿刺部位：胸穿抽气时，穿刺部位一般在锁骨中线第2肋间，局限性气胸的穿刺点可由影像学检查（如X线检查）结合临床体检（叩诊呈鼓音处）确定。胸穿抽液时，其穿刺部位最好由B超定位（特别是包裹性胸腔积液），一般选在肩胛下线7～9肋间叩诊呈实音处。确定好穿刺部位后要做好标记。

2 操作环境

操作宜在相对无菌、温度适宜的房间进行，避免病人受凉。

3 用物准备

常规治疗盘一套、无菌胸穿包（一般内有孔巾、纱布、血管钳、接有胶管的胸穿针、

5 mL 和 50 mL 注射器、7 号针头等）一个、2% 利多卡因、0.1% 肾上腺素、无菌手套、无菌试管等，作胸穿抽液时要准备污物桶。

（四）操作中护理

操作过程：①局部皮肤常规消毒，铺孔巾，局部麻醉。②术者左手固定穿刺部位，右手持穿刺针（胶管用血管钳夹紧）垂直刺入胸壁（注意避开肋间神经）直达胸腔。

术中护理配合：

1 抽液（气）方法

将 50 mL 注射器紧接胶管，确认不漏气后松开血管钳，抽出胸腔积液或气体；抽满 50 mL 后用血管钳夹紧胶管，确认胶管已被夹紧后再拔出注射器，排出抽取物，如此反复。

2 抽液（气）要求

每次抽液（气）不宜过多、过快（尤其是病程较长者），防止抽液（气）过多、过快使胸腔内压力骤然下降，导致循环衰竭或肺复张后肺水肿等严重并发症。每次抽液（气）量不应超过 1000 mL，时间不应短于 20 分钟；若为诊断目的，抽取 50 mL 即可。

3 术中观察

穿刺过程中应密切观察病人面色、脉搏变化，以判定病人对穿刺的耐受性。抽液（气）时，要不时询问病人有无异常感觉。病人若有任何不适，都应立即暂停抽液；当病人出现头晕、心悸、面色苍白、冷汗、四肢发凉时，提示出现"胸膜反应"，应立即中止抽液（气）操作，让病人平卧，密切观察血压变化，必要时遵医嘱皮下注射肾上腺素。

（五）操作后护理

1. 术毕拔出穿刺针，消毒穿刺点皮肤后覆盖无菌纱布，胶布固定。嘱病人健侧卧位，鼓励病人深呼吸（以利穿刺侧肺复张）。1 小时后方可恢复活动。

2. 询问病人术前、术后自觉症状的变化；注意观察术后病人呼吸状况。必要时作胸部 X 线检查以了解胸穿抽液（气）的效果，及时发现如血胸、气胸、肺水肿、皮下气肿等并发症。

3. 书写胸穿护理记录。包括胸穿操作的时间、病人体位、穿刺点、操作过程、病人的耐受情况、抽出液（气）量、抽出液的性状、标本送检情况等内容。

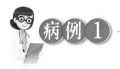

肺间质纤维化患者的护理

一、案例介绍

（一）基本信息

患者 ×××，男，70 岁，以"慢性咳嗽咳痰 4 年余，活动后气短 1 年余，加重 1 月"

为主诉入院。2019年8月，患者咳嗽、咳痰加重，平地快走出现气短，爬2～3层楼梯费力，但仍从事患者日常工作，就诊于太钢总医院，行胸部CT示右肺上叶局限性气肿、多发肺大疱；双肺间质性炎症改变；给予止咳、抗感染治疗后（具体药物不详），患者上诉症状缓解出院。2019年12月患者开始服用甲泼尼龙6 mg/d对症治疗，服药期间患者咳嗽、气短症状控制良好，日常生活无明显影响。2020年10月5日患者咳嗽、咳痰、气短加重，咳白色黏痰，出现发热，体温为38 ℃，不伴胸痛、咯血等，就诊于太钢总医院，急诊给予呼吸机辅助呼吸、抗生素（具体不详）抗感染治疗，完善胸部CT示：肺间质性纤维化较前加重，给予甲泼尼龙琥珀酸钠20 mg/d，对症治疗，效果欠佳，现患者为求进一步诊治收入我科。

（二）病史

既往史：高血压18年，最高血压为150～160/110 mmHg，规律服用西尼地平片1片/日，平素血压控制良好，否认心脏病史，否认糖尿病、脑血管疾病史，否认肝炎、结核、疟疾，病史预防接种史不详，无手术史，无外伤史，无输血史，否认食物、药物过敏史。

个人史：久居太原，无疫区、疫情、疫水接触史，无牧区、矿山、高氟区、低碘区居住史，无化学性物质、放射性物质、有毒物质接触史，无吸毒史，吸烟20余年，20支/日，无饮酒史，无冶游史。

婚育史：适龄结婚，育有两子，配偶及子女均健康。

家族史：父母体健，1哥，体健。家族中无类似疾病发生，否认家族遗传史。

（三）医护过程

入院体格检查，T：37 ℃，P：87次/分，R：23次/分，BP：142/89 mmHg。发育正常，营养良好，急性面容表情自如，自主体位，神志清楚，查体合作。胸部CT：双肺弥漫间质性改变；双肺肺气肿改变，肺大疱；双下肢静脉彩超：右侧下肢小腿段肌间静脉血栓形成。心脏彩超：左房轻度扩大、左室舒张功能减低。血气分析：PO_2 56 mmHg↓，PCO_2 45 mmHg，白细胞11.2×10^9/L，D–二聚体3.61 mg/L↑。入院后下病重通知，予心电、血氧饱和度监测。绝对卧床休息，右下肢制动，给予持续鼻导管吸氧8 L/min，SpO_2可达到93%，经甲泼尼龙琥珀酸钠40 mg一日两次静脉输注，抗感染、止咳、平喘、祛痰对症治疗。

二、护理措施

（一）治疗护理

1.气体交换受损

吸氧：持续鼻导管吸氧3～8 L/min。

休息与活动：取半卧位，绝对卧床休息，保持呼吸道通畅。

病情观察：观察咳嗽、咳痰、呼吸困难程度有无改善。

环境：室内保持合适温湿度，注意保暖。

饮食：低盐、低脂、高营养、优质蛋白、易消化饮食。

2.清理呼吸道无效

保持呼吸道通畅：指导有效咳嗽的方法，协助患者拍背。

指导患者少量多次饮水，饮水量在1000 mL/d。

病情观察：密切观察咳嗽、咳痰的情况，包括痰的颜色、性状、量，以及咳痰是否通畅。

用药护理：遵医嘱使用止咳、化痰药物，观察药物的疗效。

3.活动无耐力

休息与活动：减轻患者气短症状，降低心肺耗氧量。

减少体力消耗：指导取既利于气体交换又省力的姿势，平卧时抬高床头，并略抬高床尾，使下肢关节轻度屈曲。

4.潜在并发症——肺栓塞

绝对卧床休息，右下肢制动。

使用抗凝药物，观察药物疗效及有无不良反应。定时检测凝血功能。

（二）观察护理

观察患者缺氧呼吸困难改善情况、咳嗽咳痰改善情况及痰液的性质、量。

（三）生活护理

1.饮食护理

加强饮食护理，指导患者低盐低脂饮食，优质蛋白、高热量、高维生素、清淡、高纤维、易消化、无刺激食物，少食多餐，以提高机体抵抗力和免疫力。

2.皮肤护理

因右侧下肢小腿段肌间静脉血栓形成，故需绝对卧床休息，每两小时轴线翻身、拍背，更换体位时注意观察骨突部位（骶尾部、肩胛部），骶尾部给予贴水胶体贴膜保护。

（四）心理护理

与家属做好沟通，告知家属患者的病情变化，取得家属的配合和同意。加强沟通，增加患者战胜疾病的信心。

（五）健康教育

向家属和患者讲解肺间质性纤维化的病因和诱因，注意休息，劳逸结合，防止过度疲劳；指导患者正常的呼吸训练（腹式呼吸），缩唇呼吸，每日两次，每次10～15分钟；做好用药护理（指导患者按医嘱服药，激素不可自行减量或停止）。

三、小结

在保证患者安全和生活的前提下，积极做好用药护理和出院指导，可预防疾病的发展，防止病情加重，有效减轻临床症状，最大程度上改善患者日常生活能力，尽可能减少住院次数，并提高患者的生活质量。

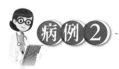

病例 2

咯血患者的护理

一、案例介绍

（一）基本信息

患者×××，男，46岁，以"间断咯血2天"为主诉入院。2天前20：00左右无明显诱因出现咯鲜血5~6口，就诊于县医院行胸部CT检查，给予口服云南白药胶囊对症处理，咯血量减少，昨晚再次出现咯鲜血6~7口，就诊于当地医院行胸部CT后建议转上级医院治疗，遂就诊于我院急诊，完善支气管动脉CTA等相关化验检查，介入科会诊后表示暂不需要支气管动脉栓塞治疗，继续给予垂体后叶止血对症治疗，今晨咯血5~6口，为求进一步诊治收入我科。患者自发病来神志清，精神可，饮食睡眠欠佳，大小便正常，体重无明显变化。

（二）病史

既往史：1997年诊断肺结核，在云南大理当地医院规律口服抗结核药物2年，否认高血压、心脏病、糖尿病、脑血管疾病史，否认手术、外伤，否认食物、药物过敏史，曾于1997年因"肺结核"输血，输血剂量不详。

个人史：生于原籍，久住本地，否认吸烟史，否认饮酒史。

婚育史：适龄结婚，育有一子一女，配偶及子女均健康。

家族史：否认家族遗传病史。

（三）医护过程

入院体格检查，T：36℃，P：54次/分，R：22次/分，BP：103/73 mmHg。

发育正常，营养中等，体型正常，表情自如，神志清楚，查体合作。听诊肺部：双肺呼吸音粗，未闻及干、湿性啰音。胸部增强CT提示：右肺陈旧性肺结核、支气管扩张，并完善血气分析、痰培养、痰涂片找抗酸杆菌等化验检查。暂时给予卧床休息、吸氧、心电血氧饱和度监测、抗感染止血对症治疗，必要时支气管动脉栓塞对症处理。在给予酚磺乙胺、垂体后叶素、氨甲环酸、云南白药等联合止血治疗期间，患者咯血量明显减少到无，出现腹痛腹泻，考虑垂体后叶素副反应，给予暂停使用，一天后患者再次咯血量约20 mL，为鲜红色。考虑内科止血效果差，行支气管动脉栓塞治疗。

二、护理措施

（一）治疗护理

1.用药护理

垂体后叶素的不良反应主要是血压升高、多汗、心悸、胸闷、恶心、腹痛。在使用过程中密切观察，注意监测血压的变化。

2.咯血护理

评估患者咯血的量、颜色、性质及出血的速度；保持病室安静，指导患者卧床休息，取患侧卧位，头偏向一侧；保持呼吸道的通畅，嘱患者轻轻将气管内存留的积血咳出。如有窒息征象，应立即取头低脚高体位，轻拍背部，以便血块排出，并尽快用吸引器吸出口、咽、喉、鼻部血块。

3.肺部感染护理

保持呼吸道通畅，采取有利于呼吸的体位，鼓励患者多咳嗽排痰，必要时给予雾化吸入。做好痰液的细菌培养。嘱患者保持良好的心情，大便通畅。

（二）观察护理

监测血压、脉搏、呼吸、心率、瞳孔、意识状态等方面的变化并详细记录。对烦躁不安应用镇静剂的患者更需严密观察。备好吸引器、气管插管和气管切开包等急救用品，以便及时抢救，解除呼吸道阻塞。

（三）生活护理

1.饮食护理

大量咯血者暂禁食，小量咯血者宜进少量凉或温的流质饮食，多饮水。多吃含纤维素食物，以保持大便通畅，避免排便时腹压增大而引起再度咯血。

2.口腔护理

及时为患者漱口，擦净血迹，保持口腔清洁、舒适，防止口腔异味刺激，引起再度咯血。

（四）心理护理

做好心理护理，消除紧张情绪，往往能使小量咯血自行停止。守护并宽慰患者，使之有安全感，向患者解释咯血时绝对不能屏气，以免诱发喉头痉挛、血液引流不畅形成血块，导致窒息。

（五）健康教育

生活起居要有规律，注意劳逸结合，保证适当的休息，防止情绪激动和过度活动而导致咯血的发生和加重。

第四章

心内科的护理

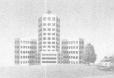

心源性呼吸困难指呼吸时病人感到空气不足、憋气、呼吸费力。循环系统疾病病人多为左心功能不全导致肺淤血、肺组织弹性下降，影响气体交换。其特点：活动、劳累时发生或加重，休息时缓解或减轻；仰卧时加重，坐位时减轻。

心悸指病人自觉心跳或心慌伴有心前区不适。主要发病原因：①心律失常，如各种原因导致的心动过速、心动过缓、期前收缩、心房纤颤等。②心脏搏动增强，多见于贫血、高热、甲状腺功能亢进以及各种疾病所致的心室肥大病人。③心脏神经官能症。

发绀一般是指血液中还原血红蛋白增多，导致皮肤与黏膜呈现青紫色的现象。观察部位：口唇、甲床、颊部。发绀分为三类：中心性发绀、周围性发绀、混合性发绀。

循环系统疾病导致的胸痛常为心肌缺血、缺氧所致。

心绞痛：由心肌暂时性缺血引起，其典型特点是病人在体力劳动、情绪激动或饱餐等诱因作用下发生胸骨后或心前区疼痛，呈压榨、紧缩或憋闷感，可向左肩、颈、左上肢放射。疼痛一般持续数分钟，经休息或使用硝酸甘油后缓解。

心肌梗死：为严重而持续的心肌缺血导致心肌坏死所致。疼痛的部位、性质同心绞痛，但程度剧烈，持续时间可达数小时，硝酸甘油不能缓解。

肺梗死、急性心包炎及心脏神经官能症病人也可出现不同性质的胸痛。

水肿指过多的液体积聚在组织间隙。心源性水肿是右心功能不全的主要表现。心源性水肿先出现在身体下垂部位，卧床病人常出现于枕部、肩胛部及腰骶部等。

晕厥指一时性广泛脑组织缺血、缺氧引起的短暂、突然的可逆性意识丧失。其原因包括除脑血管病变以外的各种器质性心脏病引起的心律失常。阿-斯综合征是指心排血量突然下降出现的晕厥，前述各种情况均可引起。

第一节　心力衰竭的护理

 一、急性心力衰竭

急性心力衰竭指急性心脏病变引起心排血量急剧、显著降低，导致组织器官灌注不足和急性淤血的综合征。急性右心力衰竭即急性肺源性心脏病，较少见，主要由大块肺梗死引起。急性左心力衰竭在临床比较常见，以急性肺水肿或心源性休克为主要表现，属临床急危重症。

（一）病因和诱因

1.与冠心病有关的急性广泛前壁心肌梗死、室间隔破裂穿孔、乳头肌梗死断裂等。

2.感染性心内膜炎引起的瓣膜穿孔、腱索断裂所致瓣膜性急性反流。

3.高血压性心脏病使血压急剧升高，在原有心脏病的基础上出现快速性心律失常或严重缓慢性心律失常。

4.输液过快过多，突然加重心脏前负荷。

(二) 临床表现

急性左心力衰竭病情发展常极为迅速。表现为病人突发严重呼吸困难，呼吸频率可达30～40次/分钟，强迫端坐位，频繁咳嗽，咳大量粉红色泡沫样痰，面色灰白或发绀，大汗，皮肤湿冷，有窒息感，极度恐惧、烦躁不安。早期血压可一度升高，随后下降。听诊两肺满布湿啰音和哮鸣音，心率增快，心尖部第一心音减弱，可闻及舒张期奔马律，肺动脉瓣第二心音亢进。

(三) 治疗

应迅速采取有效措施，缓解症状，否则可危及病人生命。

① 体位

取坐位，双腿下垂，减少静脉回心血量。

② 镇静

吗啡3～5 mg静脉推注3分钟内推完，必要时可重复。吗啡不仅可以使病人镇静，减少躁动带来的额外心脏负担，同时也具有舒张静脉和小动脉的功能，减轻心脏负荷。老年病人可酌减剂量或改为肌内注射。

③ 吸氧

高流量吸氧。

④ 减少心脏负荷

快速利尿，如静脉注射呋塞米（速尿）20～40 mg。应用血管扩张剂，如硝普钠或硝酸甘油，如有血压低者，可与多巴胺或多巴酚丁胺合用。

⑤ 强心药

洋地黄制剂如毛花苷丙（西地兰）适用于有快速心房颤动伴急性左心力衰竭者，禁用于重度二尖瓣狭窄伴窦性心律者。如病人近1～2周内曾用过洋地黄制剂，应小心中毒。

⑥ 平喘

氨茶碱0.25 mg稀释后缓慢静脉推注，除了可以解除支气管痉挛，还可以直接兴奋心肌，并扩张外周静脉和利尿。

(四) 护理措施

① 体位护理

护士立即协助病人取安全坐位，双腿下垂，以减少静脉血液回流，减轻心脏前负荷。

②给氧

立即给予病人高流量鼻导管吸氧，6～8 L/min，病情特别严重者应给予面罩呼吸机加压给氧，使肺泡内压在吸气时增加，有利于气体交换，同时对抗组织液向肺泡内渗透。在吸氧的同时加入20%～30%乙醇将氧气湿化，使肺泡内泡沫表面张力降低而破裂、消失，增加气体交换面积。若病人不能耐受，可降低乙醇浓度或间断使用。

③迅速建立静脉通路

遵医嘱及时正确地使用药物。

（1）吗啡：吗啡5～10 mg皮下注射或缓慢静脉注射可使病人镇静，减少躁动，同时舒张小血管，减轻心脏负荷。必要时可间隔15分钟重复使用，共2～3次。但肺水肿伴颅内出血、神志障碍、慢性肺部疾病病人禁用。老年病人应减量或改为肌内注射。

（2）快速利尿剂：呋塞米20～40 mg静脉注射10分钟可起效，4小时后可重复1次，可快速利尿及缓解肺水肿。

（3）血管扩张剂：可选用硝普钠、硝酸甘油或酚妥拉明静脉滴注，需监测血压，根据血压调整剂量，维持收缩压在100 mmHg左右。①硝普钠，为动、静脉扩张剂，静脉注射后2～5分钟起效；一般剂量每分钟12.5～25 µg。硝普钠含有氰化物，连续使用不得超过24小时，宜现用现配，不得与其他药物配伍及应用同一静脉通路。②硝酸甘油，可扩张小静脉，减少回心血量。病人对本药的耐受差异很大，应注意观察。一般从10 µg/min开始，每10分钟调整1次，每次增加5～10 µg至血压达到上述水平。③酚妥拉明：为α受体阻滞剂，以扩张小动脉为主。从0.1 mg/min开始，每5～10分钟调整1次，最大可增至1.5～2.0 mg/min。

（4）洋地黄制剂：适用于心房颤动伴快速心室率或已知有心脏增大伴左心室收缩功能不全者。可选用毛花苷丙缓慢静脉注射，首剂0.4～0.8 mg，2小时后可酌情再给0.2～0.4 mg。急性心肌梗死病人24小时内不宜应用。

（5）氨茶碱：对解除支气管痉挛特别有效，并有一定的正性肌力及扩张血管、利尿的作用。

④用药注意事项

用吗啡时应注意病人有无呼吸抑制、心动过缓；用利尿剂要严格记录尿量；用血管扩张剂要注意监测血压变化，及时调节给药剂量，防止低血压的发生，硝普钠应现用现配，避光滴注，可用输液泵控制滴速；洋地黄制剂静脉使用时要稀释，推注速度宜缓慢，同时监测心率变化。

⑤保持呼吸道通畅

及时协助病人咳嗽、排痰，并观察记录病人的咳嗽情况、痰液的性状和量。

⑥病情监测

严密观察病人呼吸状况、意识状态、皮肤颜色及温度、肺部啰音的变化，监测血气分析结果，对安置漂浮导管者应密切监测血流动力学指标的变化，以判断药物疗效和病情进展。

7 心理护理

医护人员在抢救时必须保持镇静，操作熟练，配合默契，忙而不乱；同时简要介绍本病的救治措施及使用监测设备的必要性，使病人产生信任、安全感，以减少紧张、恐惧和误解。必要时可留亲属陪伴病人。

二、心律失常的护理

慢性心力衰竭是大多数心血管疾病的最终归宿，也是病人最主要的死亡原因。随着世界人口的老龄化及引起心力衰竭的基础心脏病发病率呈明显上升态势，慢性心力衰竭的发生率、死亡率逐年上升。

（一）病因和诱因

1 病因

（1）原发性心肌损害：①缺血性心肌损害，冠心病和（或）心肌梗死是引起心力衰竭最常见的原因。②心肌炎和心肌病，病毒性心肌炎和原发性扩张型心肌病最为常见。③心肌代谢障碍性疾病，糖尿病最为常见。

（2）心脏负荷过重：①容量负荷过重，见于心脏瓣膜关闭不全，血液反流，如主动脉瓣、二尖瓣关闭不全，左、右心或动、静脉分流性先天性心血管疾病，以及伴有全身血容量增多或循环血量增多的疾病等。②压力负荷过重，见于使左、右心室射血阻力增加的疾病。

2 诱因

（1）感染：最重要的诱因。呼吸道感染最常见。

（2）心律失常：心房颤动是诱发心力衰竭最重要的因素。

（3）血容量增加：摄入钠盐过多，静脉输液过快过多等。

（4）情绪激动或过度劳累：妊娠末期及分娩过程以及暴怒、重体力劳动等。

（5）药物使用不当：不恰当停用降压药及洋地黄制剂等。

（6）并发其他疾病或原有心脏病病情加重：如并发甲状腺功能亢进、贫血、风湿病或冠心病发生心肌梗死。

（二）临床表现

1 左心力衰竭

以肺淤血和心排血量降低为主要表现。

（1）症状：①程度不同的呼吸困难。劳力性呼吸困难是左心力衰竭最早出现的症状，表现为体力活动时发生或加重，休息后缓解或消失。夜间阵发性呼吸困难为左心力衰竭的典型表现，病人入睡后，突然憋醒，被迫坐起，呼吸深快，严重者伴哮鸣音，称为心源性哮喘，严重心力衰竭时，病人可出现端坐呼吸。采取的坐位越高，说明左心力衰竭的程度越重，故可据此估计左心力衰竭的严重程度。心源性哮喘进一步发展，可出现急性肺水肿，这是左心力衰竭最严重的形式。②咳嗽、咳痰和咯血。咳嗽、咳痰是肺泡和支气管黏膜淤血所致。长期慢性淤血时肺静脉压力升高，导致肺循环和支气管血液循环之间形成侧支，在支气管黏膜下形成扩张的血管，此血管一旦破裂可引起大咯血。③疲倦、乏力、头晕、心慌。④尿少及肾功能损害症状。

（2）体征：①肺部湿啰音。由于肺毛细血管内压增高，液体可渗到肺泡出现湿啰音，随着病情加重，湿啰音可从局限于肺底至全肺。②心脏体征。除原有心脏病的固有体征外，慢性左心力衰竭病人一般会有心脏扩大、肺动脉瓣听诊区第二心音亢进及舒张期奔马律。

② 右心力衰竭

（1）症状：①消化道症状，如腹胀、食欲减退、恶心、呕吐。②劳力性呼吸困难。

（2）体征：①水肿首先出现于身体的低垂部位，常为可压陷性及对称性，严重者可出现胸膜腔积液（胸水）。②颈静脉征，颈静脉搏动增强、充盈、怒张是右心力衰竭的最主要体征，肝颈静脉反流则更具特征性。③肝大。④除原有心脏病的固有体征外，右心力衰竭可因右心室扩大而出现三尖瓣关闭不全的反流性杂音。

③ 全心力衰竭

右心力衰竭继发于左心力衰竭形成的全心力衰竭，因右心排血量减少，阵发性呼吸困难等肺淤血症状反而有所减轻。

（三）治疗

慢性心力衰竭的治疗不能仅限于缓解症状，必须采取综合治疗措施达到提高运动耐量、提高生活质量、防止或延缓心肌损害进一步加重、降低死亡率的目的。

① 病因治疗

（1）基本病因治疗：控制高血压，通过药物、介入或手术治疗改善冠心病心肌缺血，手术治疗心瓣膜病等。

（2）消除诱因：积极选用适当抗生素控制感染。对于心室率较快的心房颤动，如不能及时复律，应尽快控制心室率。甲状腺功能亢进、贫血也可能是心力衰竭加重的原因，应注意检查并及时治疗。

② 减轻心脏负荷

（1）休息：避免精神刺激和情绪紧张，控制体力活动，保证充足睡眠。

（2）控制钠盐摄入：心力衰竭病人血容量增加，体内水钠潴留。减少钠盐摄入有利于减轻水肿症状，但应注意在用强效排钠利尿剂时，不可过分限盐，以免导致低钠血症。

（3）利尿剂的应用：利尿剂是心力衰竭治疗中最常用的药物，排钠排水对减轻心脏的负荷、缓解淤血症状、减轻水肿有十分显著的效果。

常用的利尿剂：①噻嗪类利尿剂，为中效利尿剂，代表药物是氢氯噻嗪，长期服用注意补钾。②袢利尿剂，为强效利尿剂，代表药物是呋塞米，注意预防低血钾。③保钾利尿剂，利尿效果不强，与噻嗪类利尿剂或袢利尿剂合用起到保钾排钠利尿作用，代表药物是螺内酯（安体舒通）。

（4）血管紧张素转换酶抑制剂（ACEI）的应用：血管紧张素转换酶抑制剂通过扩张血管作用改善心力衰竭时的血流动力学，减轻淤血症状，同时能降低心力衰竭病人代偿性神经体液的不利影响，限制心肌、小血管的重塑，以维护心肌功能，从而延缓心力衰竭的进展，降低远期死亡率。

常用药物：①卡托普利，每次12.5～25.0 mg，每日2次。②贝那普利，每次5～10 mg，每日1次。③培哚普利，每次2～4 mg，每日1次。④其他尚有依那普利、赖诺普利等。用药时注意低血压、高血钾、干咳及一过性肾功能损害。

（5）正性肌力药的应用：①洋地黄制剂，可使心肌收缩力增强，抑制心脏传导系统，对迷走神经系统有直接兴奋作用，从而改善心力衰竭病人的血流动力学。但对于肺源性心脏病导致的右心力衰竭，洋地黄制剂效果不好且易中毒，应慎用。肥厚型心肌病主要是舒张不良，禁用洋地黄制剂。②非洋地黄类正性肌力药物，肾上腺能受体兴奋剂如多巴胺及多巴酚丁胺，由小剂量开始逐渐增量，以不引起心率加快及血压升高为度，只能静脉短期应用。磷酸二酯酶抑制剂如氨力农和米力农，重症心力衰竭病人短期应用可改善心力衰竭症状。③醛固酮受体拮抗剂，近年来大样本临床研究证明螺内酯小剂量应用，每次20 mg，每日1～2次，对抑制心血管重构、改善慢性心力衰竭的远期预后有很好的作用。

（6）β受体阻滞剂的应用：现代观点认为，β受体阻滞剂可对抗代偿机制中交感神经兴奋性增强这一效应，从而降低病人死亡率、住院率，提高其运动耐量。常用药物有卡维地洛、美托洛尔等。但β受体阻滞剂确实有负性肌力作用，临床应用应十分谨慎。待心力衰竭情况稳定后从小剂量开始，逐渐增加剂量，适量维持。

（四）护理措施

1 给氧

给予氧气吸入，根据缺氧的程度调节氧流量。

2 休息

减少机体耗氧，减轻心脏负担。让病人取半卧位或端坐位安静休息，限制活动量，尽量减少活动中的疲劳。

3 呼吸状况监测

监测呼吸困难的程度、发绀情况、肺部啰音的变化，以及血气分析和血氧饱和度等，以判断药物疗效和病情进展。

4 输液护理

控制输液量和速度，并告诉病人及家属此做法的重要性，以防其随意调快滴速，诱发急性肺水肿。

5 饮食护理

应严格掌握、记录每日液体入量、食盐摄入量，指导并督促病人及家属执行。病人饮水需用固定的容器，食盐量每日不能超过5g，应用利尿剂者可适当放宽。禁食含钠量高的食品，如腌制品、海产品、发酵面食、罐头、味精、啤酒、碳酸饮料等。给予高蛋白、高维生素、易咀嚼、易消化的清淡饮食，限制总热量的摄入，少量多餐，避免过饱。

⑥ 皮肤护理

保持床褥柔软、平整、干燥。嘱病人穿柔软、宽松的衣服。为病人做按摩或翻身时避免损伤皮肤。定期为病人更换体位，按摩骨隆突处。严重水肿病人可使用气圈或气垫床，保持病人皮肤清洁，注意观察皮肤状况，预防压力性损伤的发生。

⑦ 使用血管紧张素转换酶抑制剂的护理

遵医嘱正确使用血管紧张素转换酶抑制剂，病人如出现直立性低血压、咳嗽、蛋白尿、皮炎及间质性肺炎等，应及时报告医师处理。另外，血管紧张素转换酶抑制剂有较强的保钾作用，与保钾利尿剂合用时应特别注意。

⑧ 使用利尿剂的护理

遵医嘱正确使用利尿剂，并注意观察和预防不良反应。如袢利尿剂和噻嗪类利尿剂的主要不良反应是低钾血症，可诱发心律失常或洋地黄中毒。故应监测有无乏力、腹胀、肠鸣音减弱等低钾血症的表现。同时多补充含钾丰富的食物，如深色蔬菜、瓜果、红枣、菇类、豆类等，必要时遵医嘱补充钾盐。注意口服补钾应在饭后或将水剂与果汁同饮，以减轻钾盐对胃肠道的刺激。静脉补钾时每500 mL液体中氯化钾含量不宜超过1.5g，且速度不宜过快。肾功能减退、少尿或无尿病人应慎用。螺内酯毒性较小，有高血钾、嗜睡、运动失调、男性乳房发育、面部多毛等不良反应，肾功能不全及高钾血症病人禁用。另外，非紧急情况下，利尿剂的应用时间以早晨或日间为宜，以免夜间过频排尿而影响病人的休息和睡眠。

⑨ 使用洋地黄制剂的护理

（1）注意事项：①洋地黄用药安全窗很小，用量个体差异较大。老年、冠心病心肌缺血缺氧、重度心力衰竭、低钾血症、肾功能不全等情况对洋地黄用药较敏感，使用时应严密观察病人用药后反应。②注意不与普罗帕酮、维拉帕米、钙剂、胺碘酮、阿司匹林等药物合用，以免降低地高辛经肾排泄率而引起中毒。③严格按医嘱给药，教会病人服用地高辛时自测脉搏，当脉搏少于60次/分或节律不规则时应暂停服药并报告医师；用毛花苷丙或毒毛花苷K时必须稀释后缓慢静脉注射，并同时监测心率、心律及心电图变化。

（2）密切观察洋地黄中毒表现：洋地黄中毒最重要的表现是各类心律失常，最常见者为室性期前收缩，多呈二联律，其他有房性期前收缩、心房颤动、非阵发性交界性心动过速、房室传导阻滞等。快速房性心律失常又伴传导阻滞是洋地黄中毒的特征性表现。胃肠道症状有食欲减退、恶心、呕吐，神经系统症状有头痛、倦怠、视力模糊、黄视、绿视等。

（3）洋地黄中毒的处理：①立即停药。②快速性心律失常者可选用苯妥英钠或利多卡因，有传导阻滞及缓慢性心律失常者可用阿托品静脉注射，必要时安置临时起搏器。③血钾浓度低者应补充钾盐，可口服或静脉补充氯化钾，并停用排钾利尿剂。

第二节 心律失常的护理

心脏传导系统是由能够形成和传导心电冲动的特殊心肌组成的，包括窦房结、结间束、房室结、房室束、左右束支和浦肯野纤维。窦房结是心脏正常心律的起搏点。心律失常是指心脏冲动的起源部位、频率、节律、传导速度与激动次序的异常。

一、病因和诱因

心律失常多见于各种器质性心血管疾病，如缺血性心脏病、心肌炎、心肌病、心瓣膜病和高血压等，亦可见于自主神经功能紊乱及健康人。其他病因有电解质紊乱、甲状腺功能异常、麻醉、胸腔或心脏手术、药物不良反应和中枢神经系统疾病等。部分病因不明。精神紧张、过度疲劳、严重失眠，及过量烟、酒、茶、咖啡等刺激常为心律失常的诱发因素。

二、临床表现

心律失常的临床表现取决于病人心室率、持续时间、基础疾病严重程度。轻者可无自觉症状，常见症状为心悸、乏力、胸闷、头晕等，严重者可发生胸痛、呼吸困难、血压下降、心力衰竭、休克、晕厥甚至心室颤动。

三、治疗

（一）终止心律失常的发作

除了期前收缩外，多数快速性心律失常，尤其是室性快速性心律失常多伴发于器质性心脏病。心律失常发作后，病人不仅具有明显的临床症状，而且有可能发生心脏性猝死或诱发充血性心力衰竭。因此，心律失常的治疗原则之一是尽可能终止心律失常的发作。

（二）使心律失常获得根治

许多快速性心律失常，如房室折返性心动过速、房室结内折返性心动过速、特发性室性心动过速等，可行射频消融根治。

（三）尽力消除心律失常的诱因

寻找和消除心律失常的直接病因往往比较困难，但许多心律失常的发作常常具有诱因，如低钾血症、洋地黄制剂使用不当等，应尽力消除。

（四）积极治疗原发病

许多病人的室性心律失常并发于心肌病（心功能不全），应在控制室性心律失常的同时控制心功能不全；许多心肌梗死后的室性心动过速并发于心脏室壁瘤，应切除心脏室壁瘤。

（五）努力防止心律失常复发

在心律失常终止后或有室性心动过速病史者应该尽力采取药物或非药物措施防止心律失常复发。

（六）注意防治心脏性猝死

选择室性心动过速的治疗措施时应该考虑到对心脏性猝死的影响，尽量选择能降低心脏性猝死发生率的措施，尤其是长期维持治疗的措施更要考虑到这一问题。

四、护理措施

（一）休息与体位护理

嘱严重心律失常的病人卧床休息，以减少心肌耗氧量和对交感神经的刺激。当心律失常发作导致病人有胸闷、心悸、头晕等不适时，让病人采取高卧位、半卧位或其他舒适体位，尽量避免左侧卧位，因为左侧卧位使病人常能感觉到心脏的搏动而不适感加重。卧床期间做好生活护理、心理护理，保持情绪稳定。

（二）吸氧

伴有呼吸困难、发绀等缺氧表现时，给予氧气吸入。

（三）心电监护

严密监测心律变化。发现频发（每分钟5次以上）、多源性、成对的或呈R-on-T现象的室性期前收缩、二度Ⅱ型房室传导阻滞、三度房室传导阻滞、室性心动过速等，应立即报告医师，协助采取积极的处理措施。安放监护电极前注意清洁皮肤，电极放置部位应避开胸骨右缘及心前区，以免影响做心电图和紧急电复律。定期更换电极，观察有无局部皮肤发红、发痒等过敏反应，必要时给予抗过敏药物。

（四）做好抢救准备

建立静脉通道，备齐治疗心律失常的药物及其他抢救药品、除颤器、临时起搏器等。

（五）病情监测与处理

监测电解质及酸碱平衡状况，密切观察病人的意识状态、脉率、心率、呼吸、血压、皮肤黏膜状况等。一旦发生猝死的表现，如意识突然丧失、抽搐、大动脉搏动消失、呼吸停止、血压测不到等，应立即进行抢救，如心脏按压、人工呼吸、电复律或安装临时起搏器等。

（六）用药护理

严格按医嘱给予抗心律失常药物，纠正因心律失常引起的心排血量减少，改善机体缺氧状况，提高活动耐力。口服药应按时按量服用，静脉注射药物（如普罗帕酮、维拉帕米）时速度应缓慢，静脉滴注速度严格按医嘱执行。必要时监测心电图，注意用药过程中及用药后的心率、心律、血压、脉搏、呼吸、意识，判断疗效和有无不良反应。

常见抗心律失常药物的不良反应如下：

❶ 利多卡因

在心力衰竭、肝肾功能不全、酸中毒和老年病人中，半衰期明显延长，应减少剂量，否则可致中枢神经系统毒性反应和心血管系统不良反应。中枢神经系统毒性反应有嗜睡、眩晕、感觉异常、视物不清，严重者可有谵妄、昏迷；心血管系统不良反应有窦房结抑制、传导阻滞、低血压等。

❷ 普罗帕酮

不良反应较小，可有胃肠道和神经系统反应，如恶心、呕吐、眩晕、口内金属味、眼闪光等。个别病人出现手指震颤、窦房结抑制、房室传导阻滞和低血压，亦可加重心力衰竭、支气管痉挛。

❸ 普萘洛尔

低血压、心动过缓、心力衰竭等，可加重哮喘与慢性阻塞性肺疾病，糖尿病病人可能引起低血糖、乏力。

❹ 胺碘酮

肺纤维化是其最严重的不良反应，还可发生转氨酶升高、光过敏、角膜色素沉着、甲状腺功能亢进或减退、胃肠道反应，以及心动过缓、房室传导阻滞或因 Q-T 间期过度延长而致尖端扭转型室性心动过速。

❺ 维拉帕米

偶有肝毒性，增加地高辛血浓度，有负性肌力作用与延缓房室传导作用，可致低血压。

❻ 腺苷

可有胸部压迫感、呼吸困难等不良反应，但持续时间通常短于1小时。

评估病人活动受限的原因、活动方式与活动量，与病人及家属共同制定活动计划。告诉病人限制最大活动量的指征。对无器质性心脏病的良性心律失常病人，鼓励其正常工作和生活，建立健康的生活方式，避免过度劳累。

第三节　心绞痛的护理

心绞痛是在冠状动脉狭窄的基础上，由心肌急剧、暂时的缺血与缺氧所引起的，以发作性胸痛或胸部不适为主要表现的临床综合征。病人多在40岁以上，男性多于女性。

一、病因和诱因

当冠状动脉病变导致管腔狭窄或扩张性减弱时，限制了血流量的增加，但心肌的供血量尚相对比较稳定，不发生心绞痛。一旦心脏负荷突然增加，使心肌氧耗量增加，心肌对血液的需求量增加，而此时，冠状动脉血流量不能相应增加来满足心肌代谢的需要，则引起心绞痛发作。

情绪激动、劳累、饱餐、受凉等为发作诱因。

二、临床表现

（一）症状

心绞痛以发作性胸痛为主要临床表现。

1 性质

常为压迫、紧缩或发闷感，也可有烧灼感，但不是锐痛或刺痛，偶伴濒死恐惧感。发作时，病人常不自觉地停止原来的活动，直至症状缓解。

2 部位

主要位于胸骨体上段或中段之后，可波及心前区，有手掌大小范围，界限不是很清楚。常放射至左肩、左臂内侧达无名指和小指，或至咽、颈、背、下颌部等。

3 持续时间和缓解方式

疼痛持续3~5分钟，很少超过15分钟，休息或舌下含服硝酸甘油可缓解。

（二）体征

平时一般无异常体征。心绞痛发作时常表现血压升高、心率增快、面色苍白、表情焦虑、皮肤冷或出汗，有时心尖部可出现第四心音、暂时性收缩期杂音。

三、治疗

心绞痛治疗应达到两个目标，即缓解急性发作和预防再发作，从而减少不稳定型心绞痛和心肌梗死的发生。

（一）发作时的治疗

1 休息

发作时应立即休息。一般病人在停止活动后症状即可缓解。

2 药物治疗

（1）较严重的发作，需选用作用快、疗效高的硝酸酯制剂。这类药物可扩张冠状动脉，增加冠状动脉的循环血量，还可通过扩张周围血管，减少静脉回心血量，减少心室内容量及心室腔内压力。降低心排血量和血压，从而减轻心脏负荷和心肌氧耗量，缓解心绞痛。常用药物：①硝酸甘油片，0.3～0.6 mg，舌下含服，1～2分钟起效，作用持续30分钟左右。研究证明对90%以上的病人有效。长期反复应用可产生耐药性而使药效降低，停用10小时以上，又可恢复药效。②硝酸异山梨酯，每次剂量5～10 mg，舌下含服，2～5分钟见效，作用维持2～3小时；也可应用喷雾吸入剂。

（2）烦躁不安、疼痛剧烈者可用镇静剂或考虑肌内注射吗啡5～10 mg。

（二）缓解期的治疗

❶ 一般治疗

应尽量避免过度劳累、情绪激动、暴饮暴食、大量吸烟饮酒等诱发或加重冠心病的危险因素，积极治疗高血压、高脂血症、糖尿病等，控制病情进展。

❷ 药物治疗

使用作用持久的抗心绞痛药物，可单独选用、交替应用或联合应用。

（1）硝酸酯制剂：①硝酸异山梨酯，口服，每次5～10 mg，每日3次，服后半小时起效，持续3～5小时；②缓释制剂，药效可维持12小时，可每次20 mg，每日2次；③5-单硝酸异山梨醇酯，口服，每次20～40 mg，每日2次；④长效硝酸甘油制剂，如2%硝酸甘油油膏或橡皮膏贴片涂或贴在胸前、上臂皮肤缓慢吸收，适用于预防夜间心绞痛发作。

（2）β受体阻滞剂：①美托洛尔，每次25～50 mg，每日2次；缓释片每次100～200 mg，每日1次。②阿替洛尔，每次12.5～25.0 mg，每日1次。③比索洛尔，每次2.5～5.0 mg，每日1次。④卡维地洛，每次25 mg，每日2次。本药与硝酸酯类药物有协同作用，易引起低血压，开始剂量应偏小；支气管哮喘、低血压及心动过缓病人禁用；应逐渐减量停药，以免诱发心肌梗死。

（3）钙通道阻滞剂：能抑制钙离子流入细胞内，从而抑制心肌收缩，减少心肌耗氧量；扩张冠状动脉，解除冠状动脉痉挛，改善心内膜下心肌的供血；扩张周围血管，降低动脉压，减轻心脏负荷；降低血液黏稠度，抗血小板聚集，改善心肌的微循环。钙通道阻滞剂适用于同时患有高血压的病人。

常用药物：①维拉帕米，每次40～80 mg，每日3次；②地尔硫草，每次30～60 mg，每日3次；③硝苯地平，每次20～40 mg，每日2次。停用本药时宜逐渐减量直至停服，以免发生冠状动脉痉挛。

（4）抑制血小板聚集药物：防止血栓形成。

常用药物：①阿司匹林，每次75～100 mg，每日1次；②双嘧达莫，每次25～50 mg，每日3次。

（5）中药治疗：活血化瘀，祛痰通络，并可配合针灸、按摩。

❸ 介入及外科手术治疗

对符合适应证的心绞痛病人，可行经皮腔内冠状动脉成形术（PTCA）；对病情严重、药物治疗效果不佳、冠状动脉造影显示不适合介入治疗的病人，应及时做冠状动脉旁路移植术。

4 其他治疗

高压氧、体外反搏、运动治疗等对增加冠状动脉血流量及氧含量，促进侧支循环，提高对缺氧的耐受力具有一定作用。

四、护理措施

（一）活动与休息

心绞痛发作时立即停止活动，卧床休息，协助病人采取舒适的体位。不稳定型心绞痛病人应卧床休息1～3天，保证睡眠。

（二）饮食护理

应进食低热量、低脂、低胆固醇、低盐、高纤维素的易消化食物，戒烟酒及辛辣食物，避免进食过快过饱，防止便秘。

（三）心理护理

消除病人的紧张情绪；病人疼痛缓解后，讨论引起心绞痛发作的因素，总结缓解的方法，避免过度劳累、情绪激动、寒冷刺激等；保持情绪稳定，心情愉快，改变急躁易怒、争强好胜的性格等。

（四）给氧

呼吸困难、发绀者给予氧气吸入。维持血氧浓度达到90%以上。

（五）用药护理

1.发作时给予硝酸甘油或硝酸异山梨酯5～10 mg舌下含服，若服药后3～5分钟仍不缓解，可再服1次。

2.对于心绞痛发作频繁或含服硝酸甘油效果差的病人，遵医嘱静脉滴注硝酸甘油。

3.烦躁不安、疼痛剧烈者可遵医嘱肌内注射吗啡5～10 mg。

4.监测血压及心率的变化，注意调节滴速，并嘱病人及家属切不可擅自调节滴速，以免引起低血压。

5.部分病人用药后可出现面部潮红、头胀痛、头昏、心动过速，应告诉病人这是药物扩张血管所致，以解除其顾虑，第一次用药后嘱病人平卧一段时间。

6.青光眼、低血压病人禁用。

（六）疼痛的观察

评估疼痛的部位、性质、程度、持续时间，严密观察血压、心电图变化和有无面色苍白、大汗、恶心、呕吐等。嘱病人疼痛发作或加重时立即告诉护士和医师。

（七）病情的观察与处理

观察病人在活动中有无呼吸困难、胸痛、脉搏过快等反应，一旦出现上述症状，应立即停止活动，并给予积极的处理，如含服硝酸甘油、吸氧。必要时床边24小时心电监测，定期复查心电图、血糖、血脂，积极控制和治疗高血压、糖尿病、高脂血症。

（八）其他

如疼痛比以往频繁、程度加重，服用硝酸甘油不易缓解，伴出冷汗等，应即刻由家属护送到医院就诊，警惕心肌梗死的发生。

第四节　急性心肌梗死的护理

急性心肌梗死（AMI）是指在冠状动脉病变的基础上，冠状动脉供血急剧减少或中断，使相应的心肌严重而持久地缺血导致心肌坏死。临床上表现为持久的胸骨后剧烈疼痛、白细胞计数和血清坏死标记物升高、心电图进行性改变。部分病人可有发热，同时还可发生心律失常、休克或心力衰竭。

一、病因和诱因

基本病因是冠状动脉粥样硬化。当病人的一支或多支冠状动脉管腔狭窄超过75%时，一旦狭窄部血管粥样斑块增大、破溃、出血，局部血栓形成、栓塞或出现血管持续痉挛，使管腔完全闭塞，而侧支循环未完全建立，心肌严重而持久地急性缺血达1小时以上，即可发生心肌梗死。

诱因：①交感神经活动增加，机体应激反应增强使血压升高、心率增快，冠状动脉张力增高；②休克、脱水、大量出血、外科手术或严重心律失常导致心排血量下降，冠状动脉血流量锐减；③饱餐特别是进食高脂肪食物后血脂升高，血液黏稠度增加；④重体力活动、情绪激动或血压剧升等使心肌耗氧量剧增。

梗死部位的心肌在冠状动脉闭塞后20～30分钟即有坏死，1～2小时大部分心肌呈凝固性坏死，一般需要经过6小时才出现明显的组织学改变。心肌梗死的瘢痕愈合需6～8周，即成为陈旧性心肌梗死。

二、临床表现

（一）先兆症状

有50.0%～81.2%的病人在起病前数日有乏力、胸部不适、活动时心悸、气急、烦躁、心绞痛等前驱症状。特别是新发生心绞痛及原有心绞痛加重较为突出，表现为发作较以往频繁，程度较前剧烈，持续时间较久，硝酸甘油疗效较差，诱发因素不明显。心电图呈现明显缺血性改变。及时住院处理，可使部分病人避免发生心肌梗死。

（二）典型症状

1 疼痛

为最早出现的最突出的症状，多发生于清晨安静时，诱因多不明显，疼痛性质和部位与心绞痛相似，但程度较重，常为难以忍受的压榨、窒息或烧灼感，伴有大汗、烦躁不安、恐惧及濒死感，持续时间可长达数小时或数天，口服硝酸甘油不缓解。部分病人疼痛可向上腹部、下颌、颈部、背部放射而被误诊。少数急性心肌梗死病人可无疼痛，一开始即表现为休克或急性心力衰竭。

2 全身症状

疼痛后24～48小时可出现发热，体温升高至38 ℃左右，可持续3～7天。伴心动过速、白细胞升高、红细胞沉降率增快。

3 胃肠道症状

疼痛剧烈时常伴恶心、呕吐、上腹胀痛和肠胀气，严重者可发生呃逆。

4 心律失常

见于75%～95%的病人，多发生在起病1～2天内，尤以24小时内最多见。各种心律失常中以室性心律失常最多见，尤其是室性期前收缩。频发、成对出现、多源性或呈R-on-T现象的室性期前收缩以及短阵室性心动过速常为心室颤动的先兆。心室颤动是心肌梗死病人24小时内死亡的主要原因。下壁梗死易发生房室传导阻滞。

5 低血压和休克

疼痛中血压下降不一定是休克，可能是低血压。但疼痛缓解而病人收缩压仍低于80 mmHg并伴有面色苍白、皮肤湿冷、脉细而快、大汗淋漓、烦躁不安、尿量减少、反应迟钝，甚至晕厥，则为心源性休克。休克多在起病后数小时至一周内发生，发生率约为20%。

6 心力衰竭

主要为急性左心力衰竭，可在起病最初几天内或在梗死演变期出现，为梗死后心肌收缩力显著减弱或不协调所致。其发生率为32%～48%。

病人表现为呼吸困难、咳嗽、烦躁、发绀等，严重者出现肺水肿，随后可发生颈静脉怒张、肝大、水肿等右心力衰竭体征。右心室心肌梗死者可一开始即出现右心力衰竭表现，伴血压下降。

三、治疗

对ST段抬高的急性心肌梗死，主张早发现、早住院，并强调住院前的处理，应遵循尽快恢复心肌的血液再灌注，及时处理严重心律失常、泵衰竭和其他严重并发症的原则。住院后争取在30分钟内进行药物溶栓或在90分钟内开始介入治疗，以挽救濒死的心肌，防止梗死面积进一步扩大，尽可能缩小心肌缺血范围，使病人安全度过急性期，防止猝死。

（一）一般治疗和监护

1 休息

急性期病人需绝对卧床休息，保持病房安静。减少探视，防止不良刺激，缓解紧张焦虑情绪。

2 吸氧

鼻导管间断或持续吸氧3~5天，严重者可以面罩给氧。

3 监测

在冠心病监护室（CCU）行心电图、血压、血氧、呼吸监测2~3天，严重血流动力学改变者可行漂浮导管做肺毛细血管楔嵌压和静脉压监测。

4 建立并保持静脉通路

保证给药途径畅通。

5 应用阿司匹林

无禁忌情况下即刻给予肠溶阿司匹林150~300 mg嚼服，以后每日1次，3日后改为每次75~100 mg，每日1次，长期服用。

（二）解除疼痛

尽快解除病人疼痛，可采用心肌再灌注疗法及应用药物。哌替啶50~100 mg肌内注射或吗啡5~10 mg皮下注射，必要时1~2小时可再注射1次；以后每4~6小时可重复应用，同时可给予硝酸甘油或硝酸异山梨酯舌下含服或静脉滴注。

（三）再灌注心肌

为缩小心肌缺血范围，防止梗死面积扩大，应在起病6小时（最多12小时）内使闭塞的冠状动脉再通，使心肌得到再灌注。

1 溶栓疗法

在起病6小时内使用纤溶酶激活剂激活纤溶酶原，使之转变为纤溶酶，溶解冠状动脉内血栓，使闭塞的冠状动脉再通，心肌得到再灌注，濒临坏死的心肌可能得以存活或坏死范围缩小，从而改善预后。

（1）适应证：①两个或两个以上相邻导联ST段抬高在诊断标准以上（肢体导联大于或等于0.1mV，胸前导联大于或等于0.2mV）或现病史提示急性心肌梗死伴左束支传导阻滞，起病在12小时以内，年龄小于75岁；②ST段抬高的心肌梗死，起病时间12~24小时，但有进行性缺血性胸痛且有广泛ST段抬高。

（2）禁忌证：①1年内发生过缺血性脑卒中或脑血管事件；②1个月内有活动性出血或有创伤史；③有慢性严重高血压病史或发病时严重高血压未控制（大于180/110 mmHg）；

④3周内施行过外科大手术；⑤2周内施行过不能压迫部位的大血管穿刺术；⑥已知有出血倾向，或发病前正在进行抗凝治疗；⑦疑为主动脉夹层等。

（3）药物应用：①尿激酶150万～200万U，30分钟内静脉滴注；②链激酶或重组链激酶（rSK）150U，60分钟内静脉滴注；③重组组织型纤维蛋白溶酶原激活剂（rt-PA）100 mg在90分钟内静脉给予；先静脉注射15 mg，继而30分钟内静脉滴注50 mg，其后60分钟内再静脉滴注35 mg，用rt-PA时需联合抗凝治疗。

2 介入治疗（PCD）

在病人住院90分钟内施行，包括PTCA、支架植入术、补救性PCI、溶栓治疗再通者的PCI。近年来通过上述方法直接再灌注心肌，取得良好的再通效果，已在临床上广泛应用。

（四）消除心律失常

心肌梗死后的室性心律失常常可引起猝死，必须及时消除。

1.发生室性期前收缩或持续阵发性室性心动过速，首选利多卡因50～100 mg静脉注射，必要时可5～10分钟后重复，直至室性期前收缩控制或总量达300 mg，继以1～3 mg/min静脉滴注，维持48～72小时。

2.发生心室颤动或持续多形室性心动过速时，应尽快采用非同步直流电除颤或电复律。

3.室上性快速心律失常常用维拉帕米、胺碘酮等药物控制。

4.缓慢心律失常可用阿托品0.5～1.0 mg静脉注射。

5.发生二度或三度房室传导阻滞，应尽早使用人工心脏起搏器经静脉右心室心内膜临时起搏治疗。

（五）控制休克

急性心肌梗死后的休克属心源性休克，亦可伴有外周血管舒缩障碍或血容量不足。其治疗如下。

1 补充血容量

对于血容量不足或监测中心静脉压及肺动脉血压低者，给予低分子葡萄糖酐静脉滴注。

2 应用升压药

对于无血容量不足的血压偏低者，给予多巴胺或多巴酚丁胺静脉滴注。

4 应用血管扩张剂

对于经上述处理血压仍不升者，特别是伴有四肢厥冷及发绀时，可应用硝普钠或硝酸甘油。

4 其他

纠正酸中毒，避免脑缺血等。

如上述处理无效，应在主动脉内气囊反搏术的支持下，即刻行急诊PTCA或支架植入，使冠状动脉及时再通；亦可做急诊冠状动脉旁路移植术以恢复循环，控制休克。

（六）治疗心力衰竭

主要是治疗急性左心力衰竭，急性心肌梗死发生后24小时内应尽量避免使用洋地黄制剂，右心室梗死的病人应慎用利尿剂。

（七）其他治疗

1 **抗凝疗法**

2 **β受体阻滞剂和钙通道阻滞剂**

急性心肌梗死病人在无禁忌的情况下应尽早应用β受体阻滞剂，尤其对广泛前壁心肌梗死伴有交感神经功能亢进者，可防止梗死范围扩大，改善预后。

3 **血管紧张素转换酶抑制剂和血管紧张素受体阻滞剂**

在起病早期应用有助于心肌重塑，降低心力衰竭的发生率，从而降低死亡率。常用药物有卡托普利、依那普利。血管紧张素受体阻滞剂有氯沙坦。

4 **极化液疗法**

用氯化钾5g、硫酸镁5g、胰岛素10U加入10%葡萄糖注射液500 mL静脉滴注，每日1次，7～14日为一个疗程。此法对恢复心肌细胞膜极化状态、改善心肌收缩功能、减少心律失常、使心电图上抬高的ST段回到等电位线等有益。伴有二度以上房室传导阻滞者禁用。

（八）并发症的处理

乳头肌功能失调或断裂以及心脏破裂可手术治疗，但死亡率高；心室壁瘤如引起严重心律失常或影响心功能，应手术切除；栓塞给予溶栓或抗凝治疗；心肌梗死后综合征可应用糖皮质激素治疗。

四、护理措施

（一）休息及饮食

疼痛时应绝对卧床休息，保持环境安静，限制探视，减少谈话，告诉病人这样做的目的是减少心肌氧耗量，有利于缓解疼痛；保证充足睡眠；低脂、低胆固醇、易消化饮食，避免饱餐；肥胖者限制热量摄入，控制体重；戒烟限酒；克服焦虑情绪，保持乐观、平和的心态。

（二）吸氧

遵医嘱间断或持续吸氧，以增加心肌氧的供应。

（三）心理护理

向病人介绍CCU的环境、监护仪的作用，以及目前具有先进的抢救治疗方法能够确保成功等，帮助病人树立战胜疾病的信心，使其配合治疗及护理。当病人胸痛剧烈时应允许病人表达出内心的感受，接受病人的行为反应，如呻吟、易激怒等；同时解释不良情绪会增加心脏负荷和心肌耗氧量,不利于病情的控制。

(四)止痛治疗的护理

遵医嘱给予吗啡或哌替啶止痛,给予硝酸甘油或硝酸异山梨酯静脉滴注,烦躁不安者可肌内注射地西泮,并及时询问病人疼痛及其伴随症状的变化情况,注意监测有无呼吸抑制、血压下降、脉搏加快等不良反应。

(五)溶栓治疗的护理

迅速建立静脉通道,保持输液通畅。心肌梗死不足6小时的病人遵医嘱给予溶栓治疗。溶栓后可根据下列指标间接判断溶栓是否成功:①胸痛2小时内基本消失;②心电图的ST段于2小时内回降大于50%;③2小时内出现再灌注性心律失常;④血清CK-MB酶峰前出现(14小时以内),或根据冠状动脉造影直接判断冠状动脉是否再通。

(六)活动安排

指导病人进行康复训练,根据病情和病人活动过程中的反应,逐渐增加活动量、活动持续时间和次数。若有并发症,则应适当延长卧床时间。第1周内:前3天绝对卧床休息,可进行腹式呼吸、擦脸、关节被动运动。协助做好口腔护理、饮食护理、卫生护理、大小便护理等。第4天起可进行关节主动运动,坐位洗漱、进餐,床上静坐,床边使用坐便器。开始坐起时动作应缓慢,防止直立性低血压。第2周:坐在椅子上就餐、洗漱等,由坐床边、床边站立逐步过渡到床边步行、病室内行走、室外走廊散步、做医疗体操。第3周:在帮助下洗澡、上厕所,试着上下一层楼梯。第4周起:若病情稳定,体力增进,可考虑出院,或考虑行冠状动脉造影,进一步行PTCA及支架治疗或冠状动脉搭桥术。运动以不引起任何不适为度,心率增加10~20次/分为正常反应,运动时心率增加小于10次/分,可加大运动量,进入高一阶段的训练。若运动时心率增加超过20次/分,收缩压降低超过15 mmHg,出现心律失常,或心电图ST段缺血性下降＞0.1 mV或上升＞0.2 mV,则应退回到前一运动水平。若仍不能纠正,应停止活动。

(七)便秘的护理

1.评估病人排便状况,如平时有无习惯性便秘,是否已服通便药物,是否适应床上排便等。

2.心理疏导

向病人解释床上排便对控制病情的重要意义,指导病人不要因怕弄脏床单而不敢床上排便,或因为怕床上排便而不敢进食,从而加重便秘。病人排便时应提供屏风遮挡。

3.指导病人采取通便措施

如进食清淡易消化、含纤维素丰富的食物,每日清晨给予蜂蜜20 mL,加适量温开水同饮,适当进行腹部按摩(按顺时针方向)以促进肠蠕动,遵医嘱给予通便药物等。嘱病人勿用力排便,病情允许时,尽量使用床边坐便器,必要时含服硝酸甘油,使用开塞露。

第五节 原发性高血压的护理

原发性高血压（primary hypertension）指病因未明、以体循环动脉血压升高为主要表现的临床综合征。长期高血压可引起心、脑、肾的严重并发症，最终可导致这些器官功能衰竭。原发性高血压应与继发性高血压相区别，后者约占5%，其血压升高是作为某些疾病的临床表现之一。

目前，我国采用国际上统一的诊断标准，即在非药物状态下，收缩压大于或等于140 mmHg和（或）舒张压大于或等于90 mmHg。

一 病因和诱因

本病发生的原因和机制尚不完全清楚，目前认为是多种因素综合作用的结果。

（一）超重和肥胖

中国成人正常体重指数（BMI）为19～24，BMI大于或等于24且小于28为超重，BMI大于或等于28为肥胖。BMI对人群的血压水平和高血压患病率有显著影响。男性腰围大于或等于85 cm、女性腰围大于或等于80 cm者，高血压的危险为腰围低于此界限者的3.5倍。

（二）饮酒

男性持续饮酒者比不饮酒者4年内高血压发生危险增加40%。

（三）高钠盐膳食

大量研究表明，我国北方人群食盐摄入量每人每天12～18 g，南方为7～8 g，膳食钠摄入量与血压显著相关，北方人群血压高于南方。

（四）年龄与性别

高血压患病率随年龄增长而上升，35岁以后上升幅度较大。性别差异不大，虽然青年时期男性患病率高于女性，但女性绝经期后患病率又稍高于男性。

（五）遗传

父母均为高血压者，其子女患高血压的概率明显高于父母血压均正常者。

（六）职业

脑力劳动者患病率高于体力劳动者，城市居民患病率高于农村居民。

（七）其他因素

吸烟、长期精神紧张、焦虑、长期的噪声影响等均与高血压的发生有一定关系。

二、临床表现

（一）一般表现

大多数病人起病缓慢，早期多无症状，偶于体检时发现血压升高，也可有头痛、头晕、眼花、乏力、失眠、耳鸣等症状。

（二）并发症

血压持续升高，造成脑、心、肾、眼底的损伤，出现相应表现。

1. 长期高血压可形成小动脉的微小动脉瘤，血压骤然升高可引起破裂而致脑出血。高血压也促使动脉粥样硬化发生，可引起短暂性脑缺血发作及脑动脉血栓形成。

2. 长期血压升高使左心室后负荷加重，心肌肥厚与扩大，逐渐进展可出现心力衰竭。长期血压升高导致动脉粥样硬化而发生冠心病。

3. 肾小动脉硬化使肾功能减退，出现多尿、夜尿、尿中有蛋白及红细胞，晚期可出现氮质血症及尿毒症。

4. 眼底可以反映高血压的严重程度。Ⅰ级：视网膜动脉痉挛、变细；Ⅱ级：视网膜动脉狭窄，动脉交叉压迫；Ⅲ级：眼底出血或絮状渗出；Ⅳ级：出血或渗出伴有视神经乳头水肿。

（三）高血压急症

① 高血压危象

在高血压病程中，血压在短时间内剧升，收缩压达260 mmHg，舒张压达120 mmHg以上，出现头痛、烦躁、眩晕、心悸、气急、恶心、呕吐、视力模糊等征象。其发生机制是交感神经兴奋性增加导致儿茶酚胺分泌过多。

② 高血压脑病

血压急剧升高的同时伴有中枢神经功能障碍，如严重头痛、呕吐、神志改变，严重者意识模糊、抽搐、昏迷。其发生机制可能为过高的血压导致脑灌注过多，出现脑水肿。

③ 老年人高血压

年龄超过60岁而达高血压诊断标准者即为老年人高血压。

（四）高血压分类和危险度分层

① 高血压分类

1999年，世界卫生组织（WHO）和国际高血压学会（ISH）提出新的高血压分类标准。2005年中国高血压防治指南修订分类标准，将18岁以上成人的血压按不同水平分类（表4-1）。

表4-1　血压水平定义和分类

类别		收缩压/mmHg	舒张压/mmHg
正常血压		＜120	＜80
正常高值		120～139	80～89
高血压	Ⅰ级高血压	140～159	90～99
	Ⅱ级高血压	160～179	100～109
	Ⅲ级高血压	≥180	≥110
单纯收缩高血压		≥140	＜90

当收缩压与舒张压分别属于不同级别时，则以较高的分级为准。既往有高血压病史者，目前正服抗高血压药，血压虽已低于140/90 mmHg，仍应诊断为高血压。

② 高血压危险度分层

根据血压水平结合危险因素及合并的器官受损情况将病人分为低、中、高、极高危险组。治疗时不仅要考虑降压，还要考虑危险因素及靶器官损害的预防及逆转。

心血管疾病危险因素包括吸烟、高脂血症、心血管疾病家族史、肥胖、缺乏体力活动、年龄男性大于55岁和女性大于65岁。并存的临床情况有心脑血管疾病、肾病及糖尿病。

三、治疗

治疗目标：使血压下降到或接近正常范围，防止和减少心脑血管及肾脏并发症，降低病死率和病残率。治疗包括非药物治疗和药物治疗两大类。

（一）非药物治疗

非药物治疗适用于各型高血压病人，Ⅰ级高血压无糖尿病、靶器官损害者以此为主要治疗方式。

① 减轻体重

减少热量摄入，膳食平衡，增加运动，BMI保持在20～24。

② 膳食限盐

一般每人每天平均食盐量降至6g以下。

③ 减少膳食脂肪

补充适量优质蛋白质，多吃蔬菜和水果，应增加富含钾、钙的食物，如绿叶菜、鲜奶、豆类制品等。

④ 坚持适当体力活动

一般每周运动3～5次，每次持续20～60分钟。

⑤ 减轻精神压力，保持心理平衡

6 戒烟限酒

不吸烟；不提倡饮酒，如饮酒，男性每日酒精量摄入不超过25 mL，女性则减半，孕妇不饮酒，不提倡饮高度烈性酒。

（二）药物治疗

常用降压药物的名称、剂量及用法见表4-2。

表4-2 常用降压药物的名称、剂量及用法

药物分类	药物名称	剂量/mg	用法
利尿剂：噻嗪类	氢氯噻嗪	6.25 ~ 25.00	1次/日
	吲达帕胺	0.625 ~ 2.500	1次/日
袢利尿剂	呋塞米	20 ~ 40	1 ~ 2次/日
保钾类	螺内酯	20 ~ 50	1 ~ 2次/日
β受体阻滞剂	美托洛尔	25 ~ 50	1 ~ 2次/日
	阿替洛尔	12.5 ~ 25.0	1 ~ 2次/日
血管紧张素转换酶抑制剂	卡托普利	12.5 ~ 50.0	2 ~ 3次/日
	依那普利	5 ~ 10	2次/日
	贝那普利	10 ~ 20	1次/日
	培哚普利	4 ~ 8	1次/日
血管紧张素Ⅱ受体抑制剂	氯沙坦	25 ~ 100	1次/日
	缬沙坦	80	1次/日
钙通道阻滞剂	硝苯地平缓释片	10 ~ 20	2次/日
	硝苯地平控释片	20 ~ 40	1次/日
	地尔硫䓬	30	3次/日
	氨氯地平	5 ~ 10	1次/日
	非洛地平	2.5 ~ 20.0	1次/日
α₁受体阻滞剂	哌唑嗪	1 ~ 2	2 ~ 3次/日

（三）用药原则

1.原发性高血压诊断一旦确立，通常需要终身治疗（包括非药物治疗）。

2.药物剂量一般从小剂量开始，逐渐增加，达到降压目的后改用维持量以巩固疗效。

3.可采取联合用药的方法以增强药物协同作用。

4.对一般高血压病人来说，不必急剧降压，以缓慢降压为宜，也不宜将血压降得过低，一般年轻人控制在（120 ~ 130）/80 mmHg，老年人可控制在140/90 mmHg以下。

（四）高血压急症的治疗

应迅速使血压下降，同时也应对靶器官的损害和功能障碍予以处理。

1.快速降压，首选硝普钠静脉滴注，开始剂量 10 ~ 25 μg/min，以后可根据血压情况逐渐加量，直至血压降至安全范围。

2.硝酸甘油静脉滴注，5 ~ 100 μg/min，或硝苯地平舌下含服。

3.乌拉地尔静脉滴注，10 ~ 50 mg/min。

4.有高血压脑病时宜给予脱水剂如甘露醇；亦可用快速利尿剂如呋塞米，20 ~ 40 mg 静脉注射。

5.有烦躁、抽搐者，给予地西泮、巴比妥类药物肌内注射，或水合氯醛保留灌肠。

四、护理措施

（一）休息与饮食

高血压初期可不限制一般的体力活动，避免重体力活动。血压较高、症状较多或有并发症的病人应卧床休息，避免体力和脑力过度消耗。指导病人坚持低盐、低脂、低胆固醇饮食，限制食用动物脂肪、内脏、鱼子、软体动物、甲壳类食物，多吃新鲜蔬菜、水果，防止便秘。肥胖者控制体重，减少每日总热量摄入，养成良好的饮食习惯，如细嚼慢咽、避免过饱、少吃零食等。劝戒烟，限饮酒。

（二）保持环境安静

保持病室安静，光线柔和，尽量减少探视，保证充足的睡眠。护理操作应相对集中，动作轻巧，防止过多干扰加重病人的不适感。

（三）健康宣教

向病人讲解高血压的发病原因、症状、药物使用等相关知识。

（四）并发症的处理

1.高血压脑血管意外的处理：半卧位，避免活动，安定情绪，遵医嘱给予镇静剂，保持呼吸道通畅，吸氧。高血压急症时首选硝普钠静脉滴注。

2.定期监测血压，严密观察病情变化，发现血压急剧升高、剧烈头痛、呕吐、大汗、视力模糊、面色及神志改变、肢体活动障碍等症状时，立即通知医师。

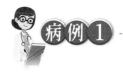
病例 1

心力衰竭患者的护理

一、案例介绍

（一）基本信息

患者，女，77岁，因反复胸闷、气急10年，加重伴双下肢水肿2周入院。源于10年前反复出现胸闷、气急，多于活动、劳累后出现，休息片刻即缓解，无胸痛、呼吸困难。近

2周，患者出现胸闷、气急加重，不能耐受日常活动，双下肢逐渐水肿，并常在夜间熟睡后突发胸闷、气喘、心悸等不适，端坐呼吸后稍缓解，无粉红色泡沫痰，无发热、咳嗽。严重时一夜发作3次。发病以来，饮食及睡眠不佳，小便量偏少，大便4～5天1次，较难解出。体重无明显改变。

（二）病史

既往有高血压病史20余年，血压最高180/110 mmHg，曾先后口服"珍菊降压片、替米沙坦、缬沙坦"等药物，血压控制情况不详，近一年来服用"缬沙坦、非洛地平"，血压控制在140/90 mmHg左右。

家族史：父母自然死亡，兄弟姐妹及儿女均有高血压病史，否认其他家族性遗传性及传染病病史。

（三）医护过程

入院体格检查，T：36.8 ℃，P：100次/分，R：25次/分，BP：150/85 mmHg。神志清，颈静脉怒张。胸廓呈桶状，呼吸较急促，双肺呼吸音低，两下肺可闻及细湿啰音。心前区无隆起，心尖搏动在第5肋间左侧锁骨中线外1.0 cm，未触及细震颤。叩诊心界略向左扩大，心音低钝，心率120次/分，律不齐，第一心音强弱不等，各瓣膜听诊区未闻及病理性杂音。双下肢中度凹陷性水肿。

心电图检查：房颤伴快速心室率。

心脏彩超检查：双房扩大，左室扩大；肺动脉轻度高压；二尖瓣三尖瓣中度反流；肺动脉瓣轻度反流。

入院诊断：慢性心力衰竭、心功能Ⅳ级；高血压病Ⅲ级（极高危组），高血压性心脏病，心房纤颤。

入院后给予低盐低脂饮食，吸氧；心电监护，每天观测体重，记24小时尿量；给予地高辛、螺内脂、呋塞米、托拉塞米强心、利尿治疗，雷米普利（瑞泰）降压及改善心肌重构。

二、护理措施

（一）治疗护理

1.用药治疗

（1）地高辛属于洋地黄类药物，可增强心肌收缩力，控制房颤心室律作用。常用洋地黄类药物如下。

常用洋地黄类药物有地高辛片剂和毛花苷丙注射针剂。临床上强心药可分为两类：强心苷类及非苷类强心药。而常用强心苷又分为三类：①慢效强心苷：洋地黄片及洋地黄毒苷属此类。上述二药不宜采用"维持量"疗法，因需要1个月才能达到有效血浓度，故多不采用。②中效强心苷：地高辛及甲基地高辛属此类。该药作用较迅速，体内蓄积较少，比较安全，因此临床上广泛使用。口服制剂多于病情控制后再用该药口服维持治疗，目前且多采用"维持量疗法"给药即每天使用本药0.25 mg，连用1周可达到一定疗效。③速效强心苷：毛花苷丙、毒毛旋花子苷K属此类。此类为高效、速效、短效的强心苷。口服吸收率低，多用静脉注射，毛花苷丙静注1次0.2～0.4 mg，一天1～2次，极量一天0.8～1.2 mg。毒毛旋花子苷 K 静注弱剂1次0.125～0.25 mg，必要时2～4小时后重复0.125～0.25 mg。该药适用于病情紧急而2周内未用过洋地黄毒苷，或在1周内未曾用过地高辛的患者。

（2）使用洋地黄类药物，要注意个体差异。早产儿，新生儿对强心苷特别敏感，应用时应格外小心。对有甲状腺功能低下、肾功能不全、严重呼吸系统疾病、心脏肌肉损伤，老年人及身体矮小者要考虑减少剂量。

（3）静脉输入此药时要严格控制速度，一般10～15分钟注射完，注射后30～60分钟听心率并记录，避免注射过快引起肺水肿或其他心律问题。

（4）仔细观察患者的用药反应。对患者的观察着重放在治疗反应和毒性早期症状上。正常的药物反应是强而有力的脉搏，排尿增加，呼吸困难缓解。每次给药前，都要测量脉搏和评价中毒反应。如果成人脉搏小于60次/分或高于100次/分，儿童小于70次/分，婴儿小于90次/分，且伴有胃肠不适、恶心、呕吐、视觉变化等症状要停止给药并通知医生。

此类药物的安全范围很窄，治疗反应亦可同时伴有毒性反应的症状和体征，很少的剂量差别都会带来严重影响，见表4-3。

（5）洋地黄中毒：作为护士应熟悉常用洋地黄类药物的名称、应用方式和剂量。在使用过程中尤其要特别注意其不良反应的发生，尤其是洋地黄中毒。

1）表现：发生洋地黄中毒时，患者可以有胃肠道反应、各种心律失常以及神经系统表现和视觉改变。

①胃肠道反应：一般较轻，常见纳差、恶心、呕吐、腹泻、腹痛。②心律失常：服用洋地黄类药物过程中，心律突然转变，是洋地黄中毒的重要依据。③神经系统表现：可有头痛、失眠、忧郁、眩晕，甚至神志错乱。④视觉改变：可出现黄视或绿视以及复视。

2）处理方法：一旦发现患者出现上述洋地黄中毒表现，应立即报告医生，遵医嘱停用药物，并进行对症处理，主要措施包括补钾、停用排钾利尿剂及纠正酸碱失衡、监测并治疗心律失常等。

表4-3   常用洋地黄制剂的临床应用

药名	给药途径	效应时间							维持量疗法
		起效	高峰	持续	消失	半衰期	剂量	给药方法	
地高辛（片）	口服	1～2小时	4～12小时	1～2天	3～6天	36小时	1.5 mg	每天3次，每次0.25 mg	（0.25～0.5 mg）×（6～8天）
地高辛（注射液）	静脉	10分钟	第一峰0.5～11小时，第二峰4～6小时	—	—	—	0.75 mg	首次0.25～0.5 mg，4～6小时后再注射0.25 mg	—
毛花苷丙	静脉	10分钟	1～2小时	1～2天	3～6天	33～36小时	0.8 mg	首次0.4 mg，4小时以后0.2～0.4 mg	—

（6）螺内酯、呋塞米的作用及注意问题：安体舒通、呋塞米均属于利尿剂。利尿剂通过抑制钠和水分的重吸收，使体液量减少，心室的前负荷相应减少，进而改善心脏功能，缓解肺淤血及组织水肿，效果确切。另外，螺内酯能够抑制心脏重塑。用药时，应注意：①对服用利尿剂的患者应每天测定体重、尿量、血压，定期测定血钾、钠、氯及肾功能。观察有无利尿过度引起的低血容量反应和电解质紊乱。②利尿效果差者，应协助医师寻找原因，如是否摄入钠盐过多，或存在低血压、低血钾、低血镁等因素。指导患者补充钾盐或摄取含钾高的食物。

维持血钾水平对心衰和用利尿剂的患者尤其重要。如果患者肾功能尚可，应鼓励患者食用含钾丰富的食物，如橘汁、西红柿汁和香蕉等。同时要注意观察患者有无低钾的症状，如嗜睡、感觉异常、肌肉无力、反射减弱、体位性低血压及厌食等。

2.呼吸困难护理

（1）卧床休息，协助患者满足生活需要。

（2）给予持续吸氧，2～5 L/min。

（3）严密观察呼吸、心率、血压、心律、颈静脉充盈、肺部啰音的变化，注意有无精神状态的改变。

（4）遵医嘱，按时完成各项治疗，并观察用药后效果。

（5）指导服用强心、利尿、扩血管药物。

（6）指导患者精神放松，避免情绪激动。

（二）饮食护理

1.低盐饮食

心力衰竭患者均有不同程度的血容量增加、水钠潴留，减少钠摄入有利于减轻体内液体潴留，故宜采用低盐饮食。心衰心功能Ⅱ级患者，每天钠盐摄入量在3g以下，心功能Ⅲ～Ⅳ级患者限制在每天钠盐摄入量不超过2g，忌盐腌制食物，含钠多的食品、饮料，如罐头、香肠、味精、啤酒、碳酸饮料等也应限制。若长期大量应用利尿剂时，不应过严限制钠盐，以免引起低钠血症。

2.控制饮水量

心衰患者出现的水肿主要继发于钠的潴留，在采取低钠饮食时，可不必严格限制进水量。但考虑到过多的液体摄入可加重循环负担，故患者的液体摄入量最好控制在1500～2000 mL/d（夏季可适当增多）。可每天测量体重，如果两天内体重变化大于2 kg，表明有液体潴留或血容量不足，应及时处理。

（三）健康教育

1.重度心衰患者，绝对卧床休息，多取半卧位，严重者可将双腿下垂来缓解静脉血液回流，减少肺淤血和心脏负担。

2.病情缓解或轻度心衰患者，需结合患者的体力复原情况来做适量的踏车运动或慢走，最初活动20～30分/次，随着身体情况的好转，可慢慢地延长时间，增加强度，如30～40分/次，每周坚持3～5天。

三、小结

心力衰竭是各种心血管疾病的终末阶段，具有较高的死亡率。心衰的治疗包括药物和非药物策略，以限制和/或逆转心力衰竭的症状和体征。最初的行为方式改变包括膳食钠和液体限制以避免体重增加，并在适当的时候鼓励体育活动。一线药物治疗根据患者心力衰竭和左心室功能障碍的严重程度不同，可选择利尿剂、血管舒张剂（即血管紧张素转换酶抑制剂或ARB）、β受体阻滞剂、正性肌力药物和抗凝剂。如果给予一线药物治疗后，心力衰竭仍进一步恶化，这时应考虑使用心脏再同步治疗（CRT）、植入型心律转复除颤器（ICD）等治疗设备。

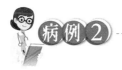

不稳定型心绞痛患者的护理

一、案例介绍

（一）基本信息

患者，男性，56岁。因"劳累性胸闷、胸痛1小时"入院。于入院当天晨起7时许活动后出现胸闷、胸痛，为胸骨后闷胀感，后背部有紧缩感，休息后能缓解，持续时间约10分钟，伴有全身乏力。近半个月胸闷、胸痛发作次数增多，程度加重，无明显诱因亦可发作，以夜间为常见，每次持续5～10分钟，休息或服用硝酸甘油后疼痛能缓解，但所需时间延长。家族中无高血压、糖尿病及冠心病史。

（二）医护过程

入院体格检查，T：36.5 ℃，P：75次/分，R：20次/分，BP：140/80 mmHg，体重61 kg，身高165 cm。

实验室检查：血糖、血脂正常（总胆固醇、高密度脂蛋白、低密度脂蛋白）。

心电图检查：窦性心律，V1～V4导联ST段压低，呈缺血性改变。

入院诊断：冠心病，不稳定型心绞痛。

入院后给予一级护理、监测血压、脉搏，吸氧、硝酸异山梨酯、非洛地平、阿司匹林、硫酸氢氯吡格雷片（波立维）、贝那普利、美托洛尔、阿托伐他汀治疗，入院后第2天行冠状动脉造影＋支架植入术。术程顺利，术后患者安返病房，给予术后常规护理，抗凝、双联抗血小板、他汀类、美托洛尔及贝那普利治疗，观察血压、脉搏、桡动脉搏动等情况，患者情绪不稳，焦虑，夜间失眠，心绞痛未反复发作。

二、护理措施

（一）并发症的护理

1.急性心肌梗死

（1）避免各类诱因，如大量吸烟、饮酒、劳累、寒冷刺激、情绪激动以及高血压等。这位患者的焦虑、情绪不稳，很可能引起心绞痛发作。对此我们可以与患者经常交谈，让她了解疾病的相关知识，缓解或消除这种负性的心理反应，有助于减少心绞痛的发作。饮食方面要避免饱餐，做到少食多餐。适当增加纤维素食物，有助于保持大便通畅，减少患者因便秘而用力大便。同时，要注意控制好患者的血压，按医嘱给予降压药物。

（2）按医嘱给予硝酸异山梨酯、盐酸地尔硫䓬、硫酸氢氯吡格雷片、美托洛尔、阿司匹林，这些药物可以减轻冠状动脉痉挛、防止血栓形成。

（3）应密切观察病情，尤其心电监护，可以采用24小时遥控监护，同时加强夜间巡视，注意急性心肌梗死的发生。

2.冠状动脉急性闭塞

是最严重的并发症之一，是介入治疗引起的内膜撕裂、剥脱、夹层、血小板激活或血栓形成，以及冠状动脉痉挛等多因素相互作用造成的。一般术中发生率高，术后也可以发生。患者可以表现为持久而严重的胸痛，血压下降，心律失常。护理方面应按医嘱静脉和口服抗凝、双联抗血小板等药物，加强心电监测和生命体征监测，注意倾听患者主诉，以便早期发现病情变化。

3.心律失常

可能是导管在冠状动脉口反复刺激而引发冠脉痉挛或造影剂一次性注射过大或短时间内多次注射造影剂，引起造影剂在血管内滞留，冠脉血流中断所致。较为常见的有期前收缩。护士要关注术中、术后心电监护，备好抢救物品（如除颤器、硝酸甘油、利多卡因、阿托品等）。告知患者多饮水，促进造影剂排出。

（二）心理护理

1.责任护士主动与患者沟通，了解患者的心理感受，了解焦虑恐惧的直接原因，并提供必要的帮助。向患者讲解疾病相关知识、手术者的能力、手术的预后等相关疾病治疗的信息，以减轻患者心理压力和负担，鼓励其保持乐观情绪。例如，介绍我科开展冠状动脉造影及支架植入术的情况；告知家属和患者冠心病介入手术的目的、主要步骤等，使患者和家属对介入治疗心中有数。

2.建立良好的护患关系。护士热情接诊，做好入院介绍、术前健康教育、术前准备，并将各项化验指标和相关检查及时告知患者，使患者对医护人员充分信任，积极配合手术。

3.病友的"现身说法"。让介入治疗术后的康复患者谈治疗体会和感受，有助于缓解患者的术前焦虑，提高患者自信心。

4.医护人员抢救技术应熟练，抢救物品应完好，抢救工作有条不紊，切勿高声呼叫和在患者床前谈论病情，以免增加对患者的心理刺激。

5.指导患者利用松弛技术及分散注意力的方法，做好家属的思想工作，取得家属的支持和帮助。

6.必要时遵医嘱给予阿普唑仑，保证患者充分休息。

（三）饮食护理

禁食时间，若手术时间推迟，可适当进食流质食物；术后及时补充水分（补充血容量，促进造影剂排泄）。

（四）心电监护

监测血压、心率。若心率＞100次/分，或＜50次/分，预示患者血容量不足，易发生低血压；若SBP下降至90 mmHg，脉压差＜20 mmHg，DBP＜60 mmHg，应立即通知医生迅速处理。

（五）健康教育

告知患者所患疾病常用药物的使用方法及注意事项：术后要坚持服用硫酸氢氯吡格雷片75 mg，1次/天，至少服用1年；阿司匹林100 mg，1次/天，终身服用；非洛地平5 mg，1次/天，长期服用；贝那普利10 mg，1次/天，长期服用；阿托伐他汀20 mg，1次/晚，长期服用。定期测量血压，1个月复查血生化、心电图，9～12个月进行冠状动脉造影检查。告知并让患者自述所患疾病的诱因及预防措施，疾病加重时的先兆症状及自救方法。在医生指导下调整药物治疗，如有不适，立即就诊。注意休息，低盐低脂饮食，少食腌制食品。保持大便通畅，避免情绪激动。保持良好的心态，可指导患者学习使用放松技术。

三、小结

（一）冠心病常用药物介绍

见表4-4。

表4-4　冠心病常用药物

类别	代表性药物	用法用量	不良反应
硝酸酯类	硝酸甘油	以3次3片为限，每隔3分钟无效时可再舌下含服1片，如15分钟内含服3次后仍不见疼痛缓解，应尽快去医院就诊	长服硝酸甘油，常会引起头痛、反射性心动过速、低血压等副作用
抗血小板药物	阿司匹林	每天75～150 mg	非肠溶阿司匹林易引起胃肠道不适。严重时胃出血
	氯吡格雷	每天75 mg	—
β受体阻滞剂	美托洛尔	晨或晚口服，一天1次，每次1粒	有肢端发冷，恶心、腹泻，睡眠障碍和倦怠等轻度剂反应
钙拮抗剂	盐酸地尔硫草	初始剂量为60 mg，一天2次，视患者临床反应可增至120 mg	禁忌证：病窦综合征未装起搏器者，三度房室传导阻滞未装起搏器，收缩压低于12 kPa（90 mmHg）
他汀类药物	阿托伐他汀、瑞舒伐他汀	起始剂量为10 mg，1次/天	增加出血性卒中的风险

（二）卧位型心绞痛和变异型性心绞痛的鉴别

卧位型心绞痛和变异型心绞痛均易在安静、平卧状态或熟睡状态下发病，并且发作时胸痛比较剧烈、持续时间较长，大多预后不良，易发展为心肌梗死或猝死，这是两种心绞痛相同之处。

但两者从临床特点、发病机制和治疗原则上有许多不同之处，具体分述如下。

1. 发作时间同中有异

卧位型心绞痛夜间第1次发作多在平卧后的1~3小时内，一夜可发作多次，白天平卧，特别是餐后平卧也常可诱发，严重患者可于平卧后数十分钟内发生，因此无论白天或夜晚，患者均不能平卧。而变异型心绞痛发作呈周期性变化，几乎都在每天的同一时辰发作，尤以后半夜、清晨多见，常于睡眠中痛醒，也可于睡醒时出现，并且清晨起床后，穿衣叠被时也易发作，但是同等活动量下午很少发生。

2. 发作前体征有异

卧位型心绞痛发作前常表现为心率加快，血压增高，心肌耗氧量增加；而变异型心绞痛发作前无心率增快、血压升高等心肌耗氧量增加的表现。

3. 心电图表现最具特征性差异

卧位型心绞痛发作时，ST段明显压低，T波低平、双向或倒置；而变异型心绞痛发作时ECG显示ST段暂时性抬高，伴对应导联ST段压低，T波增高也相当常见，并且较ST段抬高更敏感，发作较轻时可仅见T波高尖。

4. 发生和缓解方式有别

卧位型心绞痛常在平卧位时发作，发作时需立即坐起或站立，甚至有些患者喜欢下床走动，同时含化硝酸甘油可加快症状的缓解；而变异型心绞痛既可在休息时、平卧状态下发作，也可在清晨起床后活动时发作，平卧状态下发作时不需坐起，含化硝酸甘油或硝苯地平片即可缓解。

5. 发病机制不同

卧位型心绞痛以冠状动脉严重粥样硬化狭窄，使冠状动脉循环储备能力明显降低为病理基础。其发作与平卧后回心血量增加导致室壁张力、心肌收缩力和心率、血压升高使心肌耗氧量增加有关；或与心肌长期缺血，使左心室收缩或舒张功能异常，不能完全代偿平卧后回心血流量的增加，反射性地引起心率、血压升高使心肌耗氧量增加有关。而变异型心绞痛的发生主要是冠状动脉痉挛导致冠状动脉血流减少所致。有资料表明，冠状动脉痉挛发生于造影显示正常的冠状动脉，占变异型心绞痛患者的10%~20%，而发生于有严重固定性狭窄的冠状动脉者占50%~70%。由此看来，这两种心绞痛代表了心肌供需失衡所致心肌缺血的两个不同的侧面。

6. 治疗原则不同

实践证明，β受体阻滞剂能有效地控制卧位型心绞痛的发作，可作为首选药物；若卧位型心绞痛患者已有左心衰竭的临床表现，如心脏明显扩大，左心室射血分数明显降低等，可在强心、利尿治疗基础上并用小剂量β受体阻滞剂。对变异型心绞痛急性发作期的治疗，可含化硝酸甘油和硝苯地平粉；在预防痉挛发作的药物中，钙拮抗剂为首选药物，并配合硝酸盐类药物，两者有协同作用。

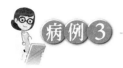

急性心肌梗死患者的护理

一、案例介绍

（一）基本信息

患者韦女士，72岁，因反复胸痛3天，加重6小时急诊入院。患者于3天前反复感胸痛不适，位于胸骨后，活动时明显，经休息可缓解，每次发作时间不等，最长可持续约半小时。6小时前夜间休息时突感胸闷、胸痛，持续压榨样疼痛，伴大汗及恶心、呕吐，向后背部放射，症状持续不能缓解。于当天凌晨4：50至急诊就诊。心电图提示"急性ST段型心肌梗死（广泛前壁）"。急诊给予"冠脉造影＋PTCA＋内支架植入术"。术中造影显示：左冠状动脉前降支第一间隔支以下完全闭塞，在病变处植入球囊支架2枚。术后患者自觉胸痛症状缓解，遂收入监护室进一步治疗。发病以来，精神、饮食差。

（二）病史

既往史：10年前发现血压增高，最高时收缩压185 mmHg，不规则服用降压药，血压控制在140/100 mmHg。

家族史：父母已逝，死因不详。兄弟三人均有高血压。

（三）医护过程

入院体格检查，T：37 ℃，P：76次/分，R：20次/分，BP：120/80 mmHg。

双肺呼吸音粗，两肺底可闻及湿啰音。心前区无隆起，心尖搏动位于第5肋间左锁骨中线内0.5 cm，叩诊心界不大，心率76次/分，律齐，各瓣膜未闻及病理性杂音，无心包摩擦音。

心电图：急性前壁心梗。

实验室检查：肌钙蛋白31.19μg/L，肌酸磷酸激酶同工酶（CK–MB）252 U/L；甘油三酯2.44 mmol/L，总胆固醇5.04 mmol/L。

入院诊断：冠心病，急性ST段抬高型心肌梗死，心功能Ⅱ级（Killip分级）。收入监护室后进行心电监护，动态观察心肌酶谱、肌钙蛋白，给予低盐低脂饮食，吸氧，给予抗凝（低分子肝素）、抗血小板（盐酸替罗非班、阿司匹林、氯吡格雷）、调脂（瑞舒伐他汀钙片）及降压（培哚普利）等治疗，予利尿及维持水电平衡治疗。

二、护理措施

（一）胸痛护理

1.卧床休息，协助患者满足生活需要。

2.给予持续低流量吸氧，2～4 L/min。

3.严密观察血压、心率、心律的变化，注意有无恶心、呕吐。

4.遵医嘱，按时完成有关治疗，并观察用药后的效果。

5.定期询问患者胸痛是否缓解，必要时可指导舌下含服硝酸甘油止痛，如果疼痛不缓解，可再次含服硝酸甘油，并立即通知医生，做心电图。

（二）心理护理

心理因素在急性心肌梗死的发生、发展和预后中都有重要作用。不良的心理应激反应可刺激交感神经系统，使血中儿茶酚胺浓度上升，致使心率加快，血压升高，此外还可触发冠状动脉痉挛。这些都可以加剧心肌的氧的供需矛盾，导致梗死面积扩大，诱发心律失常，甚至猝死。所以，我们护理人员要重视心理护理，防止不良心理因素导致病情恶化。

对于该患者在急性期所表现的担心、忧虑、紧张和恐惧，我们可以采取下述护理措施：鼓励患者表达自己的感受，根据患者提出的问题进行针对性的解释、开导安慰，对患者的心理反应表示理解；简要介绍CCU环境（包括监护设备）、主管医生和责任护士，消除患者对环境的陌生感；了解患者及家属需要，解答患者及其家属的疑问，语速慢，语调平静；遵医嘱给予镇静、止痛治疗，缓解患者的胸闷不适；经常给予患者言语性和非言语性安慰，减轻患者的恐惧。如握住患者的手，抚摸患者等；指导患者使用放松技术，如缓慢深呼吸等；鼓励休息以增强应对能力。

（三）生活护理

1.饮食护理

为减少心脏的需氧量，发作时应禁食（采用静脉补液。注意保持水电解质平衡，尤其是血钾水平），发病2~3天内给予流质饮食，随后用半流质或软食，以后逐步过渡到正常饮食（饮食以易消化、低胆固醇、低动物性膳食为宜，少量多餐，严禁饱餐）。

需要提醒的是，该患者出现合并有心力衰竭，饮食方面还应适当限制食盐摄入，2g/d，可减少水分潴留，进而减轻心脏的工作负担。禁止摄取太冷或太热的饮料，因为极冷或极热的液体会刺激迷走神经，可能加重心律失常的情况。

2.运动护理

休息对于任何一种疾病都是较为有效的治疗和护理措施。在急性期限制AMI患者的活动，让患者绝对卧床，有利于缓解心肌的氧的供需矛盾，减轻心脏的负担。因此，充分休息对AMI患者而言显得尤其重要。但严格长期的卧床会带来许多不利影响，如体位性低血压、下肢静脉栓塞、坠积性肺炎、骨质疏松、压疮、骨骼肌无力和长期卧床所导致心脏对体力活动耐受量减少。所以，现在比较一致的观点是，对无并发症的AMI患者开展早期低水平活动是安全且有效的。该患者现病情稳定，可鼓励其参加以早期步行训练为核心的康复运动程序。既可防止废用的发生，又可增强患者的信心。

为了保证患者的安全，所有的活动必须在医护人员的监护下进行，如果在监护过程中发现患者运动后出现一些不良的心血管反应，就应该立即让患者停止活动：①当患者出现心前区不适或气短，如患者感到心慌、胸闷、呼吸困难；②运动后收缩压异常增高≥30 mmHg或者收缩压不升高反而下降≥20 mmHg；③运动后心率≥110次/分；④ECG显示ST段出现偏移：ST段下移≥1 mm或ST段上抬≥2 mm；⑤运动后出现新的心律失常。出现上述任何一种情况，都应该毫不犹豫地停止患者的活动。而且在患者下一次活动时，还需要重新调整活动量。

（四）健康教育

患者有较强的学习能力，沟通无障碍，但缺乏特定知识，可以在患者病情稳定后，即开展健康教育，具体内容如下。

1.改变不良的生活方式。引导患者回忆发病经过及主要病史，共同探讨冠心病发病的主客观因素，重视心理行为因素与发病的关系。针对患者具有的多种危险因素，逐条进行教育。①培养和谐的性情及生活，戒烟戒酒，避免在家庭或工作场所被动吸烟。保持理想体重（18.5＜BMI＜24.9），定期测量腰围，保持腰围在正常范围（男性102 cm，女性89 cm）。每天有适当的运动，减少食物中含盐量，采取低热量、低脂肪、低胆固醇的饮食，保持排便通畅，必要时使用缓泻剂，避免用力排便导致心律失常或心力衰竭。规律的性生活等。②避免诱发因素：劳累、精神紧张、饱餐、活动过量等。

2.坚持治疗，定期复查。控制血压＜140/90 mmHg，调节血脂，坚持使用他汀类药物，使低密度脂蛋白胆固醇＜2.08mmol/L（80 mg/dL）。按医嘱服用抑制血小板聚集的药物，并定期门诊随访。应强调正规降脂治疗的重要性。

3.教会患者及家属辨认病情变化和采用紧急自救措施。例如停止活动就地休息、含服硝酸甘油片等。如有突发心绞痛，胸痛时间延长，疼痛部位变化，疼痛不能忍受，静息状态下出现胸痛，含服硝酸甘油片不易缓解，不明原因的血压下降等情况，应及时报告和就医。

4.康复锻炼。以体力活动为基础的心脏康复可降低患者的死亡率和再梗死，有助于更好地控制危险因素，提高运动耐量和生活质量。如病情允许，建议患者出院前进行运动负荷试验，客观评估患者运动能力，为指导日常生活或制定运动康复计划提供依据。建议病情稳定的患者每天进行30~60分钟中等强度有氧运动（如快步行走），每周至少5天，指导患者活动量的限制：①最大活动量需逐渐增加，以不引起不适症状为原则。②避免重体力劳动，适当减轻工作量及精神负担，避免重体力劳动，精神过度紧张的工作或过长的工作时间。③避免剧烈劳动或竞赛性的运动。④在任何情况下，心绞痛发作时应立即停止活动就地休息。经常参加一定量的体力劳动及进行适当的身体锻炼，有助于侧支循环的建立，能加强对心血管系统的锻炼，患者可以参加社会活动。

5.减肥需要循序渐进，首先减少体重基线值的10%，成功后再按需进一步减轻体重。

6.建议患者每年注射1次流感疫苗预防感冒。

三、小结

（一）急性心肌梗死的就地紧急处理

死于AMI的患者75%是在到达医院之前。所以，对确诊或可疑的AMI患者，无论是在发病现场还是在急诊室、诊所，均应及时就地处理，可显著改善患者的预后。现在已经证明就地抢救可以明显降低病死率，紧急措施如下。

1.就地平卧，绝对休息，用最短的时间检测患者的生命体征，包括血压、脉搏、呼吸，初步判断有无心律失常、心力衰竭或休克。

2.高流量吸氧。合并左心衰竭的患者常伴严重低氧血症，需面罩加压给氧或气管插管并机械通气。

3.切实迅速止痛，常用吗啡5～10 mg或哌替啶（杜冷丁）50～100 mg静脉或肌内注射。

4.防治心律失常。如心率＞70次/分，有室性期前收缩或短阵室速，则立即用利多卡因50～100 mg加葡萄糖液20 mL静脉注射，然后按0.5～1 mg/min静脉滴注；如心率＜50次/分，且有低血压或室性期前收缩，可静脉或肌内注射阿托品0.5～1.0 mg，再护送入院。

5.低血压或休克者，给予多巴胺5～15μg/（kg·min），静脉滴注。

6.如心搏骤停，则立即就地心肺复苏。措施得当，成功率很高。待心率、血压、呼吸稳定后再转送入院。

7.转送途中应连续心电监护，备好抢救药品及除颤装置。争取在发病后1～3小时迅速送入急诊室、心脏监护室或心导管室，以便及早进行冠状动脉造影或溶栓治疗。

为减少患者的时间延误，对有心脏病及急性心肌梗死高危患者进行有关急性心肌梗死早期症状及适当处理措施的教育。这些措施包括：①及时服用硝酸甘油和肝素，以及服用负荷量的阿司匹林和氯吡格雷；②与急救中心联系；③了解附近能提供24小时服务的医院所在；④常备1份基础心电图。

（二）急性心肌梗死的溶栓治疗

溶栓治疗是20世纪80年代急性心梗治疗学最重要的进展，目前已成为急性心梗重要的治疗方法之一，特别适用于交通不便，且无介入手术条件的地区。临床实践已充分证明溶栓药物可明显缩小梗死范围，保存或改善梗死患者的左室功能，降低急性心梗的近期、远期死亡率。并已证实，静脉溶栓与冠脉内给药同样有效。

1.常用药物

（1）第一代制剂：链激酶（SK）和尿激酶（UK），特征是溶栓作用强，但缺乏纤维蛋白特异性，易导致循环中的高纤溶状态，造成严重的出血反应，而且半衰期较短。

1）SK是临床使用最早的溶栓剂，通过间接活化PLG转化为PL，产生溶栓作用，也能降解纤维蛋白原、凝血因子Ⅴ、Ⅶ、Ⅷ。但SK对血栓中纤维蛋白亲和力低，易产生出血副作用。该药具有抗原性，有些患者用后产生血压下降、皮疹、发热等过敏反应。现已有重组SK（r-SK）。

2）UK主要从人尿或人肾上皮细胞培养液中提取，半衰期为16分钟。UK能直接激活纤溶酶原，但与SK同样不存在纤维蛋白特异性，不致过敏反应。由于价格适中，目前广泛使用于急性心梗、脑血栓形成肺梗死。目前也有重组UK（r-UK）。

（2）第二代制剂：具有纤维蛋白特异性，溶栓效果优于SK和UK。

1）组织型纤溶酶原激活剂（t-PA）：t-PA对血栓中纤维蛋白有高度亲和力，能特异地作用于血块表面并与之形成一种t-PA纤维蛋白复合物，直接催化纤溶酶原转化为纤溶酶而溶解血栓，溶栓作用强，再通率高，无过敏反应，仅少数患者出现皮下、脏器出血。目前应用重组t-PA（rt-PA）。

2）乙酰化纤溶酶原链激酶激活复合物（APSAC）：具备理想溶栓剂的几个特点，即对血栓中的纤维蛋白亲和力强，半衰期长，可一次性给药，再闭塞率和全身纤溶性出血率低。APSAC通过PLG的赖氨酸结合部位结合到纤维蛋白（Fb）表面，从而激活Fb表面PLG

达到溶血栓作用。

（3）第三代制剂：前尿激酶（proUK）和葡激酶（Sak）。

1）proUK由人尿、血液或条件培养液中提取或基因重组（rproUK）而得。它水解Fb凝·块上的Lys-PLG，使PLG转变为PL起溶血栓作用。

2）SaK它是从金黄色葡萄球菌培养液中提取的，溶血栓作用与SK相同。

2.不良反应

（1）出血：最重要的不良反应和并发症。轻度出血，表现为皮肤、黏膜出血，肉眼及显微镜下血尿或小量咯血、呕血等；重度出血，表现为大量咯血或消化道大出血、腹膜后出血等引起失血性低血压或休克，需要输血；危及生命部位的出血，包括颅内、蛛网膜下隙、纵隔内或心包出血是最危险的并发症。

采用溶栓治疗患者应避免深部动静脉穿刺，以免出血时不易压迫，也应避免各种插管及手术操作。局部出血可行压迫止血，如发生大出血，应停止溶栓治疗，输新鲜全血，必要时给予6-氨基己酸静滴。静脉溶栓治疗过程中应注意意识状态，如出现意识不清、局灶性神经症状，应怀疑有颅内出血，停止溶栓及肝素治疗，进行CT或磁共振检查。

（2）低血压：注射大剂量溶栓剂常可引起血压降低，这是溶栓剂促使扩血管肽类释放造成周围血管阻力降低所致。放慢静滴速度后若血压仍低，应予输液和采用血管收缩剂。

（3）过敏反应：偶见于应用链激酶及APSAC时，发生率为2%~3%，表现为发热、皮疹等。用该类药物前肌注地塞米松可能起到预防作用。

（4）再灌注性心律失常：溶栓治疗成功的标志之一，又是溶栓治疗的并发症。多表现为溶栓后一过性的频发性室性期前收缩、加速的室性自搏节律、非持续性室速、持续性室速和心室颤动等。

3.用药监护

监测重点是有无出血的不良反应及并发症。

（1）症状及体征：经常询问患者胸痛有无减轻以及减轻的程度，仔细观察皮肤、黏膜、痰液、呕吐物及尿中有无出血征象。

（2）心电图检查：溶栓前后应做18导联心电图。溶栓后3小时内每半小时复查1次，以后定期检查心电图。注意导联位置应严格固定。

（3）实验室检查：监测APTT或凝血时间（CT），发病后6小时、8小时、10小时、12小时、16小时、20小时查CK-MB、肌钙蛋白。

4.溶栓疗效的评价方法与标准

（1）冠状动脉造影：判断溶栓治疗的金标准。

（2）临床评价标准：①胸痛自输入溶栓药物后2小时内基本缓解；②心电图抬高的ST段自输入溶栓药物后2小时内，下降≥50%；③自输入溶栓药物后2小时内出现再灌注心律失常，如非阵发性室速，房室或束支传导阻滞消失，加速性自主心律等；④血清中心肌酶的峰值提前：CK-MB峰值在发病后的14小时内提前出现或CK峰值出现在16小时内。具有任意2条（①和③组合除外），可判定为血管再通。

第五章

消化内科的护理

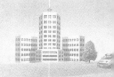

第一节　消化性溃疡的护理

一、病因及发病机制

　　消化性溃疡的病因和发病机制较为复杂，研究表明，与幽门螺杆菌感染、胃酸分泌过多、胃黏膜保护作用减弱等因素有关。

　　概括起来，是胃、十二指肠局部黏膜损害因素和黏膜保护因素之间失去平衡所致，这是溃疡发生的基本原理。

　　1.Hp感染为消化性溃疡的重要发病原因。Hp感染破坏了胃十二指肠的黏膜屏障，Hp分泌的空泡毒素蛋白和细胞毒素相关基因蛋白可造成胃十二指肠黏膜上皮细胞受损和炎症反应，损害了黏膜的防御—修复机制。

　　Hp感染还可引起高胃泌素血症，胃酸分泌增加，这两方面协同作用促使胃十二指肠黏膜损害，形成溃疡。

　　2.胃酸和胃蛋白酶在损害因素中，胃蛋白酶的蛋白水解作用和胃酸都对胃和十二指肠黏膜有侵袭作用，胃酸的作用占主导地位。胃酸分泌过多在十二指肠溃疡的发病机制中起主要作用，这可能与十二指肠溃疡病人壁细胞总数多、壁细胞对刺激物反应性高、胃酸分泌的正常反馈抑制机制失灵和迷走神经长期兴奋而释放乙酰胆碱，刺激壁细胞分泌盐酸和刺激G细胞分泌促胃液素有关。

　　3.非甾体抗炎药如阿司匹林、布洛芬、吲哚美辛等，除具有直接损伤胃黏膜的作用外，还能抑制前列腺素和前列环素的合成，从而损伤黏膜的保护作用。另外，肾上腺皮质激素也可与溃疡的形成和再活动有关。

　　4.粗糙和刺激性食物或饮料可引起黏膜的物理性和化学性损伤。不定时的饮食习惯会破坏胃酸分泌规律。刺激性饮料、烈性酒除直接损伤黏膜外，还能促进胃酸过度分泌。这些因素均可能和消化性溃疡的发生和复发有关。

　　5.持久和过度精神紧张、情绪激动等精神因素可引起大脑皮质功能紊乱，使迷走神经兴奋和肾上腺皮质激素分泌增加，导致胃酸和胃蛋白酶分泌增多，促使溃疡形成。

　　6.研究表明吸烟可增加胃溃疡（GU）和十二指肠溃疡（DU）的发病率，同时可以影响溃疡的愈合，但机制尚不很清楚。

　　7.研究发现，GU和DU的发病与遗传因素有关，O型血型者比其他血型患DU的发病率高达1.4倍。家族中有患消化性溃疡倾向者，其亲属患病机会比没有家族倾向者高3倍。

二、临床表现

消化性溃疡病程以慢性病程、周期性发作、节律性上腹痛为特点，一般春秋季节易发作，容易复发，其发作常与不良精神刺激、情绪波动、饮食失调等情况有关。

(一) 症状

1.上腹痛为消化性溃疡的主要症状

其疼痛性质、部位、疼痛时间、持续时间等依溃疡部位的不同而有其特殊性见表5-1。
胃肠道症状还可表现为泛酸、嗳气、恶心、呕吐等消化不良的症状，GU较DU多见。
2.全身症状可表现为失眠、多汗等自主神经功能失调的症状，也可有消瘦、贫血等症状。

表5-1　胃溃疡、十二指肠溃疡的特点及鉴别

一	胃溃疡	十二指肠溃疡
疼痛性质	烧灼或痉挛感	钝痛、灼痛、胀痛或剧痛，或仅有饥饿样不适感
疼痛部位	剑突下正中或稍偏左	上腹正中或稍偏右
疼痛发作时间	进食后30～60分钟，疼痛较少发生于夜晚	进餐后1～3小时，也常发生在午夜至凌晨
胃酸分泌	正常或降低	增多
疼痛持续时间	1～2小时	饭后2～4小时，到下次进餐后为止
一般规律	进食—疼痛—缓解	疼痛—进食—缓解

(二) 体征

缓解期多无明显体征，发作时可有上腹部局限性压痛点。

(三) 并发症

1 出血

是消化性溃疡最常见的并发症，DU比GU易发生。可表现为呕血与黑便。出血量大时甚至可排鲜血便，出血量小时，粪便隐血试验阳性。

2 穿孔

常发生于十二指肠溃疡，主要表现为腹部剧痛，具有急性腹膜炎的体征。当溃疡病患者腹部疼痛变为持续性，进食或用抑酸药后长时间疼痛不能缓解，并向背部或两侧上腹部放射时，常提示可能出现穿孔。

3 幽门梗阻

少数病例可出现，主要发生于DU或幽门管溃疡。主要表现为餐后上腹部饱胀，频繁呕吐宿食，严重时可引起水和电解质紊乱，并有营养不良和体重下降症状。

④ 癌变

少数GU可发生癌变，尤其是45岁以上的病人，发生率1%以下，DU则少见。

三、辅助检查

（一）胃镜检查与黏膜活检

可直接观察溃疡病变部位、大小、性质，并可进行Hp检测，对消化性溃疡有确诊价值。

（二）X线钡餐检查

溃疡的X线直接征象为龛影，是诊断溃疡的重要依据。

（三）幽门螺杆菌检测

是消化性溃疡的常规检查的项目，检测结果常可决定治疗方案。

（四）粪便隐血试验

活动性DU或GU常有少量渗血，粪便隐血试验阳性，一般经治疗1～2周内转阴，若GU病人粪便隐血试验持续阳性，应考虑有癌变可能。

四、治疗原则

治疗目的在于消除病因，缓解疼痛，促进溃疡愈合，减少复发，避免并发症的发生。

（一）首先给予根除Hp治疗

质子泵阻滞剂或胶体铋剂和两种抗菌药物如氨苄西林、克拉霉素、甲硝唑等三联治疗，可使Hp根除率可达80%以上。

（二）抑制胃内酸度的药物

① H2受体拮抗剂

能阻止组胺与H2受体相结合，使壁细胞分泌胃酸减少。常用药物有西咪替丁、雷尼替丁和法莫替丁。主要不良反应为乏力、头昏、嗜睡和腹泻。

② 质子泵抑制剂

以奥美拉唑为代表，是目前最强的胃酸分泌抑制剂，作用时间长，可以抑制壁细胞分泌H^+的最后环节H^+-K^+-ATP酶（质子泵），减少了胃酸分泌。常用的药物有奥美拉唑、兰索拉唑等。

③ 制酸剂

使胃内酸度降低，常用药物有氢氧化铝、碳酸氢钠、铝碳酸镁等。

（三）保护黏膜的药物

在酸性环境中，与溃疡面渗出的蛋白质相结合，形成一覆盖溃疡的保护膜。

1　枸橼酸铋钾

可形成一层防止酸和胃蛋白酶侵袭的保护屏障。此外，还具有抗幽门螺杆菌的作用。常用枸橼酸铋钾240 mg，每日2次口服。

2　硫糖铝

是一种硫酸化蔗糖的氢氧化铝盐，可与溃疡面上带正电荷的渗出蛋白质相结合，它还可能刺激局部内源性前列腺素的合成，对黏膜起保护作用。

3　前列腺素类药物

如米索前列醇，也具有增强胃黏膜防御能力的作用。因价格昂贵，不作为治疗首选的药物。

五、护理措施

1.注意病情观察

观察病人疼痛的特点，包括疼痛的部位、程度、持续时间、诱发因素，与饮食的关系，有无放射痛、恶心、呕吐等伴随症状出现。

2.嘱休息及戒烟戒酒

病情较重的活动性溃疡病人或粪便隐血试验阳性病人应卧床休息，病情较轻的病人可边工作边治疗，注意劳逸结合，避免过度劳累、紧张，保持良好的心情，对有烟酒嗜好的病人，应劝其戒除。

3.嘱病人定时进餐

少量多餐。进餐时应细嚼慢咽，不宜过快、过饱，溃疡活动期病人每天可进餐5～6顿。同时以清淡、富有营养的饮食为主，应以面食为主食，或软饭、米粥。避免粗糙、过冷、过热、刺激性食物或饮料，如油煎食物、浓茶、咖啡、辛辣调味品等。两餐之间可给适量的脱脂牛奶，但不宜多饮。

4.遵医嘱正确服用药物

如抗酸药应在餐后1小时及睡前服用，避免与牛奶同时服用；抗胆碱能药及胃动力药如多潘立酮等应在餐前1小时及睡前1小时服用。用药期间要注意药物的不良反应和药物的配伍禁忌。

5.注意关心病人心理变化

鼓励其说出心中的顾虑与疑问。帮助病人减轻焦虑、紧张心理，以避免精神紧张所造成的迷走神经兴奋，从而减少胃酸的分泌。采用适当方式给病人补充消化性溃疡的自我护理知识，指导病人使用松弛术、局部热敷、针灸、理疗等方法，以减轻腹痛。

6.嘱定期复查

对于年龄偏大的胃溃疡病人应嘱其定期到门诊复查，防止癌变。

第二节　溃疡性结肠炎的护理

一、病因及发病机制

病因尚未完全清楚，目前认为本病可能与遗传、感染、精神因素和免疫机制异常有关。

（一）免疫因素

研究认为溃疡性结肠炎病人的肠黏膜存在异常的上皮细胞，分泌异常黏液糖蛋白，正常防御功能被削弱，影响肠黏膜屏障的完整性，使一般不易通过正常肠黏膜及对人体无害的菌群、食物等抗原，可以进入肠黏膜，激发一系列免疫反应与炎性变化。

（二）氧自由基损伤

在肠内黄嘌呤氧化酶等作用下，导致大量氧自由基形成，损伤肠黏膜。

（三）遗传因素

有研究表明病人直系亲属中有10%～20%的人发病，其遗传性与Ⅱ类组织相容复合物HLA–DR2区的基因组有关。

（四）感染因素

尚不能确定，可能与痢疾杆菌或溶组织阿米巴感染有关。

（五）精神因素

应激事件、重大精神创伤后可诱发本病，病人常有焦虑、抑郁等表现。

二、临床表现

起病多数缓慢，感染、精神刺激、劳累、饮食失调多为本病的发作诱因，病程长，可迁延数年，常有发作期与缓解期交替。

（一）症状

❶ 消化系统表现

腹泻，轻者每日排便2～3次，重者可达每日10余次，粪便呈黏液、脓血便，甚至血便，常有里急后重感觉。轻度、中度腹痛，局限于左下腹或下腹部。排便后疼痛可减轻或缓解。若并发中毒性结肠扩张或炎症波及腹膜，可有持续性剧烈腹痛。还可有腹胀、食欲缺乏、恶心、呕吐。

❷ 全身表现

发热，重症可有高热、贫血、消瘦、水与电解质平衡失调、低蛋白血症及营养不良。部分病人还可出现皮肤结节红斑、关节痛、脾大、口腔黏膜溃疡等。

（二）体征

病人呈慢性病容，精神差，重者呈消瘦、贫血貌。轻型病人有左下腹轻压痛；重症者常有明显腹膜刺激征。如出现反跳痛、腹肌紧张、肠鸣音减弱等，应警惕中毒性结肠扩张、肠穿孔的发生。

（三）并发症

1 中毒性巨结肠

2 直肠结肠癌变

3 直肠、结肠大量出血，肠梗阻、肠穿孔等

三、辅助检查

1 血液检查

可有红细胞、血红蛋白减少；活动期白细胞计数增高，红细胞沉降率增快、C反应蛋白增高是活动期的标志。血清白蛋白降低；凝血酶原时间延长，电解质平衡紊乱。

2 粪便检查

常有黏液脓血便，镜下可见红、白细胞。

3 X线钡餐灌肠检查

应用气钡双重对比造影，对中、重度者诊断有一定意义，当有伪息肉形成时，可见多发性充盈缺损。

4 结肠镜检查

全结肠或乙状结肠镜检查对本病诊断、确定病变范围有重要价值。

四、治疗原则

治疗目的在于控制急性发作、缓解病情、减少复发、防止并发症。

（一）一般治疗

急性发作期应卧床休息，保持心情平静。病情严重者应禁食，给完全胃肠外营养治疗，轻、中度者可给予流质饮食。腹痛明显病人可服用阿托品。

（二）药物治疗

1 柳氮磺吡啶

简称SASP，一般作为首选药物，适用于轻、中型或重型，使用糖皮质激素治疗已有缓解者。用法：活动期4g/d，分4次口服，用药3～4周病情缓解后，可逐渐减量持续约

3～4周后，到达维持量2g/d，分次口服，维持1～2年治疗。其不良反应有恶心、呕吐、皮疹、白细胞减少等。目前使用奥沙拉嗪效果也较好。也可用对氨水杨酸2g溶于60 mL水中，1次/天保留灌肠治疗。

②肾上腺糖皮质激素

适用于暴发型或重型病人，常用氢化可的松200～300 mg静脉滴注，待病情稳定后可改为口服泼尼松，随病情好转可逐渐减量。在减药期间应配合应用柳氮磺吡啶，疗程应维持数月。

③免疫抑制剂

用于对激素治疗效果不佳者或对激素依赖者。

五、护理措施

（一）休息

给病人提供安静、舒适的休息环境，注意劳逸结合，生活要有规律，保持心情舒畅，以减少病人的胃肠蠕动及体力消耗。

（二）严密观察病情

注意监测病人的体温、脉搏、心率、血压的变化，同时观察病人的皮肤弹性、有无脱水表现。还应注意观察腹泻、腹部压痛及肠鸣音情况，如出现鼓肠、肠鸣音消失、腹痛加剧等情况，要考虑中毒性巨结肠的发生，及时报告医生，积极采取抢救措施。

（三）饮食护理

应给予高热量、富营养而少纤维、易消化、软的食物，禁食生、冷食物及含纤维素多的蔬菜水果，忌食牛乳和乳制品。急性发作期病人应进食无渣流质或半流质饮食，病情严重者应禁食，并给予胃肠外营养，使肠道得以休息，利于减轻炎症，控制其症状。

（四）腹泻护理

由于病人腹泻次数较多，里急后重症状严重，应将病人安排至离卫生间较近的房间，或室内留置便器。协助病人做好肛门及周围皮肤的护理，如手纸要柔软，擦拭动作宜轻柔，便后用肥皂与温水清洗肛门及周围皮肤，清洗后轻轻拭干，必要时给予护肤软膏涂擦，以防皮肤破损。同时注意观察粪便的量、性状、排便次数。

（五）用药护理

应向病人做好有关药物的用法、作用、不良反应等的解释工作，告知病人饭后服用柳氮磺吡啶，可减少其恶心、呕吐、食欲缺乏等药物不良反应和坚持用药的重要性。对于采用灌肠疗法的病人，应指导病人尽量抬高臀部，达到延长药物在肠道内的停留时间的目的。

（六）心理护理

由于本病的病程特点，病人易出现抑郁或焦虑。为此应耐心向病人做好卫生宣教工作，使其积极配合治疗。同时帮助病人认识到不良的心理状态不利于本病的修复，从而建立起战胜疾病的信心和勇气。

第三节　肝硬化的护理

 一、病因及发病机制

引起肝硬化有多种病因，在我国以病毒性肝炎引起肝硬化为主要原因。

（一）病毒性肝炎

主要见于乙型肝炎、丙型或丁型肝炎重叠感染，经过慢性活动性肝炎逐渐发展而来，称为肝炎后肝硬化，而甲型、戊型病毒性肝炎不演变为肝硬化。

（二）酒精中毒

长期大量饮酒、乙醇及其中间代谢产物乙醛的毒性作用，是引起酒精性肝炎、肝硬化的病因。

（三）胆汁淤积

持续肝外胆管阻塞或肝内胆汁淤积存在时，高浓度的胆汁酸和胆红素损害肝细胞，使肝细胞发生变性、坏死，逐渐发展为胆汁性肝硬化。

（四）循环障碍

多见于慢性充血性心力衰竭、缩窄性心包炎、肝静脉和/或下腔静脉阻塞等，可致长期肝细胞淤血，肝细胞缺氧、坏死和结缔组织增生，逐渐发展为心源性肝硬化。

（五）日本血吸虫病

反复或长期感染血吸虫病者，由于虫卵沉积在门管区，虫卵及其毒性产物的刺激引起大量结缔组织增生，导致肝纤维化和门静脉高压症，称之为血吸虫病性肝纤维化。

（六）化学毒物或药物

长期反复接触化学毒物如四氯化碳、磷、砷等，或长期服用甲基多巴、双醋酸汀等，可引起中毒性肝炎，最终演变为肝硬化。

（七）营养障碍

慢性肠道炎症，长期食物中缺乏蛋白质、维生素等物质，可引起吸收不良和营养失调，降低肝对其他有害因素的抵抗力；某些代谢障碍疾病可引起代谢产物沉积在肝脏，也损害肝细胞，久之可发展为肝硬化。

（八）遗传和代谢性疾病

由于遗传、先天性酶缺陷如肝豆状核变性、血色病、半乳糖血症，某些物质或其代谢产物沉积于肝，引起肝细胞坏死、结缔组织增生。

（九）自身免疫性肝炎

也可发展为肝硬化。

（十）隐源性肝硬化

发病原因暂时不能确定的肝硬化，占5%～10%。

各种病因引起的肝硬化，病理演变过程基本一致，其特征为广泛肝细胞变性、坏死、结节性再生，结缔组织增生，假小叶形成。使肝内血管扭曲、受压、闭塞，肝内门静脉、肝静脉和肝动脉小分支间发生异常吻合，形成短路，导致肝血循环紊乱，形成门静脉高压的基础，使肝细胞营养障碍加重，促进了肝硬化的发展。

二、临床表现

起病隐匿，病程发展缓慢，可潜伏达3～5年，甚至更长。各型肝硬化可因出现并发症、伴发病、大量饮酒、手术等因素，促进病情加重和发展。临床上将肝硬化分为肝功能代偿期和肝功能失代偿期，但两期界限尚不清楚。

（一）代偿期

症状轻、无特异性，常以疲乏无力、食欲减退为主要表现，可伴腹胀、恶心、轻微腹泻等。上述症状呈间歇性，劳累或发生其他疾病时症状表现明显，休息或治疗后可缓解。

体征：肝轻度肿大，质变硬，无或轻度压痛，脾轻度肿大。

（二）失代偿期

症状明显，主要为肝功能减退和门静脉高压症两类临床表现。

1　肝功能减退的表现

（1）全身症状：营养状况较差，可有不规则低热，消瘦乏力，精神不振，重者衰弱而卧床不起，皮肤干枯，面色晦暗无光泽（肝病面容）。

（2）消化道症状：食欲减退，畏食，进食后常感上腹饱胀不适、恶心、呕吐；对脂肪、蛋白质耐受性差，稍进油腻肉食易引起腹泻，病人常因腹水和胃肠积气终日腹胀难受。上述症状产生与门静脉高压时胃肠道淤血水肿、消化吸收障碍和肠道菌群失调等有关。部分病人可有黄疸表现，提示肝细胞有进行性坏死。

（3）出血倾向和贫血：常有皮肤紫癜、牙龈出血、鼻出血、胃肠出血等倾向，病人常有不同程度的贫血。主要与肝合成凝血因子减少、脾功能亢进、肠道吸收障碍、营养不良、毛细血管脆性增加等因素有关。

（4）内分泌紊乱：由于肝功能减退对雌激素灭活能力减退，男性病人可有性欲减退、睾丸萎缩、乳房发育、毛发脱落等症状；女性病人可有月经失调、闭经、不孕等症状。在病人面部、颈、上胸、肩、背、上肢等上腔静脉回流部位可见蜘蛛痣和/或血管扩张，在手掌大、小鱼际及指端腹侧有红斑，称之为肝掌。可有继发性醛固酮和精氨酸加压素增多，使水钠潴留，对腹水形成起重要作用。由于肾上腺皮质功能损害，病人面部和其他暴露部位可出现皮肤色素沉着。

❷ 门静脉高压症的三大表现

脾大、侧支循环的建立和开放、腹水。

❸ 肝触诊

早期表面尚光滑，肝脏质地坚硬，边缘较薄，晚期可触及结节。

（三）并发症

❶ 上消化道出血

为最常见的并发症，多突然发生大量呕血或黑粪，常引起出血性休克，诱发肝性脑病。

❷ 肝性脑病

是晚期肝硬化最严重的并发症，亦是常见死亡原因。

❸ 感染

常易并发细菌感染，如肺炎、大肠杆菌败血症、胆道感染及自发性腹膜炎等。自发性腹膜炎多为革兰氏阴性杆菌感染，表现为腹痛、腹水迅速增长，重者出现中毒性休克。体征可有全腹压痛、腹膜刺激征。

❹ 肝肾综合征

由于出现大量腹水时，有效循环血容量不足，肾血管收缩，引起肾皮质血流量减少、肾小球滤过率降低，发生肝肾综合征，也称功能性肾衰竭，表现为少尿或无尿、氮质血症、稀释性低钠血症。

❺ 肝肺综合征

为严重的肝病、肺血管扩张和低氧血症的三联征。表现呼吸困难、低氧血症，检查显示肺血管扩张。目前，内科治疗效果不明显。

❻ 其他

由于病人摄入不足、长期应用利尿药、大量放腹水、呕吐、腹泻等因素易造成电解质和酸碱平衡紊乱。近年来发现门静脉血栓形成并不少见。

肝硬化病人若在短期内出现肝增大，且表面有肿块，持续肝区疼痛或腹水呈血性，应考虑并发原发性肝癌的可能，应进一步检查。

三、辅助检查

（一）血常规

代偿期多正常，失代偿期可有贫血，脾功能亢进时白细胞和血小板减少。

（二）尿常规

黄疸时尿胆红素阳性，尿胆原增加。并发肝肾综合征时可有血尿、尿管型、尿蛋白阳性。

（三）肝功能检查

代偿期：可正常或轻度异常。失代偿期：转氨酶增高，以ALT（GPT）增高显著，肝细胞严重坏死时AST（GOT）增高会比ALT明显。

（四）血生化检查

血清总蛋白可正常、降低或增高，但白蛋白降低、球蛋白增高。凝血酶原时间在代偿期可正常，失代偿期可有不同程度的延长。胆固醇酯常低于正常。

（五）免疫学检查

免疫球蛋白IgG、IgA均增高，以IgG增高显著；约有50%的病人T细胞数量低于正常，CD_3、CD_4、CD_8细胞均有降低；部分病人可出现非特异性自身抗体；病因为病毒性肝炎的病人病毒标记呈阳性反应。

（六）腹水检查

呈漏出液，若合并原发性腹膜炎时，可呈渗出液。腹水呈血性，应考虑癌变可能，需做细胞学检查。

（七）食管吞钡X线检查

可见食管下段或胃底静脉曲张。

（八）内镜检查

❶ 上消化道内镜检查

可观察食管、胃底静脉有无曲张及曲张的程度和范围。并发上消化道出血者，通过急诊内镜检查不仅能明确出血的原因和部位，还能同时进行止血治疗。

❷ 腹腔镜检查

可直接观察肝脾情况。

（九）其他检查

肝穿刺活组织检查可确诊为肝硬化；腹腔镜检查可确诊为肝硬化，腹腔镜检查可见肝脏表面呈结节状改变，取活体组织可协助鉴别诊断。

四、治疗原则

目前无特效治疗，关键在于早期诊断，针对病因和一般情况进行治疗，缓解和延长代偿期，对失代偿期病人主要是对症治疗、改善肝功能、抢救并发症。

❶ 休息

代偿期病人适当减少活动，但仍可参加轻体力工作；失代偿期病人则应以卧床休息为主，避免劳累是治疗中重要措施之一。

❷ 饮食

给予高热量、高蛋白质、维生素丰富，易消化食物。肝功能损害显著或有肝性脑病先兆者，应限制或禁食蛋白质；腹水者应限制盐摄入；避免进食粗糙、坚硬食物，忌酒，禁用损害肝脏药物。

❸ 药物治疗

为避免增加肝细胞负担，药物种类不宜过多，适当选用保肝药物，如葡醛内酯、维生素及助消化药物。中药治疗能改善症状和肝功能，也可采用中西药联合治疗。

❹ 腹水的治疗

（1）限制钠、水的摄入：水的摄入一般不需过于严格，如血钠＜125 mmol/L时，需限制水的摄入。

（2）增加钠、水的排泄：利尿药，主要使用螺内酯60 mg每日4次，无效时加用氢氯噻嗪或呋塞米，服用时及时补充氯化钾。利尿治疗以每天体重减轻不超过0.5 kg为宜，利尿药使用不宜过猛，避免诱发肝性脑病、肝肾综合征等。

（3）导泻：利尿药治疗无效可应用导泻药，如甘露醇20 mg，1～2次/天，通过肠道排出水分。

（4）腹腔穿刺放腹水：为减轻症状可行穿刺放腹水，但会丢失蛋白质，且短期内腹水又复原，应同时给予白蛋白静脉滴注，可提高疗效。一般第一次放腹水的量不超过3000 mL，同时静脉滴注白蛋白40～60 g。

（5）提高血浆胶体渗透压：每周输注新鲜血、白蛋白、血浆，对改善一般情况、恢复肝功能和消退腹水均有帮助。

（6）腹水浓缩回输，对顽固性腹水是一种较好的治疗方法。注意不可回输有感染腹水或癌性腹水。

五、护理措施

（一）休息

代偿期病人可参加轻体力活动，避免过度疲劳。失代偿期患者，应卧床休息，有利于肝细胞修复。

（二）饮食护理

给予高热量、高蛋白、高维生素、易消化的食物，应忌酒，避免进食粗糙、尖锐或刺激性食物。同时根据病情变化及时更改饮食，如血氨偏高者应限制或禁食蛋白质，待病情好转后再逐渐增加蛋白质摄入量；有腹水时应给予低盐或无盐饮食，限制进水量。对于剧烈恶心、呕吐、进食甚少或不能进食病人，可遵医嘱给予静脉补充足够的营养。

（三）病情观察

注意观察生命体征、尿量等情况，准确记录出入量，观察腹围、体重，注意有无呕血及黑便，有无精神行为异常表现，若出现异常，应及时报告医生，采取紧急措施，防止肝性脑病、功能性肾衰的发生。

（四）皮肤护理

腹水病人多伴皮肤干枯粗糙、水肿、抵抗力弱；黄疸病人皮肤瘙痒，故应做好皮肤护理。每日可用温水擦浴，保持皮肤清洁，避免用力搓擦。病人衣着宜宽大柔软、宜吸汗，床铺应平整洁净。

长期卧床病人应定时更换体位，以防发生压疮，皮肤瘙痒者可给予止痒处理，嘱病人勿用手抓挠，以免皮肤破损引起感染。

（五）腹腔穿刺放腹水的护理

（1）术前向病人解释操作过程及注意事项。测量体重、腹围、生命体征，排空膀胱。

（2）术中及术后监测生命体征。观察有无不适反应。

（3）术后用无菌敷料覆盖穿刺部位。并观察穿刺部位是否有溢液。术毕应缚紧腹带，防止腹穿后腹内压骤降。记录抽出腹水的量、性质、颜色，标本及时送检。

第四节　上消化道大量出血的护理

一　病因

上消化道疾病、全身性疾病均可引起上消化道大出血。

1 上消化道疾病

（1）胃十二指肠疾病：临床最常见的病因是消化性溃疡，急性糜烂出血性胃炎（由于常服用非甾体抗炎药物、嗜酒引起的急性胃黏膜损害）、促胃液素瘤，其次是胃癌、慢性胃炎、胃黏膜脱垂、十二指肠炎等。

（2）食管、空肠疾病：可见食管炎（反流性食管炎、食管憩室炎）、食管癌、食管损伤（物理损伤、化学损伤）、空肠克罗恩病、胃肠吻合术后空肠溃疡等。

② 各种原因导致的门静脉高压引起食管、胃底静脉曲张破裂

③ 上消化道邻近器官或组织的疾病

（1）胆道出血：可见胆管或胆囊结石、胆道蛔虫病、胆囊或胆管癌瘤等。也可见术后胆总管引流管造成的胆道受压坏死，亦见于肝癌、肝脓肿或肝血管瘤破入胆道。

（2）胰腺疾病累及十二指肠：如急性胰腺炎并发脓肿破溃、胰腺癌等。

④ 全身性疾病

（1）血液病：可见白血病、血小板减少性紫癜、血友病、弥散性血管内凝血及凝血机制障碍疾病等。

（2）血管性疾病：过敏性紫癜、遗传性出血性毛细血管扩张等。

（3）应激性溃疡：可见肾上腺糖皮质激素治疗后、脑血管意外、大手术后、烧伤、败血症、休克、呼吸循环衰竭等，各种严重疾病引起的应激状态，致使胃黏膜糜烂溃疡出血。

（4）其他：尿毒症、流行性出血热、系统性红斑狼疮等结缔组织疾病等。

二、临床表现

（一）呕血与黑便

为上消化道出血特征性表现。出血部位在幽门以下，病人多数只表现为黑便；在幽门以上，病人呕血、黑便的症状常兼有，但是在出血量小、出血速度慢的病人也常仅见黑便。而幽门以下病变出血量大且速度快，血液可反流入胃也可有呕血。呕血多呈咖啡色，黑便呈柏油样，黏稠而发亮。若出血量大，血液在肠内推进较快，粪便可呈暗红或鲜红色，呕吐的血液则可为鲜红或有血块，是由于血液未经与胃酸充分混合便呕出。

（二）失血性周围循环衰竭

急性大量出血，循环血容量可迅速减少，致使周围循环衰竭，心排血量降低，可出现一系列表现，如头晕、乏力、突然起立发生晕厥、心率加快、出汗、脉细数、血压下降、皮肤湿冷、精神烦躁不安或意识不清等周围循环衰竭表现，也可有少尿或无尿，如有发生应警惕并发急性肾衰竭。

（三）氮质血症

血尿素氮常增高，称为肠源性氮质血症，一般在大出血后数小时血尿素氮开始上升，24～48小时可达高峰，一般不超过14.3mmol/L（40 mg/dL），3～4日后降至正常。

（四）发热

在上消化道大量出血后，多数病人在24小时内出现低热，一般不超过38.5 ℃，可持续3～5日。

（五）血常规变化

一般出血3～4小时后可有贫血。出血24小时内网织红细胞计数可增高，随着出血停止，网织红细胞逐渐降至正常。白细胞计数也可暂时增高，血止后2～3日即恢复正常。但肝硬化出血病人如伴脾功能亢进，白细胞计数可不增高。

三、辅助检查

（一）实验室检查

测血红蛋白、白细胞及血小板计数、网织红细胞、肝功能、肾功能、血尿素氮、粪便隐血试验等，对诊断疾病会有一定帮助。

（二）内镜检查

是上消化道出血病因诊断的首选检查措施。一般在上消化道出血后24～48小时内进行急诊内镜检查，不但可以明确病因，还可做紧急止血治疗。

（三）X线钡餐造影检查

一般用于有胃镜检查禁忌证或不愿进行胃镜检查者，目前主张X线钡餐检查应在出血已经停止及病情基本稳定数日后进行。此检查对经胃镜检查出血原因不明或疑似病变在十二指肠降段以下小肠段，有特殊的诊断价值。

（四）其他检查

适用不能耐受X线、内镜、动脉造影检查的病人。

四、治疗原则

（一）一般抢救措施

应卧床休息，保持呼吸道通畅，避免呕血时误吸引起窒息，必要时吸氧。出血期间应禁食。

（二）积极补充血容量

立即建立有效静脉通道、配血。迅速补充血容量，可用生理盐水或葡萄糖盐水、林格液、右旋糖酐、羟乙基淀粉，必要时及早输入全血，以恢复有效血容量，保持血红蛋白不低于70g/L。肝硬化病人需输新鲜血，因库存血含氨多易诱发肝性脑病。输液速度既要及时补充有效血容量，又要注意防止肺水肿的发生，必要时可根据中心静脉压调节输液量。

（三）止血

1 **药物治疗**

对于胃、十二指肠出血，可遵医嘱应用去甲肾上腺素胃内灌注治疗。

对于食管静脉曲张破裂出血可应用垂体后叶素止血治疗。但有冠状动脉粥样硬化性心脏病、高血压、妊娠者禁用。对于急性胃黏膜损害及消化性溃疡引起的出血，可应用H2受体拮抗剂如西咪替丁、雷尼替丁、法莫替丁。还可用质子泵抑制剂减少胃酸分泌，如奥美拉唑。

生长抑素对上消化道出血止血效果较好，可减少30%~40%内脏血流量，临床上多用于食管胃底静脉曲张出血。

❷ 气囊管压迫止血

适用于食管胃底静脉曲张破裂出血。

❸ 内镜直视下止血

内镜过程如见有活动性出血或暴露血管的溃疡应进行内镜直视下止血。

❹ 介入治疗

对于无法进行内镜治疗，又不能耐受手术的严重消化道大出血的病人，可考虑介入治疗。

五、护理措施

（一）休息与体位

大量出血病人应绝对卧床休息，采取舒适体位或平卧位，可将下肢略抬高，以保证脑部供血。呕血时头偏向一侧，避免误吸，保证呼吸道通畅。合理安排日常生活，避免劳累、精神紧张，保持乐观情绪。注意避免引起上消化道出血的病因及诱因。

（二）治疗护理

迅速建立有效静脉通道，注意监测输液速度，及时、准确地补充血容量、给予止血类药物，输液开始时宜快，必要时测定中心静脉压来调整输液量和速度，避免引起急性肺水肿。鼓励病人坚持服药治疗溃疡病或肝病，尽量避免服用对胃黏膜有刺激的药物：如阿司匹林、吲哚美辛、激素类药物等。

（三）严密观察病情变化

密切观察生命体征的变化，并注意观察皮肤颜色及肢端温度变化。如出现血压下降、心率加快、脉细数、面色苍白、出冷汗、皮肤湿冷等，提示发生微循环血流灌注不足，应及时报告医生。观察呕血与黑便的次数、性状及量。注意观察尿量，准确记录出入量。

（四）心理护理

对于大量出血的病人应注意陪同和照顾，及时处理不适症状，使其有安全感。及时消除血迹，向病人及其家属解释各项检查、治疗的目的，以减轻恐惧心理。

（五）饮食护理

对急性大出血病人应禁食。对少量出血、无呕吐、无明显活动出血病人，可选用温凉、清淡、无刺激性流食。止血后应给予病人营养丰富、易消化的半流食、软食，开始少量多餐，以后改为正常饮食。同时应嘱咐病人定时进餐，避免过饥、过饱，避免食用过冷、过热食物，避免粗糙、刺激性食物。劝病人戒烟、酒。

（六）告知病人

遵从医嘱不要滥用处方以外的药物，同时注意调整生活起居，不要过度劳累，避免长期精神紧张。戒烟戒酒，注意合理饮食。应教给病人和家属如何早期判断出血征象、应急措施和及时就诊方式。慢性病人也应定期门诊随访。

第五节　常用诊疗技术及护理

一、腹腔穿刺术的护理

（一）操作目的

（1）抽取腹水进行化验检查，明确腹水的性质，协助诊断。

（2）放出适量的腹水，减轻腹腔的压力，缓解压迫症状。

（3）腹腔内注入药物，达到直接治疗和提高治疗效果的作用。

（二）操作评估

（1）评估病人的腹围、腹形以及腹壁皮肤有无破损、感染。

（2）评估病人有无合并其他疾病，如结核性腹膜炎、棘球蚴病、肝性脑病者均不能做检查。

（三）操作前准备

❶ 病人准备

嘱病人排尿，以免刺伤膀胱，放液前测量腹围、脉搏、血压，并检查腹部体征，以观察病情变化。如放腹水，背部先垫好腹带，向病人解释穿刺的目的、意义、过程及注意事项，解除其紧张心理，以利配合。

❷ 用物准备

准备好穿刺用物：①常规消毒治疗盘1套；②腹腔穿刺包内有弯盘、治疗碗、小药杯、止血钳、组织镊、5 mL注射器、6号及7号针头、腹腔穿刺针、洞巾、纱布、棉球、培养瓶、持针器、缝针、缝线等；③其他用物：无菌手套、30 mL注射器、消毒长橡皮管、酒精灯、火柴、腹带、皮尺、盛腹水容器、1%普鲁卡因10 mL，另备无菌手术剪、刀。

（四）操作中护理

❶ 准备体位

协助病人准备体位，病人取坐位、半卧位、侧卧位或平卧位。

2 选择穿刺点

（1）左下腹脐与髂前上棘连线中、外1/3交点，此处不易损伤腹壁动脉。

（2）侧卧位，在脐水平线与腋前线或腋中线之延长线相交处，此处常用于诊断性穿刺。

（3）脐与耻骨联合连线中点上方1.0 cm，偏左或偏右1.5 cm处，此处无重要器官且易愈合。

（4）少量积液，尤其是有包裹性分隔时，需在B超引导下定位穿刺。

3 协助穿刺

常规消毒穿刺部位皮肤，戴无菌手套，铺无菌孔巾，自穿刺点皮肤向腹膜壁层以2%利多卡因逐层做局部浸润麻醉，根据不同穿刺目的选择穿刺针。穿刺时，术者左手固定穿刺处皮肤，右手持针经麻醉处垂直刺入腹壁，待针尖抵抗感突然消失时，示针尖已穿过壁腹膜，即可抽取腹水，将腹水置于无菌试管中以备检查，并记录抽取的腹水量。放液后拔出穿刺针，穿刺部位以无菌纱布按压5～10分钟，再以胶布固定，大量放液后束多头腹带。

4 观察病情变化

操作时，护理人员应在病人床旁，协助完成操作，并记录放液量，密切观察生命体征的变化，如有异常及时处理。

（五）操作后护理

1 体位护理

术后病人应平卧休息8～12小时，或卧向穿刺部位的对侧，防止腹水外溢。

2 生命体征观察

密切监测体温、脉搏、血压、神志的变化，防止诱发肝性脑病。

3 穿刺点护理

预防伤口感染，穿刺点如有腹水外溢，应及时更换敷料。

二、纤维胃、十二指肠镜检查术的护理

（一）操作目的

（1）通过纤维胃、十二指肠镜检查直视胃部疾患，以确定病变的部位及性质。取活体组织检查，协助诊断胃部恶性肿瘤，慢性胃、十二指肠疾病及原因不明的上消化道出血、幽门梗阻等疾病。

（2）对已经确认的胃、十二指肠疾病病人的随访或观察疗效。

（3）钳取异物、电凝切息肉以及其他窥镜下治疗。

（二）操作评估

1.评估病人的心、肺、肝、肾功能。

2.评估病人是否有脊柱畸形、咽喉部疾病，或严重食管胃底静脉曲张。

（三）操作前准备

1 病人准备

了解病史，对检查结果，向病人解释，取得病人合作。检查前禁食8小时。有幽门梗阻者须洗胃，出血多的也需用冷盐水洗胃或100 mL盐水加去甲肾上腺素8 mg后再进行检查。术前20分钟肌注托溴铵0.5 mg，但青光眼病人禁用，必要时肌注地西泮（安定）10 mg。

2 用物准备

检查镜检用物是否准备齐全。①常规消毒治疗盘1套。②纤维胃镜及其附属装置。③其他用物：无菌手套、弯盘、托溴铵0.5 mg、8%利多卡因喷雾液、喉头喷雾器、牙垫、标本缸、载玻片、标本瓶、摄像机、清洁用水。

4 术前麻醉

了解病人有无麻醉药过敏史，于检查前5~10分钟应给病人进行咽喉部的麻醉，用4%利多卡因喷雾麻醉，每隔3~5分钟1次，共喷3次，每次喷完嘱病人下咽，以减少呕吐反射及疼痛。

（四）操作中护理

1 体位准备

协助病人取左侧卧位颈部垫枕头稍后仰。

2 协助插镜

术者左手持操纵部调整角钮方向，右手持胃镜可曲部，将镜端自牙垫中插入至咽后壁，并嘱吞咽动作，顺势轻柔插入喉部到达食管上端。在直视下由食管通过贲门进入胃腔，再经幽门入十二指肠。护理人员应密切观察病人的反应，保持病人头部位置不动。如病人出现恶心不适，护理人员应嘱病人深呼吸，放松全身肌肉，如恶心较重，可能是麻醉不足，应重新麻醉。配合医师处理插镜中可能遇到的问题，当腔内充气不足而黏膜贴近镜面时，可少量间断注气，当物镜被玷污时，可少量充水清洗镜面，必要时也可抽气或吸引液体。

3 协助镜检

当病人出现明显不适及恶心、呕吐时，护理人员应嘱病人深呼吸，放松全身肌肉；当观察到某处病变时，遵医嘱对可疑病变部位摄像、取活组织、刷取细胞涂片及抽取胃液检查，以协助诊断。检查过程中应随时观察病人面色、脉搏、呼吸等改变，出现异常时立即停止检查并作相应处理。

4 协助退镜

检查完毕退出胃镜时应嘱病人深呼吸、放松。退镜后尽量抽气，防止腹胀，并用纱布先将镜身外黏附的黏液、血迹擦净，后彻底清洁、消毒，避免交叉感染，并妥善保管。

（五）操作后护理

1 饮食护理

术后病人因为麻醉作用未消失，过早吃东西容易使食物进入气管，故检查后2小时，待咽部麻醉药作用消失后再试吃流质食物。

② 咽部护理

少数病人拔镜后可有短暂咽喉部不适及异物感，但无碍于饮食，大多数人可照常工作，1～2天症状会自行消失，必要时可用温水或消毒水含漱，嘱病人勿用力咳嗽，以免损伤咽喉部黏膜。

③ 腹部护理

检查后部分病人会出现腹部胀气，主要是检查时间太长、反复注气过多，使气体一部分进入小肠所引起。可嘱病人进行腹部按摩，促进肠道气体排出。

④ 并发症观察与处理

纤维胃镜的应用比较安全，但仍可出现某些并发症，故检查后严密观察并发症的出现，病人有无消化道穿孔、出血、感染等并发症，一旦发现及时处理。

三、 纤维结肠镜检查术的护理

（一）操作目的

（1）对原因不明的结肠出血、慢性腹泻，做纤维结肠镜检查以明确诊断。

（2）结肠息肉需电凝切除者或结肠术后需复查者。

（二）操作评估

（1）评估病人的心肺功能。

（2）评估病人有无其他腹部手术或疾病影响检查。

（3）评估病人肛门直肠情况，有无狭窄。

（三）操作前准备

① 病人准备

了解病情，阅读钡灌肠X线片，向病人说明检查注意事项。病人肠道清洁是检查成功的先决条件。检查前2～3天进少渣半流食，检查当日禁食，清洁肠道可选用下列方法之一：①术前临睡前服蓖麻油30 mL，检查前2～3小时用温水或生理盐水灌肠2～3次，至排液清亮为止。②番泻叶20～30g检查前一天泡水喝。③20%甘露醇250 mL检查前3小时服，半小时后饮糖盐水500～1000 mL。注意甘露醇在肠道被细菌分解产生氢气，如行高频电凝治疗有引起爆炸的危险，故在此类诊疗前做肠道准备时禁用甘露醇，以免发生意外。

② 术前用药

为解除病人紧张、恐惧、腹痛、腹胀等症状，必要时根据医嘱术前15～30分钟给予病人肌注托溴铵0.5 mg，对精神紧张、耐受性差的病人可注射地西泮10 mg或加哌替啶50 mg。

③ 用物准备

检查镜检用物是否准备齐全：①纤维结肠镜1套，活检钳、洞巾、弯盘、三瓣扩肛器1套、长棉签等。②其他用物：蓖麻油或番泻叶、地西泮、哌替啶、托溴铵、检查裤、标本瓶、屏风等。

（四）操作中护理

① 体位护理

插镜病人换上检查裤，取左侧屈膝卧位或膝胸卧位，腹部放松并屈膝，嘱病人尽量在检查中保持此体位不动。

② 协助进镜

先作肛指检查后，助手将镜前端涂上硅油后，再嘱病人张口呼吸，放松肛门括约肌，以右手示指按镜头，使镜头滑入肛门，遵照循腔进镜原则逐渐插入肠镜，尽快到达回盲部，切忌盲目硬插而造成穿孔。

③ 协助镜检

发现病变，详细记录部位及特征，可先摄影，再作活检。检查过程中，护理人员应密切观察病人反应，如出现面色、表情、呼吸、脉搏等异常应随时停止插镜，同时建立静脉通道以备抢救；如病人出现腹胀不适，可嘱其做缓慢深呼吸。

④ 协助退镜

检查结束退镜时，再次观察病变部位情况，退镜前应吸净所注气体，以减轻腹胀。同时做好内镜的清洗消毒工作，避免交叉感染，妥善保管。

（五）操作后护理

① 饮食护理

检查结束后不宜马上进食，待结肠内气体排出，腹胀消失后方可进易消化流食。嘱病人注意休息，进少渣饮食3天。

② 并发症观察与处理

检查结束后请病人继续观察15～30分钟后无异常再离去。密切观察病人生命体征，注意观察腹胀、腹痛及排便情况。如发现有剧烈腹痛、腹胀、面色苍白、脉率及心率增快、血压下降、大便次数增多呈黑色等表现提示肠穿孔，应及时报告医师。

四、三腔二囊管压迫止血术的护理

（一）操作目的

主要用于食管胃底静脉破裂出血时紧急压迫止血。

（二）操作评估

1. 评估病人的心肺功能。

2. 评估有无脊柱畸形和消化道肿瘤等。

（三）操作前准备

① 病人准备

有针对性地向病人及家属作解释，并给病人做深呼吸和吞咽示范动作，以便配合。烦躁不安者可先肌注异丙嗪 25 mg 或地西泮 10 mg。

② 用物准备

（1）插管用物：治疗盘、无菌碗、三腔二囊管、纱布、短镊子、生理盐水、50～100 mL 注射器 2 副、液状石蜡、棉签、胶布或固定套、弹簧夹、血管钳、治疗巾、小弯盘、负压吸引器，血压计、听诊器、护理记录单。

（2）牵引用物：牵引架、滑轮、绷带、牵引物。

（3）拔管用物：治疗盘、松节油、70% 乙醇、棉签、纱布、弯盘。

（四）操作中护理

① 体位护理

协助病人半卧位，清洁鼻腔，用地卡因喷雾器进行咽喉部喷雾，使其达到表面麻醉作用。

② 协助插管

（1）用 50 mL 注射器分别向胃气囊管和食气囊管充气，检查是否漏气，并测定充盈后两者气体的容量和气压。

（2）将三腔管前端及气囊涂以液状石蜡，用注射器抽尽气囊内的气体。

（3）将三腔管经鼻腔徐徐插入，至咽部嘱病人做吞咽动作，以通过三腔管。深度为 60～65 cm 时，用 20 mL 注射器抽吸胃减压管，吸出胃内容物，表示管端确已入胃。

③ 插管护理

（1）用 50 mL 注射器分别向胃囊管注气 150～200 mL。压力 40～50 mmHg；以止血钳夹住胃囊管，随后改用管钳。缓慢向外牵拉三腔管，遇有阻力时表示胃气囊已压向胃底贲门部，用胶布将管固定于病人鼻孔外。

（2）再用 50 mL 注射器向食囊管注气 100～120 mL，压力 30～40 mmHg，即可压迫食管下段。用止血钳夹住食管囊管，然后改用管夹。胃管囊和食管囊须分别标记。用绷带缚住三腔管，附以 0.5 kg 的沙袋，用滑车固定架牵引三腔管。

（3）冲洗胃减压管，然后连接于胃肠减压器，观察胃内是否继续出血。

（4）出血停止 24 小时后，可放去食管囊内的气体，放松牵引，继续观察 24 小时，确无出血时再将胃气囊放气。拔管时将气囊内之余气抽净。嘱病人口服液状石蜡 20～30 mL，再缓慢地拔出管子。

④ 拔管护理

充气压迫一般不能连续超过 24 小时，如果压迫 12～24 小时出血停止，可放气观察 12 小时；如无活动性出血可拔管；如为双囊压迫，先解除食管囊，再解除胃囊，应避免压迫过久导致黏膜糜烂，同时进行严密监护，应用降门静脉药物和止血药物，并做好内镜下套扎、硬化剂治疗，或手术治疗的准备。

（五）操作后护理

1. 检查三腔管是否通畅，气囊有无漏气，充气后膨胀是否均匀。

2. 注气应从胃囊开始，再充食管囊，放气顺序相反。

3. 定时从胃管中抽吸，以观察出血是否停止。亦可注入每100 mL内含8 mg去甲肾上腺素的冰盐水等。

4. 上管后每隔12~24小时，放气15~30分钟。每4~6小时检查气囊压力1次。

5. 气囊压迫一般3~5天。出血停止24小时后，可放气再观察24小时，仍无出血时可拔管。拔管前应口服液状石蜡20~30 mL。

6. 严密观察病情变化，加强基础护理，注意防止并发症。主要并发症有胃底、食管及鼻黏膜发生溃疡、频繁过早搏动、吸入性肺炎及窒息等。

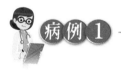
病例 1

胃息肉切除术后患者的护理

一、案例介绍

（一）基本信息

患者，女，48岁，于1月余前因腹部不适、腹胀，于我院门诊体检胃肠镜检查提示胃镜慢性浅表性胃炎、胃多发息肉。肠镜提示降结肠息肉（已钳除）、内痔。未予以特殊处理，平素无诉不适。现为求进一步诊治，患者特至我院，门诊拟"胃多发息肉"收入我科。患者自起病以来，未诉特殊不适，饮食睡眠及大小便正常，近期体重无明显增减。

（二）病史

既往史：否认糖尿病、慢性肾脏病、心脏病、高血压等慢性病史，否认肝炎、肺结核等慢性传染病史，否认外伤史，否认食物、药物过敏史和输血史。

个人史：生于原籍，久居住于当地。否认疫区、疫水接触史，否认特殊化学品、放射性物质接触史。无吸烟、饮酒等不良嗜好。否认性病、冶游史。

月经史：初潮12岁，4~6天/28~30天，近期月经周期不规律，平素无痛经，经量适中，无血块、无白带、无异味，无阴道异常流血、流液。

婚育史：已婚，已育，子女体健，配偶体健，家庭关系和睦。

家族史：父母健在，否认有家族遗传性、免疫性、精神性疾病。

（三）医护过程

入院专科检查，T 36.6 ℃，P 72次/分，R 20次/分，BP 137/79 mmHg，神清，对答切题。双肺呼吸音清，未闻及干、湿性啰音。心律齐，各瓣膜区未闻及病理性杂音。腹平软，全腹无压痛、反跳痛。肝脾肋下未及。移动性浊音阴性。肠鸣音正常，4次/分。双下肢无凹陷性水肿。

辅助检查：1月余前我院门诊体检胃肠镜检查提示：胃镜慢性浅表性胃炎、胃多发息肉，肠镜提示降结肠息肉（已钳除）、内痔。

入院后予以完善相关检查，肾功三项＋尿酸：尿酸382.5 μmol/L↑；尿液综合分析：尿白细胞酯酶2＋，白细胞235.5/μL↑；血脂四项：总胆固醇5.65 mmol/L↑，甘油三酯2.41 mmol/L↑，低密度脂蛋白胆固醇3.53 mmol/L↑。

心电图检查：①窦性心律；②T波改变。血常规、肝功能、电解质、凝血功能、葡萄糖、胸片等均未见异常。术前八项：乙型肝炎表面抗体115.700 IU/L↑，肿瘤二项、甲功五项等未见异常。

完善术前检查及麻醉评估，患者于4月1日行内镜下息肉切除术，术后予以禁食、补液、抑酸、护胃治疗，24小时后予以开放流质饮食，现术后第三天，进食后无不适主诉，予以办理出院。

二、护理措施

（一）治疗护理

用药护理：内镜下息肉切除术后，予禁食、补液、抑酸、护胃治疗，静脉用药葡萄糖、氯化钾、维生素C/B，口服地衣芽孢杆菌活菌胶囊0.5 g，口服，每天3次；（国产）雷贝拉唑钠肠溶片10 mg，口服，每12小时1次；瑞巴派特片0.1 g，口服，每天3次。做好用药指导，观察药物有无副作用。

（二）观察病情

观察患者生命体征，术后指导患者卧床休息，减少活动。观察患者大便情况，如有血便等异常及时处理。禁食期间要注意观察患者有无低血糖，如有心慌、冒冷汗要及时处理。

并发症观察如下：

1.出血

观察生命体征变化情况，有无恶心呕血及黑便现象，并听取患者主诉，有无心慌出冷汗现象，观察神志变化，开放静脉通路，进行止血抑酸等治疗，绝对卧床休息。

2.穿孔

密切观察精神、神志及血压、心律的变化，如发现腹痛剧烈及腹肌紧张及时报告医生并协助紧急处理。

（三）饮食指导

内镜下息肉切除术前指导患者禁食8小时，术后24小时禁食，24小时后予以开放流质饮食，48小时后进半流质饮食，术后半月内以半流质饮食为宜，避免吃坚硬、辛辣刺激饮食。

（四）健康教育

出院后进清淡易消化饮食，半月内禁止剧烈运动。出院后继续口服：地衣芽孢杆菌活菌胶囊0.5g，口服，每天三次；（国产）雷贝拉唑钠肠溶片10 mg，口服，每12小时1次；瑞巴派特片0.1g，口服，每天三次。注意观察大便颜色，不适随诊，定期复查胃肠镜。

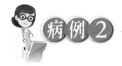

肠系膜动脉置管术后患者的护理

一、案例介绍

（一）基本信息

患者，男，44岁，因"大便性状改变5月余"步行入院，患者2天前因腹胀伴大便次数增多于外院住院治疗，完善胃肠镜及CT增强检查，CT报告提示腹主动脉下端局限夹层，腹主动脉及右侧髂总动脉粥样硬化。专科会诊后考虑暂不行手术治疗，现为求进一步治疗转入我科，患者自起病以来无腹痛，饮食睡眠及大小便正常，近期体重无明显增减。

（二）病史

现病史：患者5月余前无明显诱因出现大便性状改变，呈糊状便，大便每日达3~4次，多于餐后出现，大便无黏液、脓血，无其他不适。病后未行特殊诊治，症状无自行缓解。3月前上述症状加重，伴下腹部不适，大便每日达7~8次，多为稀糊状，便中带黏液，无脓血，就诊我院予以美沙拉嗪、复方谷氨酰胺、甲硝唑等抗炎、补充益生菌治疗后症状有所缓解，但时有反复。

后于我院门诊查胃镜：胃息肉钳除术，慢性萎缩性胃炎（C1）伴胃窦糜烂，胃底静脉显露，十二指肠球炎。肠镜：乙状结肠直肠病变内痔。（距肛门口30 cm处肠黏膜多发片状发红，见多发迂曲增粗血管，30 cm以下乙状结肠黏膜广泛肿胀隆起，散在红斑，活检2块。15 cm以下直肠黏膜多发斑片状发红及糜烂浅溃疡，部分覆薄苔）。

病理：（胃窦活检）表浅幽门型黏膜轻度慢性炎。炎症（＋），活动性（－），固有腺体减少（－），肠化（－），Hp（－）。（胃体）胃底腺息肉。（乙状结肠）大肠黏膜组织，表面上皮呈锯齿状增生，固有层少量慢性炎细胞浸润，腺体无明显异型性，符合炎症。（直肠）大肠黏膜慢性炎，固有层少量慢性炎细胞呈灶状浸润，腺体无明显异型性。现患者自服中药治疗，进食后仍时有便意，便中有较多黏液。今为求进一步诊治来我院就诊，门诊拟"直肠溃疡？"收住院。起病以来，患者精神、睡眠、食欲正常，大便如上所述，小便正常，体力正常，体重无明显变化。

既往史：自诉2019年因门静脉血栓于外院行抗凝治疗后缓解；否认高血压、糖尿病、冠心病。否认肝炎、结核等传染病史，否认外伤、手术、输血史，否认食物、药物过敏史。

家族史：家族中无类似疾病史，否认家族中有传染病及遗传倾向的疾病。

（三）医护过程

1.入院专科检查

专科检查：T 36.6 ℃，P 71次/分，R 20次/分，BP 104/68 mmHg。完善相关检查：如三大常规、肝肾生化、术前八项、肠道病毒、抗核抗体谱、血管炎抗体、心电图、胸片、超声肠镜、小肠CTE、肠系膜血管CTA等评估情况。

2.实验室检查

（1）小肠CTE

1）乙状结肠–直肠肠壁弥漫性水肿并肠系膜多发小淋巴结，考虑炎性病变可能性大，请结合临床。

2）脾脏增大。脾静脉中段约重度狭窄，胃左静脉、胃右静脉、脾门区脾静脉迂曲扩张；肠系膜下静脉远段重度狭窄，回结肠静脉、右结肠静脉迂曲扩张；肠系膜下动脉及其分支迂曲扩张，其中左结肠动脉局部动脉瘤形成，乙状结肠动脉、直肠上动脉迂曲扩张；以上建议必要时DSA检查。

3）双侧髂总动脉管壁混合斑块形成，管腔未见明显狭窄。

4）阑尾腔内粪石。超声肠镜检查：电子结肠镜顺利送达回盲部。距肛门口30 cm以下乙状结肠至直肠末端，黏膜广泛肿胀隆起，散在充血红斑、糜烂及浅溃疡，分阶段病变活检7块，质韧，病变两端肠黏膜见多发迂曲增粗血管。超声内镜提示：病变处肠道黏膜层弥漫性增厚，层次清晰连续，未见肠壁占位。乙状结肠直肠病变性质待定。

3.治疗与手术

于2021年11月19日行肠系膜血管造影术（DSA）。于2021年11月15日在局麻下行消化系统血管造影术（DSA）。术中诊断：脾静脉梗死并侧支循环形成；肠系膜下静脉梗死。留置导管在肠系膜下动脉。术后治疗：术后予心电监护、右下肢制动、预防性抗感染、低分子肝素持续经肠系膜下动脉导管泵入。于11月19日复查DSA：直肠上静脉闭塞并细小侧支循环形成；直乙交接处大肠淤血。术后继续予抗炎、保护肠黏膜治疗，11月21日加用利伐沙班片10 mg，每天一次，抗凝治疗。

二、护理措施

（一）治疗护理

1.用药护理

注意观察药物不良反应，维持体液平衡：静脉营养补液，保持水、电解质平衡。

（1）消炎镇痛（美沙拉嗪栓塞肛）。

（2）解痉、调节肠道菌群（马来酸曲美布汀片、匹维溴铵片、枯草杆菌胶囊）。

（3）抗炎抗感染（头孢曲松静脉滴注），注意观察有无皮疹、发热、痒等不良反应，有无食欲缺乏、恶心呕吐、腹泻等消化系统异常及肝功能异常。

（4）抗凝治疗（低分子量肝素钙持续经肠系膜动脉导管微量泵泵入），用药期间监测患者的凝血时间、血小板情况，注意观察有无出血倾向，严密观察神志、瞳孔、全身皮肤、大小便颜色变化，避免磕碰，观察全身有无出血点、牙龈出血等症状。

2.疼痛护理

嘱患者深呼吸、听音乐等以分散注意力，必要时使用止痛药。

（二）观察病情

监测患者生命体征、疼痛及病情变化，注意观察有无出血倾向，严密观察神志、瞳孔、全身皮肤、大小便颜色变化，避免磕碰，观察全身有无出血点、牙龈出血等症状。

观察脱水程度，记录大便次数、颜色、性状、量，及皮肤黏膜的弹性。

（三）专科护理

肠系膜动脉导管的护理如下。

1.防止导管脱出

术后将导管妥善固定，并做好标记，防止移位，抗凝药物是通过导管末端的侧孔均匀灌注到血栓处。如果导管移位，会导致抗凝药物外流至腹主动脉，失去对肠系膜上静脉的抗凝作用，因此，须告知患者在置管抗凝期间保持术侧肢体避免屈髋，可以进行水平自动；另外，要妥善固定导管与鞘管，一般在导管的出口处做个出口标记，便于观察导管有无移位，同时将导管用透明型敷料固定。

2.正确连接，保证导管通畅

导管与血管鞘管明确标识，避免输入药物接错，留置导管与微电脑泵控制的输液管要紧密衔接，采用螺旋接口，以防衔接处脱落导致出血；在连接过程中，保证导管的顺畅，避免导管扭曲、折叠，若使用的是非溶栓剂，每隔12小时使用肝素水冲管，避免管道堵塞。

3.定时消毒，注意无菌操作

穿刺部位每日消毒并更换敷贴，注意无菌操作，避免感染；嘱咐患者避免屈髋，以免折断血管鞘及溶栓导管；密切观察穿刺处有无血肿及皮下渗血；观察抗凝导管是否有移位、堵塞、折叠现象；更换敷贴过程中，观察标记，避免导管向外滑脱。

（四）心理护理

1.耐心解释病情

关心安慰患者，加强与患者的交流和沟通，及时向患者解释。

2.介绍治疗全过程

介绍切除治疗的必要性及术后相关知识。

3.理解同情患者

不谈病情的严重性，鼓励说出心中感受，及时给予帮助。

三、小结

（一）肠系膜静脉血栓定义

肠系膜血管急性血循环障碍，导致肠管缺血坏死。

（二）临床表现

表现为血运行肠梗阻。

（三）肠系膜静脉血栓形成分类与原因

急性：发病急，迅速出现腹膜炎和肠坏死。

亚急性是指那些腹痛持续数天或数周未发生肠坏死的患者，较多见。

慢性肠系膜静脉血栓形成实际上是一种肝前性门静脉高压症，其治疗的重点在于对曲张静脉破裂出血、腹水等门静脉高压并发症的处理，肠缺血症不是治疗的关键。

（四）肠系膜静脉血栓临床表现（分期）

肠系膜血管造影指经股动脉穿刺，插入导管，在透视监视下，将导管插入腹腔动脉、肠系膜上动脉或肠系膜下动脉，注入造影剂（常用60%～76%泛影葡胺快速连续摄片）。如发现血管瘤或出血等病变，在造影后随即可行栓塞治疗。适用于胃肠道出血患者，经内窥镜检查和钡餐造影后无阳性发现者，疑有上消化道出血时可做选择性肠系膜上动脉造影，疑有下消化道出血时则做选择性肠系膜下动脉造影。

1.血管病变期

肠系膜静脉还没有完全闭塞，肠管处于淤血期，患者多表现为数日腹部不适、阵发性腹痛、排便习惯改变，常规化验和辅助检查无特异性变化。

2.肠管病变期（肠梗阻表现）

肠系膜上静脉管腔完全闭塞后，肠壁淤血、缺血、渗出进一步加重，继发腹膜炎、腹腔积液、出现频繁呕吐，血压下降，少数因胃肠黏膜淤血坏死脱落出现呕血或血便。腹部立卧位平片有改变。

3.休克期

广泛性肠坏死，穿孔，感染性休克，多器官功能衰竭，坏死肠管达250 cm以上，病死率达87.4%。

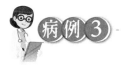

克罗恩病患者的护理

一、案例介绍

（一）基本信息

患者，男，32岁，9年前出现腹泻不适，4～5天/次，伴有腹痛、腹胀不适，就诊于当地医院，诊断为结肠炎，同时发现患者有肛瘘，给予肛瘘手术治疗，给予保护肠道黏膜等对症治疗后症状稍有好转，后患者腹泻2～3次/天，为黄色不成形便，自觉症状可耐受，未予特殊处理。2018年患者述出现大便带血症状，每2～3月发作一次，患者偶有腹部隐痛不适，无头晕乏力、恶心呕吐不适，自觉症状可耐受，未予特殊处理。2019年5月患者无明显诱因出现大量血便，伴晕厥休克不适，于外院治疗，考虑为消化道出血，炎症性肠病不除外，给予对症处理后出院，出院后仍偶有大便带血不适，自行间断口服保护肠道黏膜药物及调节肠道菌群药物治疗。2020年4月患者不明原因出现低热不适，就诊于医院，住院治疗后考虑为克罗恩病。2020年6月开始接受类克200 mg治疗，患者腹泻便血症状逐渐好转。2021年10月调整类克剂量为600 mg，目前患者一般情况可，无腹痛不适，每2天大便1次，为黄色成形便，自上一次类克治疗以来患者精神食欲睡眠可，大便如前述，小便正常，体重未见明显变化。

（二）病史

既往史：否认高血压、糖尿病、冠心病。否认肝炎、结核等传染病史，否认外伤、手术、输血史，否认食物、药物过敏史。已接种2剂新型冠状病毒疫苗，余预防接种史不详。

个人史：生于原籍，久居住于当地。否认疫区、疫水接触史，否认发病前14天内有病例报告社区的旅行史或居住史，否认发病前14天内与新型冠状病毒感染者（核酸检测阳性者）有接触史，否认发病前14天内曾接触过有来自病例报告社区的发热或呼吸道症状的患者，否认聚集性发病，否认特殊化学品、放射性物质接触史。无吸烟、饮酒等不良嗜好。否认性病、冶游史。

婚育史：未婚，家庭关系和睦。

家族史：父母健在，否认有家族遗传性、免疫性、精神性疾病。

（三）医护过程

入院专科检查，T 36.3 ℃，P 71次/分，R 20次/分，BP 103/64 mmHg。

专科检查：腹平坦，未见胃肠型蠕动波，未见腹壁静脉曲张。腹部柔软，无液波震颤，无振水音，无压痛、反跳痛。肝脾脏肋下未触及，Murphy氏征阴性，肾区无叩痛，移动性浊音阴性。肠鸣音正常，约4次/分，未闻及血管杂音。

诊疗经过：入院后完善相关化验检查，患者一般情况可，无特殊不适，排除禁忌后2022年4月3日给予患者类克600 mg治疗，无腹痛发热等不适，治疗完后予出院。

二、护理措施

（一）治疗护理

用药护理：严格遵医嘱用药，使用生物制剂类克治疗，注意药物副作用。输注类克时需要持续心电监护，观察患者生命体征。

（二）观察病情

观察患者有无腹痛、腹泻情况。

1.腹泻

黏液脓血便是本病特征性表现。排便次数与便血程度可反映病情程度。轻者每天排便2~4次，粪便呈糊状，混有脓血、黏液，便血轻；重者每天排便10次以上，大量脓血，甚至呈血水样粪便。

2.腹痛

活动期有轻中度腹痛，为左下腹或下腹的阵痛，也可涉及全腹。有腹痛—排便—缓解的规律。直肠炎症时，有里急后重感。

（三）心理护理

减轻患者焦虑。因为病情反复，很难治愈。疾病知识指导：由于本病病因未明，反复发作，患者易产生自卑心理，鼓励患者战胜疾病的信心。

（四）健康教育

指导患者进少渣饮食，忌辛辣刺激食物，避免进食海鲜及动物内脏；8周后返院行下一次类克治疗；定期至消化内科门诊就诊。

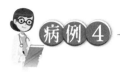

上消化道出血患者的护理

一、案例介绍

（一）基本信息

患者，男，70岁，以"便血17小时"为主诉入院，患者于今日凌晨2时许感腹痛，便出暗红色大便，今日白天偶有腹痛伴恶心，未呕吐，下午就诊我院急诊，急诊遂拟"消化道出血"收入我院急诊综合病区。第二天转入消化内科，急诊行胃肠镜止血。

（二）病史

既往史：高血压病史、糖尿病病史、帕金森病史、消化道出血病史，否认心脏病病史，否认肝炎、结核病等传染病病史，曾行椎动脉支架植入手术。

个人史：生于原籍，久居住于当地。否认特殊化学品、放射性物质接触史。无吸烟、饮酒等不良嗜好。否认化学物质、放射线接触史，否认吸烟、饮酒史。否认冶游史。

流行病学：否认2周内新型冠状病毒感染者接触史；否认2周内接触阳性病例报告社区发热或呼吸道症状患者；否认聚集性发病；否认海鲜市场、活禽活畜接触史。

婚育史：已婚，已育2子1女，体健，配偶体健，家庭关系和睦。

家族史：父母已故，否认有家族遗传性、免疫性、精神性疾病。

（三）医护过程

体格检查：T 36.2 ℃，P 78次/分，R 20次/分，BP 126/68 mmHg。发育正常，营养中等，正常面容，表情自如，自动体位，神志清楚，语言流畅，查体配合。

专科检查：神清，对答可，双瞳孔直径3mm，对光反应可，腹平坦，软，未及肌紧张，全腹压痛阴性，反跳痛阴性。

辅助检查：2022-03-30血常规＋CRP（急）：白细胞计数（WBC）7.22×10^9 L，中性粒细胞百分比（NEUT%）82.1%↑，淋巴细胞百分比（LYMPH%）11.0%↓，血红蛋白（HGB）104 g/L↓，血小板计数（PLT）276×10^9 L。2022-03-30生化八项（急）：尿素（UREA）9.6 mmol/L↑，肌酐（CREA）148.5 μmol/L↑，葡萄糖（GLU）7.02 mmol/L↑。

2022-03-31粪便常规＋粪便隐血（急）：粪便红细胞（RBC）4＋个/HPF，粪便隐血试验（OB）阳性（＋）；高敏心肌肌钙蛋白T测定（急）：高敏肌钙蛋白T（hs-TnT）0.038 ng/mL↑；肾功三项＋尿酸（急）：尿素（UREA）7.6mmol/L↑，肌酐（CREA）135.3 μmol/L↑；糖化血红蛋白测定：糖化血红蛋白（HbA1c）6.5%↑；甲功五项：甲状腺素（T4）58.61 nmol/L↓，三碘甲状腺原氨酸（T3）1.060 nmol/L↓。今晨复查2022-04-01血常规（急）：红细胞计数（RBC）3.85×10^{12}/L↓，血红蛋白（HGB）78 g/L↓，红细胞比积（HCT）24.9%↓，平均红细胞体积（MCV）64.7fL↓，平均红细胞血红蛋白含量（MCH）20.3pg↓，平均红细胞血红蛋白浓度（MCHC）313g/L↓，红细胞分布宽度变异系数（RDW-CV）17.2%↑，红细胞体积分布宽度标准差（RDW-SD）38.8fL↓。

4.治疗经过

3月31日于急诊科综合病区，予以禁食、抑酸、补液对症处理。患者诉今晨仍有便血，为鲜血便，今日复查：2022-03-31血常规＋CRP（急）：淋巴细胞百分比（LYMPH%）19.4%↓、红细胞计数（RBC）4.24×10^{12}/L↓、血红蛋白（HGB）86g/L↓、红细胞比积（HCT）26.7%↓、平均红细胞体积（MCV）62.9fL↓、平均红细胞血红蛋白含量（MCH）20.2pg↓、红细胞分布宽度变异系数（RDW-CV）16.8%↑、红细胞体积分布宽度标准差（RDW-SD）36.8fL↓。上级医师看完患者后指示：患者目前症状仍有出血，血红蛋白较前明显下降，急请消化科会诊，必要时内镜下止血治疗等，密切观察患者生命体征变化。

于3月31日下午2点转入消化内科，下午行急诊胃肠镜检查，胃镜可见活动性出血，已行内镜下止血术，目前诊断考虑：十二指肠球溃疡并出血。患者溃疡创面较大，目前仍继续予以禁食、心电监护、血氧饱和度监测、低流量给氧、808方案抑酸、补液治疗。患者既往长期口服氯吡格雷，目前活动性出血，暂予以停用，待病情稳定后，可酌情加用。患者年龄较大，基础疾病多，注意出入量，关注大便颜色及量。03月31日［ES］电子胃十二指肠镜检查：十二指肠球溃疡并出血（Forrest Ib）止血术＋胃窦钛夹残留。胃镜检查提示：十二指肠球溃疡并出血（Forrest Ib）止血术胃窦钛夹残留：十二指肠球前壁可见一凹陷，上覆白苔，边缘可见渗血，钛夹1枚夹毕止血，另一枚大钛夹试图封闭溃疡面，溃疡基底质硬，钛夹不能夹毕，热活检钳电凝溃疡周边，反复冲洗未见活动性出血。

二、护理措施

（一）治疗护理

用药护理：禁食、补液、抑酸、护胃、控制血糖和血压，硝苯地平控释口服。生长抑素：有无低血糖，更换药物间隔不超过3分钟。

（二）观察病情

评估患者呕吐物及黑便的颜色、性质、量等。监测生命体征：有无心率加快、血压下降、呼吸困难。观察精神和意识状态：有无嗜睡、表情淡漠、烦躁、意识不清。观察皮肤甲床，肢体温暖。观察呕吐物、粪便的色、量、质。监测血常规、电解质和血气的变化。再出血的评估：反复呕血，由咖啡色转为鲜红色。排便次数增多，转为暗红色，肠鸣音亢进。周围循环衰竭经补液，症状未缓解。出血量的估计：每天出血量＞5 mL，便潜血阳性。黑便，提示出血50～70 mL。胃内积血250～300 mL可引起呕吐。次出血＜400 mL不出现全身症状。出血量＞400 mL，出现头晕、心慌、乏力。出血量＞1000 mL，出现循环衰竭表现。

（三）症状护理

1.呕血

头偏向一侧或侧卧位；必要时及时吸出血液以防误吸；观察呕吐物色、量、质，评估出血量。及时清除血迹。

2.便血

观察大便的色、量、质，评估出血量；及时清除血迹。

（四）生活护理

患者行动不便，为预防再出血，嘱患者卧床休息，留陪护人员协助患者床上活动与翻身，完成洗漱、进食、沐浴、排便等生活护理，常用物品放在触手可及的地方。

（五）饮食指导

活动出血伴有恶心、呕吐时禁食水。48小时后无出血时依次进食：水20～50 mL 2次（无不良反应）—流食（米汤2～3小时一餐）—半流食（粥、面条、羹每天5～6餐）—软食（软饭、面条、切割煮熟的菜3～4餐）—普食。饮食易软易消化，清淡、可口、少量多餐为原则。

（六）心理护理

出血时要减轻患者焦虑与恐惧，讲解疾病的相关知识，说明相关治疗，检查护理的必要性，取得患者合作，做好患者家属的思想工作，耐心倾听。

（七）健康教育

一般知识指导：注意饮食卫生和饮食规律。避免暴饮暴食，避免粗糙、刺激性食物，或过冷、过热、产气多的食物、饮料。应戒烟、戒酒。生活起居有规律，劳逸结合，保持乐观情绪，保证身心休息，避免劳累。讲解胃镜前注意事项和术后的护理。告知禁吃的食物和药物。

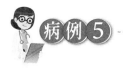

肝硬化失代偿期患者的护理

一、案例介绍

（一）基本信息

患者，男，63岁，以"昏迷2小时"为主诉入院，2小时前患者家属发现患者昏迷，呼之不醒，急拨打120，外院120送至我院急诊。急诊完善相关检查，血氨为128.9 μmol/L，拟"肝性脑病、肝硬化，TIPSS术后"收入ICU。患者发病以来无情志改变、言语混乱。无呕血、黑便，无发热。发病前精神尚可，饮食一般，二便如常。患者病情平稳后转入消化内科继续治疗。

（二）病史

既往史：平素身体健康状况较差，有2型糖尿病10余年，规律使用药物，血糖控制可；患高血压3年余，最高180/100 mmHg，现规律服用降压药，血压控制可，有乙肝30余年，规律服药恩替卡韦，3年前因"肝细胞癌"于外院行"肝叶切除术"，术后曾服用索拉菲尼，目前已停药。5月余前我院行"右侧填充式无张力疝修补术＋鞘膜积液穿刺引流术"。4月余前于我科行TIPSS术，术后规律服药。有输血史，无输血反应，过程顺利。否认结核等传染病史，否认食物、药物过敏史。预防接种史不详。

个人史：生于原籍，久居住于当地。否认疫区、疫水接触史，否认特殊化学品、放射性物质接触史。无吸烟、饮酒等不良嗜好。否认性病、冶游史。否认近14天内本人或共同居住的家属有新型冠状病毒性感染中、高风险地区的旅居史；否认近14天内与新型冠状病毒感染确诊患者、疑似患者、无症状感染患者有接触史；否认近14天内曾接触过来自新型冠状病毒中、高风险或其他有病例报告地区有发热或呼吸道症状患者；否认聚集性发病。48小时核酸结果，已同步采集核酸。

婚育史：已婚，已育，配偶体健，家庭关系和睦。

家族史：否认有家族遗传性、免疫性、精神性疾病。

（三）医护过程

1. 体格检查

T 36.0 ℃，P 71次/分，R 15次/分，BP 150/70 mmHg。

2. 专科检查

浅昏迷，呼吸匀称，腹平坦，未见胃肠型蠕动波，未见腹壁静脉曲张。腹部柔软，全腹无压痛、反跳痛。肝脾脏肋下未触及，Murphy氏征阴性，肾区无叩痛，移动性浊音阴性。肠鸣音正常，约4次/分，未闻及血管杂音。双下肢无浮肿。

3. 辅助检查

2022–03–25心肌标志物二项（急）：N端–B型钠尿肽前体（NT–proBNP）1652.0 pg/mL↓。电解质六项（急）：钾（K）5.99 mmol/L↑。肾功三项＋尿酸（急）：总二氧化碳（TCO_2）13.6 mmol/L↓，肌酐（CREA）103.2 μmol/L。肝功心肌酶组合13项（急）：总胆红素（TBIL）56.6 μmol/L；结合胆红素（Bc）0.0 μmol/L，未结合胆红素（Bu）30.8 μmol/L↑，天门冬氨酸氨基转移酶（AST）82 U/L↑，γ–谷氨酰基转移酶（CGT）383.52 U/L↑。凝血六项（急）：凝血酶原时间（PT）13.3s↑，纤维蛋白原（FIB）1.84 g/L↓，纤维蛋白降解产物（FDP）5.60 μg/mL↑，D–二聚体（D–D）1.66 mg/L↑。血常规＋CRP（急）：血红蛋白（HGB）74g/L↓，血小板计数（PLT）82×10^9L↓。血氨测定（急）：血氨（AMON）128.9 μmol/L↑。

4. 治疗过程

2022–03–25 ICU：患者浅昏迷，刺痛皱眉，中流量鼻导管吸氧，皮肤黏膜未见黄染。生命体征：T 36.2 ℃，P 70次/分，R 18次/分，BP 150/90 mmHg，双侧瞳孔等大正圆，对光反射灵敏，直径约2.5mm，双肺呼吸音清，痰不多。腹软，四肢未见明显，右侧肢体不自主抽搐。病理反射未引出。予患者门冬氨酸鸟氨酸，白醋灌肠，降血氨。严密监测生命体征，监测肝功能、血氨。加强气道管理，雾化稀释痰液，勤翻身拍背，对症支持治疗。

诊疗计划：①完善相关检查：如三大常规、肝肾生化、心电图、胸片、血氨、床旁超声等评估全身情况；②抑酸护胃、抗乙肝病毒、通便、改善肠道环境、改善肝脑等对症支持治疗。

2022–03–25消化内科会诊记录：请消化内科主任医师会诊，曾在急诊科会诊，当时患者意识不清，呼之无应答，贫血外观，颜面眼睑水肿。既往明确乙肝后肝硬化、肝癌、慢性肾病、冠心病病史。

建议：

（1）神经科、肾内科等相关科室会诊，除外其他系统疾病引起昏迷原因。

（2）积极纠正肝性脑病、保肝、纠正内环境紊乱、支持对症治疗。

（3）病情变化随诊。

2022-03-25 16：40神经外科会诊记录：请神经外科主治医师会诊，会诊意见如下，患者主因"昏迷2小时"收入院；2小时前患者家属发现患者昏迷，呼之不醒，急拨打120，外院120送至我院急诊。急诊完善相关检查，以"肝癌，肝性脑病"收入我科。患者发病以来无呕血，照便，患者既往乙肝30年，3年前诊断为肝癌，现肝硬化失代偿期。

诊断：肝性脑病。

处置：①建议完善头部CT，排除颅内病因；②我科随诊。

2022-03-26 10：31患者神志转清，可正确对答，中流量鼻导管吸氧，皮肤黏膜未见黄染。生命体征平稳，转消化内科继续治疗。

2022-03-27 11：34患者现一般情况可，神志清晰，进食可，无恶心、呕吐，查体：双肺呼吸音粗，双下肺未闻及干、湿啰音，无胸膜摩擦音。心律齐，各瓣膜听诊区未闻及病理性杂音，未闻及心包摩擦音。腹部柔软，无压痛、反跳痛。肝脾脏肋下未触及，Murphy氏征阴性，移动性浊音阴性。肠鸣音正常，约4次/分，未闻及血管杂音。双下肢无水肿。血常规＋CRP（急）：红细胞计数（RBC）2.12×10^{12}↓，血红蛋白（HGB）700 g/L↓，红细胞比积（HCT）20.6%↓，血小板计数（PLT）54×10^9L↓，C反应蛋白（CRP）11.53 mg/L↑。肝功八项（急）：总蛋白（TP）49.0 g/L↓，白蛋白（ALB）26.3g/L↓，总胆红素（TBIL）41.2 μmol/L↑，未结合胆红素（Bu）25.3 μmol/L↑，δ-胆红素（δ-BIL）15.9 μmol/L1，γ-谷氨酰基转移酶（GGT）327.04 U/L↑。电解质四项（急）：钠（Na）136.5 mmol/L↓，氯（Cl）115.5 mmol/L↑，钙（Ca）2.01 mmol/L↓。肾功三项＋尿酸（急）：总二氧化碳（TCO_2）16.0mmol/L↓，尿素（UREA）7.2 mmol/L↑。降钙素原测定（急）：降钙素原（PCT）0.565 ng/mL↑。凝血四项（消化科专用）：活化部分凝血活酶时间（APTT）35.9s↑，凝血酶原时间（PT）13.9s↑，凝血酶原活动度（Pa）77.7%↓，纤维蛋白原（FIB）1.50 g/L↓。

主任医师查房后指示：患者因"昏迷2小时"入住ICU，考虑肝性脑病，经灌肠、降血氨等积极治疗后，现患者神志转清，已转回我科。复查指标白蛋白低，予以静脉补充蛋白。凝血功能及炎性指标尚可，暂动态复查，必要时抗感染或输注新鲜冰冻血浆治疗。患者口服乳果糖通便，如效果不佳，可加用利那洛肽或临时灌肠处理。嘱患者暂低蛋白饮食，待肝脑恢复后，可改为优质蛋白饮食。

2022-03-28 10：14患者现一般情况可，神志清晰，对答切题，进食后无不适主诉，查体：双肺呼吸音粗，双下肺未闻及干、湿啰音，无胸膜摩擦音。心律齐，各瓣膜听诊区未闻及病理性杂音，未闻及心包摩擦音。腹部柔软，无压痛、反跳痛。肝脾脏肋下未触及，Murphy氏征阴性，移动性浊音阴性。肠鸣音正常，约4次/分，未闻及血管杂音。双下肢无水肿。尿常规、GM试验阴性。患者现精神可，食欲佳，嘱患者适当优质蛋白饮食，同时予以门冬氨酸降血氨，乳果糖通便，关注患者神志、睡眠、排便等情况。

2022-03-30血常规＋CRP（急）：白细胞计数（WBC）3.11×10^9L↓，红细胞计数（RBC）1.90×10^{12}/L↓，血红蛋白（HGB）63 g/L↓，红细胞比积（HCT）18.1%↓，血小板计数（PLT）60×10^9L↓。肝功八项（急）：总蛋白（TP）51.9 g/L↓，白蛋白（ALB）30.2 g/L↓，总胆红素（TBIL）39.8 μmol/L↑，未结合胆红素（Bu）20.9 μmol/L↑，δ-胆红素（δ-BIL）18.9 μmol/L↑，天门冬氨酸氨基转移酶（AST）108 U/L↑，γ-谷氨酰基转移酶（CCT）325.79 U/L1，丙氨酸氨基转移酶（ALT）86 U/L↑。电解质四项（急）：钠（Na）134.1 mmol/L↓，氯（Cl）111.3 mmol/L↑，钙（Ca）1.85 mmol/L↓。凝血四项（消化科专用）：活化部分凝血活酶时间（APTT）37.5s↑，凝血酶原时间（PT）15.3s↑，凝血酶原活动度（Pa）62.0%↓，国际标准化比值（INR）1.27↑，纤维蛋白原（FIB）1.33 g/L↓。肾功能尚可，血培养、EB病毒定量正常。患者现一般情况可，精神及食欲可，对答切题，睡眠好，现患者肝脑已纠正，复查指标，电解质稍有异常，注意调整，患者乙肝肝硬化失代偿，肝功能及凝血功能异常，暂予以口服护肝药物治疗。注意患者排便及尿量。

2022-03-31 10:15患者现精神可，对答切题，进食可，无不适主诉，查体：双肺呼吸音粗，双下肺未闻及干、湿啰音，无胸膜摩擦音。心律齐、各瓣膜听诊区未闻及病理性杂音，未闻及心包摩擦音。腹部柔软，无压痛、反跳痛。肝脾脏肋下未触及，Murphy氏征阴性，移动性浊音阴性。肠鸣音正常，约4次/分，未闻及血管杂音。双下肢无水肿。

2022-04-02 10:22患者现一般情况可，精神及食欲可，睡眠佳，对答切题，查体：双肺呼吸音粗，双下肺未闻及干、湿啰音，无胸膜摩擦音。心律齐，各瓣膜听诊区未闻及病理性杂音，未闻及心包摩擦音。腹部柔软，无压痛、反跳痛。肝脾脏肋下未触及，Murphy氏征阴性，移动性浊音阴性。肠鸣音正常，约4次/分，未闻及血管杂音。双下肢无水肿。

主任医师查房后指示：患者诊断乙肝肝硬化失代偿期明确，此次因肝性脑病入院，现予以积极治疗后，患者肝脑已纠正，现一般情况可，今日可予以办理出院。嘱出院后注意优质蛋白软食，继续口服护肝、利尿药物，根据尿量调整药物。患者白细胞偏低，予以口服利可君片。检查结果见下表5-2。

表5-2 血氨（AMON）检查结果

日期	数值	标志
04-03	46.6	↑
04-01	90.1	↑
03-27	27.2	—
03-26	42.8	↑
03-25	128.9	↑

二、护理措施

（一）治疗护理

用药护理：抑酸护胃、护肝、抗乙肝病毒、通便、改善肠道环境、改善肝脑等对症支持治疗。输注白蛋白，口服乳果糖，保持大便通畅。

（二）观察病情

观察患者生命体征及病情变化，观察意识、行为、精神症状、扑翼样震颤，如有无冷漠、欣快、行为异常（哭闹、当众便溺）。观察血氨、胆红素及白蛋白变化，双下肢皮肤有无水肿，准确记录24小时出入量。

（三）安全措施

烦躁时应防止坠床或跌倒，必要时进行约束。

（四）生活护理

留陪护人员，鼓励患者卧床休息，床上活动，预防双下肢深静脉血栓，患者双下肢轻度水肿，嘱抬高双下肢。

（五）饮食护理

开始数天限制蛋白质的摄入，以碳水化合物为主，如蜂蜜、葡萄糖、果汁、面条。神志清醒后，逐步增加优质蛋白质饮食，每天20g，以后每3～5天增加10g，短期内不能超过40～50g/d，以植物蛋白含粗纤维食物为宜（豆制品）。（一个鸡蛋50g蛋白），脂肪可延缓胃的排空，尽量少吃。

（六）心理护理

提供社会支持：对照顾者鼓励、信任，与照顾者一起讨论患者的病情，将各种需照顾的内容讲解与示范。家属要给予患者精神支持和生活照顾，帮助患者战胜疾病。

（七）健康指导

1.知识宣教

向患者及其家属介绍避免各种诱因的基本做法。避免应用镇静催眠药。避免应用大剂量利尿剂，以防止过度利尿。防止便秘，多食蔬菜、植物蛋白、口服乳果糖。防止低血糖，少食多餐。防止感染，组织分解代谢增加，氨产生增加。防止便秘，以防因便秘而促进毒物的吸收。消化道出血后应灌肠、导泻，清除积血，减少氨的产生。防止感染，组织分解代谢增加，氨产生增加。禁用肥皂水灌肠：肥皂水灌肠可诱发或加重肝性脑病。应用50%醋灌肠。

2.饮食指导

指导患者不宜进食过量蛋白质。

3.用药指导

指导患者按医嘱规定的剂量、用法服药，了解药物的副作用。

4.嘱患者3个月定期复诊，告诉患者及家属肝性脑病发生时的早期征象（轻度性格改变、行为异常、欣快、衣冠不整、随地便溺、扑翼样震颤）以便能及时就诊

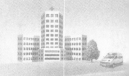

第六章

内分泌科的护理

第一节　腺垂体功能减退症的护理

一、定义

腺垂体功能减退症（hypopituitarism）是不同病因引起腺垂体全部或大部受损，导致一种或多种垂体激素分泌不足或绝对缺乏而致的临床综合征。

成年人腺垂体功能减退症亦称西蒙病（Simmond disease）；生育期妇女因产后腺垂体缺血性坏死所致者，称为希恩综合征（Sheehan syndrome）；儿童期发生腺垂体功能减退，可出现生长发育障碍而导致垂体性矮小症。

二、治疗原则

靶腺激素替代治疗；病因治疗，如垂体瘤手术切除或放疗等。

三、护理

（一）评估要点

1　健康史及相关因素

（1）有无分娩时大出血、产褥感染、羊水栓塞、感染性休克等病史。

（2）有无垂体肿瘤和下丘脑附近肿瘤史，有无脑膜炎、脑炎等感染病史，有无白血病、淋巴瘤等全身性疾病史。

（3）有无颅脑创伤、手术史及头颈部放射治疗史。

（4）有无家族遗传史。

（5）了解起病时间、治疗经过、病情控制等情况。

2　症状体征

（1）促性腺激素和催乳素分泌不足综合征，如产后无乳、乳房萎缩、长期闭经与不育等。性欲减退或消失，男性可有阳痿，睾丸松软缩小；毛发常脱落，尤以腋毛、阴毛为明显，眉毛稀少或脱落，男性胡须稀少；女性生殖器萎缩。

（2）促甲状腺激素分泌不足综合征，属继发性甲状腺功能减退，但临床表现较原发性者轻，患者常述畏寒，趋向肥胖，皮肤干燥而粗糙，心率过缓。出现典型的黏液性水肿者少，可有食欲不振、便秘、精神抑郁、表情淡漠、记忆力减退、行动缓慢等，有时可出现精神症状。

（3）促肾上腺皮质激素分泌不足综合征，早期或轻症患者往往有非特异性疲乏，有时厌食或恶心、呕吐，以致体重大减，脉搏细弱、血压低。患者抵抗力下降，易发生感染。严重时有发作性低血糖综合征，可发生低血糖昏迷。皮肤因促肾上腺皮质激素分泌减少而色泽变浅，脸容苍白及乳晕等处色素变淡。

（4）生长激素不足综合征，在腺垂体功能减退中最易出现，儿童期表现为生长停滞，成年人仅表现为肌肉萎缩、肌无力、易疲劳、食欲不振、头晕，可有直立性低血压、中心性肥胖、应激能力差，易出现低血糖、低血钠、动脉粥样硬化、骨质疏松等非特异性表现，易被忽视。

❸ 并发症

感染、垂体危象等。

❹ 辅助检查

了解血甲状腺功能、血糖、血电解质、血生殖激素、肾上腺皮质功能检查、生长激素、头颅CT、垂体MRI、蝶鞍头颅X线检查、脑血管造影等阳性结果。

❺ 心理-社会支持状况

理解和尊重患者，评估其心理需求，满足患者对腺垂体功能减退症疾病知识相关需求，宣教心理、生理、病情转化、相互作用的知识，树立正确的疾病观。

（二）护理措施

❶ 饮食管理

宜高热量、高蛋白、高碳水化合物、高维生素、高纤维素饮食。适量补充钠盐，不宜过度饮水。

❷ 休息与活动

注意休息，避免劳累。垂体危象时需绝对卧床休息。血压过低时变换体位宜缓慢，以免发生晕厥。对精神失常或意识不清者，应加强安全防护。

❸ 用药护理

遵医嘱用药，观察药物的疗效及不良反应。如服用肾上腺皮质激素时，宜模仿激素分泌周期，在8：00服用全日量的2/3，14：00～16：00服用全日量的1/3，观察血压、睡眠、血糖、血电解质及有无应激性溃疡等；甲状腺激素宜在早餐前30分钟服用，观察有无心慌、怕热、胃纳亢进等。

（三）并发症护理

垂体危象表现为高热（体温＞40 ℃）、低温（体温＜30 ℃）、低血糖、循环衰竭、水中毒等，出现恶心、呕吐、精神失常、谵妄、晕厥、昏迷等。一旦发生，应快速开通静脉通道，遵医嘱补液、使用激素等，禁用或慎用麻醉剂、中枢神经抑制剂及各种降糖药物。低温者注意保暖，高热者用物理降温法，并及时去除诱发因素，慎用药物降温。

四、出院指导

（一）自我监测

若出现头痛、眩晕、呕吐甚至昏迷等，应立即就诊。

（二）休息与活动

注意休息，避免劳累、寒冷、感染、情绪激动等。

（三）用药指导

终身服药，遵医嘱定时定量服用，不可擅自停药或随意增减剂量。慎用镇静剂、安眠药及降血糖药，以防诱发垂体危象。

（四）定期复诊

复查血甲状腺功能、生殖激素、肾上腺皮质功能。

第二节　尿崩症的护理

一、定义

尿崩症（diabetes insipidus，DI）是由下丘脑－神经垂体病变引起精氨酸加压素[arginine vasopressin，AVP；又称抗利尿激素（antidiuretic hormone，ADH）]分泌不足（称中枢性尿崩症），或肾脏对精氨酸加压素反应缺陷（又称肾性尿崩症）而引起的一组综合征，其特点是多尿、烦渴、低比重尿和低渗尿。

二、尿崩症的护理

中枢性尿崩症用精氨酸加压素替代治疗；肾性尿崩症主要对症治疗，可用氢氯噻嗪、卡马西平等。

三、护理

（一）评估要点

①健康史及相关因素

（1）有无颅脑外伤或手术史。

（2）有无颅脑肿瘤、感染性疾病、浸润性疾病、脑血管病变、自身免疫性疾病、希恩综合征等。

（3）有无家族史。

（4）有无各类损害肾小管的病史，如慢性肾盂肾炎、阻塞性尿路疾病、肾小管性酸中毒等。

（5）了解起病时间、治疗经过、病情控制等情况。

2　症状体征

（1）多尿、烦渴、多饮。24小时尿量可多达4~10L。

（2）头痛、视力减退、视野缺损。

（3）原发疾病的表现。

（4）脱水的表现，如头晕、心慌、乏力、烦躁等。

3　辅助检查

了解尿量、尿比重、尿渗透压、血渗透压、血电解质、禁水加压试验、血浆AVP测定、头颅CT、MRI检查、视野检查等阳性结果。

4　心理-社会支持状况

理解和尊重患者，了解患者的如厕规律，及时满足如厕需求，给予心理支持，树立正确的疾病观。

（二）护理措施

1　保证饮水

身边备足饮用水，正确记录24小时出入量。观察有无烦渴、多饮、多尿等表现，有无脱水症状。

2　饮食管理

宜高热量、高维生素、易消化饮食，适当控制钠盐，避免咖啡、浓茶等刺激性食物。

3　用药护理

（1）用激素替代治疗者，服药期间适当限制饮水，观察有无头痛、腹痛、恶心、呕吐、水电解质紊乱、体重增加等水中毒表现。

（2）使用其他利尿药物，如氢氯噻嗪等，应注意监测尿酸及血钾，必要时补充钾盐。

第三节　糖尿病的护理

糖尿病（diabetes mellitus，DM）是由遗传和环境因素相互作用而引起的一组代谢异常综合征，因胰岛素分泌或作用缺陷，或者两者同时存在而引起碳水化合物、蛋白质、脂肪、水和电解质的代谢紊乱。临床以慢性高血糖为共同特征，随着病程延长可出现多系统损害，导致眼、肾、神经、心脏、血管的慢性进行性病变，引起功能缺陷及衰竭。重症或应激时可发生酮症酸中毒、高渗性昏迷等急性代谢紊乱。

糖尿病分为4型：1型糖尿病、2型糖尿病、其他特殊类型糖尿病和妊娠糖尿病。

（一）诊断标准

① 血糖值

随机血糖大于或等于11.1 mmol/L和（或）空腹血糖（FPG）大于或等于7.0 mmol/L和（或）口服葡萄糖耐量试验2小时血糖大于或等于11.1 mmol/L。

② 糖尿病症状

多饮、多食、多尿，体重下降，皮肤瘙痒，视物模糊等。符合上述2条者可诊断为糖尿病；如血糖达标而无糖尿病症状，需改日重复检查血糖。

注意：空腹状态指至少8小时没有进食热量；随机血糖指一天中任意时间的血糖，无需考虑膳食影响，随机血糖不能用来诊断空腹血糖受损（IFG）或糖耐量异常（IGT）。

饮食治疗、运动治疗、药物治疗、自我管理（自我监控）和健康教育是糖尿病治疗的"五驾马车"，其中饮食治疗和运动治疗是所有治疗的基础，是糖尿病自然病程中任何阶段的预防和控制所不可缺少的措施。

（二）主要护理问题

1.营养失调，与胰岛素缺乏或功能不足导致葡萄糖利用障碍有关。

2.糖尿病相关知识缺乏。

3.潜在并发症，如低血糖反应、酮症酸中毒、感染等。

（三）护理目标

1.病人能主动配合治疗，血糖控制良好。

2.病人不发生低血糖反应、酮症酸中毒、感染等并发症。

3.病人能正确进行治疗和护理。

一、糖尿病的护理

（一）糖尿病病人的饮食治疗和护理

饮食治疗是所有治疗的基础。部分糖耐量异常的病人或早期诊断、病情轻微的2型糖尿病病人，往往仅通过饮食治疗和运动治疗即可取得显著疗效。相反，不良的饮食结构与习惯不仅会导致血糖不能得到理想的控制，还可能导致相关的代谢紊乱以及增加心脑血管疾病的风险。

① 饮食治疗的总目标

饮食治疗，即医学营养治疗（medical nutrition therapy，MNT），目标是在保证病人正常生活和儿童、青少年病人正常生长发育的前提下，纠正已发生的代谢紊乱，减轻胰岛B细胞负荷，从而延缓并减轻糖尿病并发症的发生发展，进一步提高病人的生活质量。

② **饮食治疗的总原则**

（1）根据病人实际情况合理控制每日摄入总热量。

（2）平衡膳食，帮助病人均衡各种营养物质的摄入。

（3）进餐定时定量，少量多餐，每日可3～6餐。

调整饮食并不是要求病人完全放弃所有饮食习惯及喜好，而是在病人原有的饮食习惯及喜好的基础上帮助其制定合理、个性化的饮食计划，并鼓励和督促病人坚持执行。

③ **计算总热量**

病人应注意控制总热量，即病人每天应摄取的食物总量，应根据病人年龄、性别、标准体重、实际体重、有无合并症及体力活动情况而定。

（1）每天总热量的计算方法：①计算自己的标准（理想）体重。②简易法：标准体重＝身高（cm）－105。③BMI法：目前国际多用此法来评估病人，BMI＝体重（kg）/身高（m）^{2}。

（2）确定自己体重是否为标准体重：①肥胖度（或消瘦度）＝（实际体重－标准体重）/标准体重×100%。实际体重超过标准体重10%为超重，超过20%为肥胖，超过40%为重度肥胖。实际体重低于标准体重10%为体重不足，低于20%为消瘦。②中国成人BMI18.5～24.0为正常，小于18.5为体重过轻，超过28.0为肥胖。

（3）根据自己的活动量选择热量级别表：不同体力劳动的热量需求见表6-1。

表6-1　不同体力劳动的热量需求［单位：kcal/（kg·d）］

体型	卧床	轻体力	中体力	重体力
肥胖/超重	15	20～25	30	35
正常	15～20	25～30	35	40
消瘦	20～25	35	40	45～50

注：1kcal＝4.2J。

（4）成人热量计算：每天需要的热量＝标准体重×热量级别（注意按标准体重，而不是实际体重计算）。

④ **总热量的营养分配**

（1）碳水化合物：人体热量的主要来源，包括较小分子量的糖类和较大分子量的淀粉类，主要存在于谷类食物，1g碳水化合物可产生4kcal的热量。低碳水化合物饮食有助于降低血糖，但可能对血脂代谢有不利影响。

①摄入量占总热量的50%～65%（平均60%）。②低血糖指数食物，如燕麦、大麦、谷麦、大豆、小扁豆、豆类、裸麦（粗黑麦）粗面包、苹果、柑橘、牛奶、酸奶等，有助于血糖控制。③不推荐在糖尿病饮食中常规添加大量果糖作为甜味剂。④目前尚无证据显示，水果、蔬菜和其他食物中存在的天然果糖会给糖尿病病人带来不利影响。因此，糖尿病病人不必禁食水果。但应在医师或专业护士、营养师的指导下，根据病情决定。⑤每日进三餐，碳水化合物均匀分配，可在两餐之间适当加餐，但全天碳水化合物的摄入量仍保持不变。⑥红薯、土豆、山药、芋头、藕等根茎类植物淀粉含量很高，需与粮食交换。

（2）蛋白质：对机体生长发育、组织修复、细胞更新十分重要。因此，每日应摄入充足的蛋白质，但往往蛋白质丰富的食物其脂肪含量也不容忽视。蛋白质主要存在于肉类、蛋类、豆类、奶类等。

①蛋白质的摄入量占总热量的（无肾脏损害时）0~15%。②2型糖尿病病人摄入蛋白质不易引起血糖升高，但可增加胰岛素反应。纯蛋白质食品不能用于治疗低血糖或预防夜间低血糖。③在控制血脂相关指标方面，植物蛋白质较动物蛋白质更有优势。④微量白蛋白尿的病人每日摄入蛋白质量应限制在每千克体重0.8~1.0 g，有显性蛋白尿的病人蛋白质摄入量宜限制在每千克体重0.8g以下，并以优质蛋白质为主。⑤优质蛋白质来源的定义是经蛋白质消化率校正的氨基酸评分（PD-CAAS）高且能够提供9种必需氨基酸，如肉类、禽类、鱼类、蛋、牛奶、奶酪和大豆。不属于优质蛋白质的食物来源包括谷物类、坚果和蔬菜、水果。

（3）脂肪：会产生很高的热量，1g脂肪可产生9kcal的热量。若每日摄入过多脂肪会导致体重增加，血脂升高，甚至可能引起大血管粥样硬化斑，同时增加发生心脑血管疾病的风险。

①膳食中由脂肪提供的热量不能超过饮食总热量的30%。②饱和脂肪酸的摄入量不要超过饮食总热量的10%。③在脂肪摄入量允许的范围内，可选择含单不饱和脂肪酸和多不饱和脂肪酸的食物，但多不饱和脂肪酸摄入量不宜超过总热量的10%。④每周可吃2~3次鱼（最好有1次是ω-3脂肪酸含量丰富的海鱼）或富含ω-3的植物油类（如葡萄籽油、坚果及某些绿叶蔬菜）。⑤胆固醇摄入量低于300 mg/d，胆固醇存在于各种蛋黄、鱼子、动物内脏食物中。

（4）无机盐和微量元素：①食盐摄入量限制在每天6g以内，尤其是高血压病人。②糖尿病病人缺乏钙及维生素D可能对血糖产生负面影响，联合补充有助于改善糖代谢。③对于本身无矿物质缺乏的糖尿病病人，没有确切证据表明补充矿物质是有益的。

（5）酒精：本身对血糖和血清胰岛素浓度几乎没有影响，但与酒精同时摄入的碳水化合物则容易使血糖明显增高。观察研究表明，酒精摄入量与2型糖尿病、冠心病和脑卒中的发病风险有显著相关性。

①不鼓励饮酒，如果糖尿病病人想要饮酒，应咨询医师或营养师，并严格控制每日饮酒量。②女性每天摄入不超过1个酒精单位，男性每天摄入不超过2个酒精单位，每周不超过2次（1个酒精单位量相当于350 mL啤酒、150 mL葡萄酒或45 mL蒸馏酒，约含15g酒精）。③酒精可诱发使用磺脲类药物或胰岛素治疗的病人出现低血糖，不宜空腹饮酒。

⑤ 分配三餐的量

合理分配早餐、中餐、晚餐的量，三餐摄入量占比为1/5、2/5、2/5。可根据实际情况调整。若用胰岛素治疗，可在两餐之间和睡前加餐，防止发生低血糖反应，但每日摄入总热量不变。

（二）糖尿病病人的运动治疗和护理

运动在2型糖尿病的管理中占有重要的地位。适当的运动可以增加胰岛素敏感性，减轻体重。因此，坚持有规律的运动是控制糖尿病的基础。糖尿病病人如果能坚持规律运动12～14年，可显著降低死亡率。运动原则：因人而异，量力而行，循序渐进，持之以恒。

❶ 运动治疗对糖尿病病人的益处

（1）增加胰岛素敏感性，从而控制血糖。

（2）调节血脂代谢，降低血压。

（3）控制体重。

（4）预防心血管疾病，改善心肺功能。

（5）防治骨质疏松，增强身体灵活度。

（6）放松紧张的情绪。

❷ 运动治疗的适应证和禁忌证

病人在开始运动治疗之前，应先由医护人员对病人进行全面检查和评估，尤其是年龄超过60岁，或糖尿病病程超过10年，或有高血压以及其他并发症者。

（1）运动治疗的适应证：①稳定的1型糖尿病。②稳定期的妊娠糖尿病。③病情控制稳定的2型糖尿病。④体重超重的2型糖尿病。

（2）运动治疗的禁忌证：①合并各种急性感染。②严重的糖尿病并发症，如严重的糖尿病肾病、糖尿病足、眼底病变、新近发生的血栓。③有明显酮症或酮症酸中毒倾向，或血糖波动大，频繁出现低血糖反应者。④伴有心功能不全、心律失常，且活动后加重。

❷ 运动计划的制订

（1）运动前的准备：①全面检查。病人在开始运动治疗前应彻底筛查潜在的并发症，以确保运动的安全。②运动前的代谢指标。若空腹血糖大于或等于14 mmol/L，且出现酮体，应避免运动；血糖大于16.7 mmol/L，虽未出现酮体，也应谨慎；如运动前血糖小于5.6 mmol/L，应摄入额外的碳水化合物后运动，收缩压大于180 mmHg应避免运动。③根据病人实际情况制定运动处方。应考虑病人的年龄、体重、病程，有无并发症，以及工作生活特点、文化背景、喜好、以往运动量、社会支持系统等。④健康教育。运动前告知病人如何选择运动方式与强度、运动时间、运动的注意事项等。

（2）运动的类型：①有氧运动。针对大肌肉群的运动，是一种节奏性、连续性较强的运动，如散步、快走、慢跑、骑车、游泳、跳舞、打太极等，可帮助机体消耗葡萄糖和多余的脂肪，增强心肺功能。②无氧运动。对特定肌肉的力量训练，如举重、铅球、百米跑、摔跤等，是突然产生爆发力的运动，其可以增加局部肌肉的强度，增加胰岛素敏感性，但易引起血氧不足，乳酸生成增多。

（3）运动治疗的注意事项：①应在医护人员指导下进行运动治疗。②为防止低血糖反应，不要在空腹或药物高峰期时运动。运动时随身带些糖果，发生低血糖反应时立即进食。运动量大或激烈运动时应建议病人调整食物及药物。③运动前应先做5～10分钟的低强度热身运动，即将结束时再做5～10分钟的恢复整理运动。④带足够的水，尤其是天气较热的夏天，运动时会丢失大量水分和体液，应注意及时补充水分。⑤防止损伤，运动环境应安静，空气清新，冷暖适宜。⑥穿着柔软舒适、透气性强的鞋袜。每次运动结束后仔细检查双足皮肤有无异常情况。⑦适可而止，心肺异常者，出现气促、心悸时，应停止运动。⑧有条件者最好在运动前及运动后各测一次血糖。⑨伴有心功能不全、冠状动脉供血不足者，有严重急、慢性并发症者，血糖波动较大者，活动后心律失常加重者，有活动性增殖性糖尿病视网膜病变者，伴有严重高血压者（血压大于180/100 mmHg）等，最好暂停运动，在运动前咨询专业医务人员，制定切合实际的运动计划。⑩糖尿病外周血管病变以及周围神经病变的病人，尤其有急性溃疡的病人，应注意避免负重运动，可增加上肢等长抗阻运动。

（三）糖尿病病人的胰岛素治疗和护理

1 胰岛素的作用

（1）抑制肝糖原分解及糖原异生作用，减少肝输出葡萄糖。

（2）促使肝摄取葡萄糖及肝糖原的合成。

（3）促使蛋白质和脂肪的合成和储存。

（4）促使极低密度脂蛋白的分解。

（5）抑制脂肪和蛋白质的分解，抑制酮体的生成并促进对酮体的利用。

（6）胰岛素可促进平滑肌舒张。

（7）胰岛素现已被认为是向摄食中枢传递信号的物质之一。

2 胰岛素治疗的适应证

（1）1型糖尿病。

（2）2型糖尿病：①血浆胰岛素水平确实较低，经合理饮食、运动治疗和口服降糖药治疗控制不满意者。②糖尿病酮症酸中毒、高血糖非酮症高渗性昏迷、乳酸性酸中毒等急性并发症。③有严重感染、外伤、大手术等应激情况。④合并心、脑血管并发症，肾脏或视网膜病变，肾功能不全。⑤严重营养不良，成年或老年糖尿病病人发病急、体重显著减轻伴明显消瘦。⑥新诊断的与1型糖尿病鉴别困难的消瘦糖尿病病人。⑦经最大剂量口服药物降糖治疗，而糖化血红蛋白仍大于7%。⑧病人同时需要糖皮质激素治疗。

（3）妊娠糖尿病。

3 胰岛素起始治疗的注意事项

（1）1型糖尿病病人在发病时就需要胰岛素治疗，而且需终身胰岛素替代治疗。对新发病且与1型糖尿病鉴别困难的消瘦糖尿病病人，应该把胰岛素作为一线治疗药物。

（2）在糖尿病病程中（包括新诊断的2型糖尿病病人），出现无明显诱因的体重显著下降时，应该尽早使用胰岛素治疗。

4 胰岛素的种类

（1）按作用时间分类（表6-2）。

（2）根据来源和化学结构分类：动物胰岛素、人胰岛素、胰岛素类似物。

临床试验证明，胰岛素类似物与人胰岛素相比，控制血糖的能力相似，但在模拟生理性胰岛素分泌和减少低血糖反应发生风险方面，胰岛素类似物优于人胰岛素。

（3）根据浓度分类：①U40胰岛素：40 IU/mL，多用于一次性胰岛素注射器。②U100胰岛素：100 IU/mL，多用于胰岛素笔和胰岛素泵（胰岛素泵仅使用短效胰岛素或速效胰岛素）。

⑤ 胰岛素的储存

（1）2~8℃冷藏，切勿冷冻，或放在靠近冰柜的地方，勿放于冰箱门上，注意震荡受损。

（2）使用的胰岛素可放置在25℃室内阴凉干燥的地方。

（3）运输过程中应尽量保持低温，避免光照和剧烈震荡。

（4）使用中的胰岛素可在室温中保存1个月。

表6-2　胰岛素按作用时间分类

胰岛素制剂	起效时间	峰值时间	作用持续时间
短效胰岛素（RI）	15~60 min	2~4 h	5~8 h
速效胰岛素类似物（门冬胰岛素）	10~15 min	1~2 h	4~6 h
速效胰岛素类似物（赖脯胰岛素）	10~15 min	1.0~1.5 h	4~5 h
中效胰岛素（NPH）	2.5~3 h	5~7 h	13~16 h
长效胰岛素（PZI）	3~4 h	8~10 h	长达20 h
长效胰岛素类似物（甘精胰岛素）	2~3 h	无峰	长达30 h
长效胰岛素类似物（地特胰岛素）	3~4 h	3~14 h	长达24 h
预混胰岛素（HI30R，HI70/30）	0.5 h	2~12 h	12~24 h
预混胰岛素（50R）	0.5 h	2~3 h	10~24 h
预混胰岛素类似物（预混门冬胰岛素30）	10~20 min	1~4 h	14~21 h
预混胰岛素类似物（预混赖脯胰岛素25）	15 min	30~70 min	16~24 h
预混胰岛素类似物（预混赖脯胰岛素50）	15 min	30~70 min	16~24 h

⑥ 胰岛素的副作用

（1）胰岛素过敏：以局部过敏反应为主，处理措施包括更换高纯胰岛素，使用抗组胺药和糖皮质激素以及脱敏疗法，严重反应者应中断胰岛素治疗。

①局部过敏反应：病人偶有注射部位红肿、瘙痒，称为局部过敏反应，通常在几天或几周内消失，某些情况下，也可能由其他原因引起而与注射胰岛素无关，如皮肤消毒剂的刺激、注射技术不佳等。如有局部过敏反应发生，立即告知医师。②全身过敏反应：发生较少，一旦发生则病情严重，症状包括全身皮疹、呼吸短促、气喘、血压下降、脉搏加快、多汗，严重者可危及生命。

（2）局部皮下脂肪萎缩：注射部位出现凹陷或硬结，这可能与胰岛素制剂中有杂质有关，当停止该部位的注射后缓慢自然恢复。处理措施包括勤更换注射部位，更换高纯度胰岛素，也可以局部理疗。

（3）低血糖反应：在胰岛素治疗过程中应密切观察血糖，尤其是有严重肝、肾病变的糖尿病病人。为了预防低血糖反应，护士必须教病人学会识别和处理低血糖反应，如果经常发生低血糖反应且症状不易察觉，必须就医，由医师讨论是否改变治疗方案、饮食和运动计划，以避免低血糖反应的发生。

（4）高胰岛素血症和胰岛素抗药性：在无酮症酸中毒的情况下，每日胰岛素用量超过200 IU，持续48小时以上，称为胰岛素抗药性。高胰岛素血症确实能使一些人的血糖在较长的时间内维持在不是太高的水平，但最终导致人体胰腺组织分泌胰岛素的功能逐渐减弱以至衰竭。

（5）水肿：初用胰岛素的糖尿病病人，有的在数日内出现轻重不同的水肿，以颜面与四肢多见，数日内可自行吸收。轻者在数日内可自行消退，严重者可用利尿剂治疗。

（6）胰岛素性屈光不正：有的糖尿病病人在接受胰岛素治疗的早期出现一过性视物模糊，这可能与血糖迅速下降，引起眼晶体、玻璃体渗透压改变，晶体内水分外溢有关，一般2～4周自愈。

（7）体重增加：以老年2型糖尿病病人多见，在注射胰岛素后引起腹部肥胖，护士应指导病人配合饮食、运动治疗控制体重。

❼ 胰岛素与其他药物的相互作用

（1）对抗胰岛素的药物：糖皮质激素、促肾上腺皮质激素、胰高血糖素、雌激素、口服避孕药、肾上腺素、苯妥英钠、噻嗪类利尿剂、甲状腺素、某些钙通道剂、可乐定、丹那唑、二氮嗪、生长激素、肝素、大麻、吗啡、尼古丁等可不同程度升高血糖浓度。

（2）增强胰岛素作用的药物：抗凝血药、水杨、磺胺类药、奎尼丁、奎宁、血管紧张素酶抑制剂、溴隐亭、酮康唑、锂、甲苯达唑、维生素B6、茶碱、某些抗抑郁药、奥曲肽等可增强胰岛素降血糖作用。

❽ 胰岛素吸收的影响因素

（1）胰岛素类型和剂量：①中、长效胰岛素吸收慢，短效、速效胰岛素吸收快。②大剂量高浓度的胰岛素吸收延缓，建议剂量大于40IU时分次给药。

（2）病人因素：①运动、按摩注射部位、高温加快胰岛素吸收速度。②低温、吸烟减慢胰岛素吸收速度。

（3）注射技术：确保胰岛素注射到皮下组织。

（4）注射部位：腹部吸收最快，其次为上臂、臀部、大腿外侧。

（5）胰岛素注入位置：皮下脂肪组织。

❾ 胰岛素治疗的护理

（1）正确选择胰岛素的注射部位，掌握不同胰岛素的作用特点、副作用、使用方法和操作程序。

（2）对胰岛素自我注射病人的指导：①严格按照医嘱用药，不能随意停止、更换药物，定期检查血糖。②指导病人配合糖尿病饮食治疗、运动治疗。③胰岛素注射部位的选择应考虑病人的运动情况，避免注射在运动所涉及的部位。④经常保持足够的胰岛素以及注射器和针头，随身携带糖尿病病人识别证件以确保离家发生并发症时能得到适当的治疗。⑤胰岛素应用中的任何改变都应由医师确认，每次使用胰岛素之前都应仔细检查胰岛素的注册商标、类型、种属（牛、猪、人）、生产方法。⑥续购胰岛素时向医师讲清楚目前所使用的产品名称，最好带上在用药的包装。⑦每次买药不能太多，保证用一支备一支，估计所购药品能否在效期内用完。⑧取药前应仔细检查瓶盖是否完好，瓶签上的名称、字母标志是否清晰，是否与医师所开的处方一致，药物是否在有效期内，药品的物理性状等。⑨在混合使用两种剂型的胰岛素时，必须在医师指导下进行。注意不要改变抽取胰岛素的顺序。⑩强调胰岛素的储存条件，不要使用超过有效期的胰岛素。⑪一次性使用的注射器不得重复使用，针头注射器不得与他人共用。⑫病人伴有下列情况，胰岛素需要量减少：肝功能不正常、甲状腺功能减退、恶心、呕吐、肾功能不正常。⑬病人伴有下列情况，胰岛素需要量增加：高热、甲状腺功能亢进、肢端肥大症、糖尿病酮症酸中毒、严重感染或外伤、重大手术等。⑭用药期间应定期检查血糖变化，适时调整胰岛素剂量。⑮糖尿病孕妇在妊娠期间或妊娠糖尿病病人需要量增加，分娩后需要量减少，甚至分娩后终止胰岛素治疗。随访其血糖，根据血糖情况决定治疗方案。⑯儿童易产生低血糖反应，血糖波动幅度较大，调整剂量应为0.5～1.0单位，逐步增加或减少。青春期少年适当增加剂量，青春期后再逐渐减少。⑰老年人易发生低血糖反应，需特别注意饮食、体力活动适量。⑱吸烟可通过释放儿茶酚胺而拮抗胰岛素的降血糖作用，吸烟还能减少皮肤对胰岛素的吸收，所以正在使用胰岛素治疗的吸烟病人突然戒烟时，应观察血糖变化。

（四）糖尿病病人的自我管理

糖尿病自我管理十分重要，在自我管理中，病人是主角，医师和护士则起协助和教育作用。

护士应帮助病人学会将糖尿病自我管理纳入日常生活之中，树立"管理"好糖尿病的信念，只有这样才能提高健康状况和生活质量，减少医疗费用，防止和延缓并发症的发生发展。

❶ 糖尿病血糖自我管理

糖尿病治疗的近期目标是通过控制高血糖和相关代谢紊乱来消除糖尿病症状和防止出现急性代谢并发症。糖尿病治疗的远期目标是通过良好的代谢控制预防慢性并发症，提高糖尿病病人的生活质量和延长寿命。

血糖自我管理的意义：①通过血糖监测的结果可及时发现低血糖和血糖波动，为调整治疗方案提供依据。②使血糖控制在接近正常而又安全的范围内，减少并发症。

❷ 评价血糖管理的指标

（1）糖尿病控制"金指标"——糖化血红蛋白：能反映检测前2～3个月的平均血糖水平。对于患有贫血和血红蛋白异常疾病的病人，糖化血红蛋白检测结果是不可靠的。糖化血红蛋白与血糖控制见表6-3。

表6-3　糖化血红蛋白与血糖控制

糖化血红蛋白/%	平均血浆葡萄糖水平	
	mg/dL	mmol/L
6	126	7.0
7	154	8.6

续表

糖化血红蛋白/%	平均血浆葡萄糖水平	
	mg/dL	mmol/L
8	183	10.2
9	212	11.8
10	240	13.4
11	269	14.9
12	298	16.5

①糖化血红蛋白与糖尿病并发症息息相关。英国著名的糖尿病前瞻性研究（UKPDS）证实，糖化血红蛋白下降1%可以使微血管并发症的风险降低37%，周围血管疾病的风险降低43%，糖尿病相关死亡风险降低21%，心肌梗死风险降低14%，脑卒中风险降低12%。②我国糖尿病病人血糖达标率不容乐观。

（2）血糖波动：血糖波动对病人的血管内皮功能、脑功能和记忆力、糖尿病肾病等均有明显影响，尤其是老年糖尿病病人反复出现血糖波动或血糖长时间停留在低血糖范围内，更易导致心、脑血管病变。因此，血糖波动也作为判断血糖控制是否良好的一个指标。糖化血红蛋白并不能反映血糖波动的情况，当血糖波动大的时候，有可能出现病理性糖化血红蛋白趋于正常。护士应指导病人学会自我血糖监测，告知病人糖化血红蛋白不能代替血糖自我监测。

❸ 不同时间段的血糖值的意义

（1）空腹血糖：空腹8～12小时、没有剧烈的身体活动和精神活动时所测得的血糖值。它可间接反映在没有应激因素存在的情况下，机体自身胰岛素的分泌水平。

（2）餐前血糖：吃饭前测得的血糖值，可指导病人的食量和餐前胰岛素的注射，还可发现餐前低血糖。

（3）餐后2小时血糖：进餐后2小时测得的血糖值，反映控制饮食及使用降糖药后的综合治疗效果，便于指导饮食和用药。测定的时间应从吃第一口饭开始计时到2小时。

（4）睡前和凌晨3点血糖：在睡觉前或凌晨1～3点测得的血糖值，发现低血糖反应以便及时处理，同时可区别"苏木杰现象"与"黎明现象"。

（5）其他时间段：出现低血糖症状或怀疑低血糖时，以及剧烈运动前后应监测血糖。

❹ 自我血糖监测

自我血糖监测是近10年来糖尿病病人管理方法的主要进展之一，是糖尿病综合治疗方法中的一个重要组成部分。护士应加强对病人自我血糖监测认知的教育，让病人积极主动地参与糖尿病管理，提高自我管理能力，从而获得良好的病情控制，提高生活质量。自我血糖监测方案如下。

（1）自我血糖监测取决于病情、治疗目的和治疗方案。

（2）血糖控制非常差或病情危重而在院治疗者应每天监测4～7次血糖或根据治疗需要监测血糖，直到血糖得到控制。

（3）使用口服降糖药者可每周监测2~4次空腹或餐后血糖或在就诊前一周内连续监测3天，每天监测7点血糖（早餐前后、午餐前后、晚餐前后和睡前）。

（4）使用胰岛素治疗者可根据胰岛素治疗方案进行相应的血糖监测：①使用基础胰岛素的病人应监测空腹血糖，根据空腹血糖调整睡前胰岛素的剂量。②使用预混胰岛素的病人应监测空腹血糖和晚餐前血糖，根据空腹血糖调整晚餐前胰岛素剂量，根据晚餐前血糖调整早餐前胰岛素剂量。③使用餐时胰岛素的病人应监测餐后血糖或餐前血糖，并根据餐后血糖和下一餐前血糖调整上一餐前的胰岛素剂量。

（5）对儿童、老年人和妊娠期妇女来说，应该特别加强自我血糖监测。而在某些特殊情况下也应该特别加强监测，如调整药物期间、改变饮食和运动习惯时、外出旅行、情绪严重波动时、合并严重感染时、围术期等。

二 糖尿病急性并发症的护理

（一）糖尿病酮症酸中毒病人的护理

糖尿病酮症酸中毒（diabetic ketoacidosis，DKA）是糖尿病常见的严重的急性并发症之一，临床上以高血糖、高血酮及代谢性酸中毒为主要表现，严重者导致昏迷甚至死亡。

1 诱因和流行病学

（1）诱因：1型糖尿病病人，特别是儿童及青少年，会自发糖尿病酮症酸中毒。

2型糖尿病病人在一定诱因下也可发生，常见诱因如下。①感染：诱因中50%~60%为感染，以呼吸道、消化道、泌尿系统和皮肤的感染多见。②胰岛素使用不当或突然中断。③进食不合理。④不合理服用口服药物。⑤病人处于应激状态，如大手术、创伤、麻醉、分娩、严重的精神刺激等。

（2）流行病学：DKA任何年龄均可发病，死亡率达10%左右。

2 诊断要点

（1）临床表现：仅有酮症而无酸中毒称为糖尿病酮症。DKA分为轻度、中度和重度，重度是指酸中毒伴有意识障碍，或虽无意识障碍，但血清碳酸氢根离子小于10 mmol/L。

①早期表现为多尿、烦渴多饮和乏力症状进一步加重。②失代偿阶段出现食欲减退、烦躁、嗜睡等，呼吸浅快，呼气有烂苹果味（丙酮味）。③病情进一步发展，出现严重失水、尿量减少、皮肤干燥、眼球下陷、脉快而弱、血压下降、厥冷。④晚期出现各种反射迟钝甚至消失，终至昏迷。

（2）实验室检查。①血糖：一般为16.7~33.3 mmol/L，超过33.3 mmol/L时多伴有高血糖、高渗状态或肾功能障碍。血糖高的程度与酸中毒的程度是不一致的。②血酮体：大于3.0 mmol/L。③尿糖、尿酮：尿糖强阳性，尿酮阳性。④血气分析：pH值小于7.35，严重者pH值小于7.00。⑤血清电解质：血钠、血钾在治疗前高低不定，与脱水的程度及肾功能的状况有关。

③ 治疗

（1）单有酮症病人的治疗：对单有酮症的病人，主要是去除诱因或病因后，补充液体和胰岛素治疗，持续到酮体消失，病人可恢复正常。

（2）DKA病人的治疗：①补液。补液能纠正失水，恢复肾灌注，有助于降低血糖和清除酮体。②胰岛素。一般采用小剂量胰岛素静脉滴注，开始用0.1 IU/（kg·h），如在第1个小时内血糖下降不明显，且脱水已基本纠正，胰岛素剂量可加倍。③纠正电解质紊乱和酸中毒。在开始胰岛素治疗及补液后，病人的尿量正常，血钾低于5.2 mmol/L即可。

（3）静脉补钾：治疗前已有低钾血症。尿量大于或等于40 mL/h时，在胰岛素治疗及补液治疗的同时需要补钾。严重低血钾者应立即补钾，当血钾升至3.5 mmol/L时，再行胰岛素治疗，以免发生心律失常、心脏骤停等。血pH值在6.9以下，应考虑适当补碱直到血pH值上升至7.0以上。

④ 主要护理问题

（1）体液不足：与疾病所致的脱水相关。

（2）舒适度改变：与疾病所致的一系列临床表现相关。

（3）营养失调：与胰岛素分泌不足导致体内代谢紊乱相关。

（4）活动无耐力：与疾病所致的代谢紊乱、蛋白质消耗过多相关。

（5）焦虑：与担心疾病预后相关。

（6）知识缺乏：缺乏DKA相关预防知识。

⑤ 护理目标

（1）DKA得到纠正。

（2）病人能了解疾病的发展，维持正常的代谢。

⑥ 护理措施

（1）补液的护理：①清醒病人可口服补液，昏迷者可通过胃管喂温开水。②一般建立2个静脉通道补液，严重脱水时可以建立3～4条静脉通道。③补液原则：先快后慢，先盐后糖。根据血压、心率、每小时尿量及周围循环情况决定输液量和输液速度。一般最初2～3小时输入2000 mL生理盐水，待血液循环改善后每6～8小时静脉补液1000 mL，最初24小时补液总量为4000～5000 mL，个别可达8000 mL左右。④对于休克的病人，若血容量持续不恢复，可以输入血浆或代血浆以便提高有效血容量。

（2）胰岛素应用的护理：①每1～2小时测定血糖，根据血糖水平调节胰岛素用量。降血糖速度不宜过快，以每2小时血糖值下降幅度不超过基础血糖值的20%或4小时血糖下降值不超过基础血糖值的30%为宜。②血糖降到13.9 mmol/L时，改为静脉输入糖胰比（2～4）∶1的糖水。③对于重度脱水、休克者，主张先补充液体，待血容量改善后才使用胰岛素，否则在组织灌流枯竭的状态下胰岛素发挥的作用不明显。

（3）纠酸的护理：通常采用静脉补充1.25%碳酸氢钠，4小时内滴注完毕，同时注意监测血pH值变化，当pH值升至7.2时应停止补碱。

（4）病情观察：①严密监测病人的生命体征，包括神志、瞳孔等，必要时安置床旁心电监护。②严密监测血糖、血酮变化。③严格记录24小时的出入量，特别是尿量。④及时配合医师抽血检查病人的各项生化指标，如血糖、血钾、血酮，以及血气分析等。

（5）吸氧。

（6）做好各种管道护理，如胃管、尿管、氧气管及输液管等的护理。气管插管的病人注意保持呼吸道通畅，必要时吸痰等。

（7）协助病人进行口腔护理、皮肤护理。

（8）对烦躁病人加床挡保护，防坠床。

（9）给予清醒紧张病人心理护理，昏迷者做好家属的安慰、指导工作。

3 预防

保持良好的血糖控制，教会病人自我血糖监测的方法。预防和及时治疗感染，消除其他诱因。加强糖尿病教育，教授糖尿病急、慢性并发症的相关知识。让病人了解此次发病的原因、DKA的常见诱因及预防措施。告知病人定期门诊复查的重要性。

（二）糖尿病高血糖高渗综合征病人的护理

糖尿病高血糖高渗综合征（hyperosmolar hypergly-cemic state，HHS）是糖尿病的急性严重并发症之一，临床上以严重的高血糖而无明显酮症酸中毒、血浆渗透压显著升高、脱水和意识障碍为特征。

1 诱因和流行病学

（1）诱因：①严重的急性应激状态。②各种急性感染，约占60%。③急性全身性疾病，如急性胰腺炎、急性心肌梗死、尿毒症、大面积烧伤。④运用了某些高渗状态诱发剂，如高渗葡萄糖、甘露醇及相关的利尿药物。⑤使用了相关胰岛素抵抗药物，如糖皮质激素。⑥病人饮水不足或失水过多、发热、腹泻、严重呕吐、短时间内摄入过多的含糖食物等。

（2）流行病学：HHS的病死率为DKA的10倍以上，多见于老年2型糖尿病病人。

2 诊断要点

（1）临床表现：HHS起病比较隐匿。典型的HHS主要表现为严重失水和神经系统症状。脱水病人出现尿量增多、皮肤干燥、口渴明显等，严重时甚至出现外周循环衰竭的表现。神经精神症状病人表现为反应迟钝、嗜睡、幻觉、木僵甚至昏迷等。

（2）实验室检查：①血糖大于或等于33.3 mmol/L。②有效血浆渗透压大于或等于320 mOsm/L。③血清碳酸氢根离子大于或等于18 mmol/L，或血pH值大于或等于7.3。④尿糖强阳性，尿酮、血酮多正常或弱阳性。

3 治疗

迅速恢复病人有效循环血容量，改善脱水及电解质紊乱等情况。小剂量胰岛素静脉输注降低血糖浓度。纠正电解质紊乱。消除各种诱发因素，积极治疗相关并发症等。

4 主要护理问题

（1）体液不足：与疾病所致的脱水相关。

（2）舒适度改变：与疾病所致的临床症状相关。

（3）营养失调：与疾病所致的机体代谢紊乱相关。

（4）生活自理能力下降：与疾病所致的活动无耐力相关。

（5）焦虑：与担心疾病预后相关。

（6）知识缺乏：缺乏相关疾病专业知识。

5 护理目标

（1）纠正糖尿病非酮症高渗性昏迷。

（2）病人了解诱因及注意事项。

6 护理措施

（1）充足补液：①根据临床表现评估病人脱水的程度，对于重度脱水者，补液量可按照总体液量的24%计算。②一般根据血清钠及血浆渗透压的情况决定补液种类，一般补充生理盐水。当血清钠大于160 mmol/L、血浆渗透压大于350 mOsm/L、病人无休克等时，可静脉输入0.45%低渗盐水。低渗盐水输入不宜过量，注意监测病人血压、电解质，防止输入过多低渗盐水引起溶血、低血压、脑水肿等。③补液应循序渐进，一般失水量可在12小时内补入，在最初的1～2小时先输入2000～300 mL，剩下的部分分别在24小时内补足。④静脉补液时应特别注意防止液体进入过多过快引起肺水肿、脑水肿等。⑤清醒病人可口服温开水，昏迷者可管喂温开水（200 mL/h）。

（2）补钾的护理：在胰岛素应用2小时内输入，病人尿排出充分后可静脉补钾，临床上常采用口服或者静脉补钾。静脉补钾时随时监测血钾、尿量、补钾的速度及浓度等。24小时病人补钾量可达6～8 g。

（3）病情观察：①严密监测病人的生命体征变化，遵医嘱安置床旁心电监护。②及时监测病人的血糖、血清电解质，特别是血钠、血浆渗透压的变化。及时做好各种基础护理，预防并发症的发生。③及时判断治疗后病人病情恢复情况，对糖尿病非酮症高渗性昏迷病人抢救有效的指标包括病人神志恢复、皮肤弹性恢复、血压升高、尿量大于50 mL/h、脉搏充盈有力、血糖小于14 mmol/L、血浆渗透压下降至320 mOsm/L。④吸氧。⑤做好各种管道护理，如胃管、尿管、氧气管及输液管等。气管插管病人注意保持呼吸道通畅，必要时吸痰等。做好昏迷病人的常规护理，包括口腔护理、皮肤护理等。⑥心理护理：应积极向病人及家属讲解本病相关的信息，减少病人的心理负担，使其积极配合治疗。

7 预防

保持良好的血糖控制，教会病人自我血糖监测的方法。预防和及时治疗感染，消除其他诱因。加强糖尿病知识教育，让病人了解发病的原因、常见诱因及预防措施。告知病人定期门诊复查的重要性。

三、糖尿病慢性并发症的护理

糖尿病慢性并发症包括大血管病变、微血管病变、神经系统病变及骨关节病变等。由于血糖、血压及血脂等长期代谢紊乱，对全身各重要器官造成不同程度的损害。随着病程延长，这些损害缓慢发展，逐渐加重。糖尿病慢性并发症严重影响病人生存质量，已成为糖尿病致死、致残的主要原因。

（一）糖尿病合并心血管疾病的护理

糖尿病合并心脏冠状动脉粥样硬化，即糖尿病冠心病。糖尿病病人心血管系统的发病率明显高于非糖尿病病人。而糖尿病冠心病是糖尿病致死的最主要原因，约占80%。糖尿病病人患冠状动脉粥样硬化心脏病的概率是正常人的2~4倍。

① 诊断要点

（1）确诊糖尿病。

（2）临床表现：①慢性稳定型心绞痛。②无痛性心绞痛。③急性冠状动脉综合征。

（3）辅助检查：①筛查心电图：糖尿病冠心病病人休息时心电图显示心肌缺血，ST段可呈水平型或下斜型降低，且大于或等于0.05 mV，T波低平，双相或倒置，可出现严重心律失常。②心率：休息时每分钟心率大于90次，可疑为本病，若每分钟心率大于130次，基本可确诊。

② 治疗

（1）降脂治疗。

（2）降压治疗。

（3）控制血糖。

（4）降低血液黏稠度，常用药为阿司匹林，对阿司匹林过敏者，可选用氯比雷格。

（5）伴急性心肌梗死者可进行溶栓治疗，发病6小时内治疗最佳。常用药为尿激酶注射液。

（6）合并心力衰竭时，采用扩血管、利尿、强心等治疗。

（7）介入治疗及外科治疗。

③ 主要护理问题

（1）舒适度改变：疼痛与心肌缺血有关。

（2）生活自理能力下降：与心绞痛导致病人活动耐力减弱有关。

④ 护理目标

（1）住院期间病人不发作心绞痛。

（2）病人心绞痛发作时能采用正确的处理办法。

⑤ 护理措施

（1）疼痛的护理

1）评估疼痛的部位、性质、程度、持续时间，严密观察血压、心率、心律变化，有无面色改变、大汗、恶心、呕吐等。

2）绝对卧床休息，采取舒适卧位。

3）心理护理：关注病人的情绪或精神改变，安慰和鼓励病人，稳定病人的情绪。

4）必要时遵医嘱给予氧气吸入，4～6 L/min。

5）服用硝酸甘油的护理：①心绞痛发作时，遵医嘱协助病人将硝酸甘油置于舌下含服。对于心绞痛频繁发作或含服硝酸甘油无效者，可遵医嘱静脉滴注硝酸甘油注射液。②硝酸甘油易引起血压下降和直立性低血压，故需严密监测血压的变化及注意病人主诉，指导病人改变体位时注意动作要缓慢。③告知病人用药后可能会出现的药物不良反应，如面部潮红、头部胀痛、头昏、心动过速、心悸等，其为药物使血管扩张所致，缓解病人焦虑情绪。④首次用药时，病人应平卧。青光眼、低血压病人禁用。⑤病人疼痛缓解后，总结分析诱因，避免或减少诱因。

（2）活动指导：评估病人活动受限的程度，协助医师为病人提供个性化的运动方案，运动前指导病人进行运动负荷试验。

（3）急性心肌梗死的护理

1）绝对卧床休息，保持环境安静，限制探视。

2）遵医嘱间断或持续吸氧。

3）安置心电监护。

4）给予病人心理安慰，做好解释工作，遵医嘱给予吗啡或哌替啶止痛，烦躁者可给予地西泮。

5）溶栓的护理：①迅速建立静脉通路，遵医嘱进行溶栓治疗。②观察有无寒战、发热、过敏等不良反应，补充血容量，纠正酸中毒，控制休克。

（4）健康指导：①指导病人提高自我监测及自我护理的能力，定期进行心电图、血糖、血压、血脂的检查，讲解心血管并发症的基本知识及处理原则。②指导病人建立良好的生活方式：戒烟戒酒、控制体重、保证充足的睡眠、保持良好的情绪。③推荐低糖、低脂、低盐、优质蛋白质、高维生素、低热量饮食，适当摄入高纤维素饮食以保持大便通畅，限制单糖类食物（如水果、蜂蜜），鼓励多吃粗粮，少吃多餐。④运动时采用较低运动强度，每次20～45分钟，最长不超过1小时，每周3～4天为宜。应选用节律比较缓慢，能使上、下肢大组肌群适当活动的项目，如太极拳、步行、骑车等。在运动中如出现任何不适，应立即停止运动并就医。⑤指导病人遵医嘱坚持用药，不能随意停药、换药和增减量，详细讲解药物的作用和不良反应。⑥外出时最好有人陪同并随身携带硝酸甘油。⑦指导病人定期门诊复诊。

（二）糖尿病合并高血压的护理

高血压是导致糖尿病大血管和微血管病变的重要危险因素。高血压使血管进一步收缩变窄，很容易发生阻塞或出血，还能使尿蛋白增多，肾脏功能恶化。糖尿病合并高血压使脑卒中、肾病及视网膜病变等的发生发展风险明显增加，提高了糖尿病病人的死亡率。

1 治疗要点

（1）血压：若超过120/80 mmHg，应开始生活方式干预。

1）行为治疗：①量化饮食治疗：每日食盐摄入量小于5 g，限制所有含盐量高的食品。常见含盐量高的食品包括酱油、调味汁、所有腌制品、熏干制品、咸菜、酱菜、罐头制品、香肠、火腿等。严重者采用无盐饮食。③量化运动治疗：选用低至中等运动强度的运动，避免高强度的运动；每天运动时间不少于30分钟，或一天运动时间累计达到30分钟；每周运动不少于4天，以每天都运动为最佳。

2）控制体重。

（2）药物治疗：血压大于或等于140/80 mmHg的病人，应加用药物治疗。对于已经出现微量白蛋白尿的病人，也应该直接使用药物治疗。遵医嘱合理用药，尽早用药，定期监测病情，尽快控制病情。

①首先考虑使用血管紧张素转换酶抑制剂（ACEI）或血管紧张素Ⅱ（ARB）类降压药。②利尿剂、β受体阻滞剂、钙拮抗剂（CCB）作为二级药物，或者联合用药。③辅助药物：阿司匹林或其他抗血小板药物可减少脑卒中和心血管病的死亡危险。

❷ 主要护理问题

（1）舒适度改变：头晕与血压高导致脑部灌注改变有关。

（2）有跌倒的危险：与头晕有关。

❸ 护理目标

（1）病人血压控制在目标范围。

（2）住院期间病人未发生跌倒。

❹ 护理措施

（1）重建良好的生活方式：①3个月合理的行为治疗可以使收缩压下降0~15 mmHg。要纠正病人不良生活方式，加强锻炼，生活规律，戒烟戒酒。②控制体重：超重及肥胖者体重每减轻1 kg，可使平均动脉压降低1 mmHg，对轻、中度高血压病人有效。③量化饮食：每日摄入钠盐不应超过5 g。推荐低脂、少盐、高纤维素饮食，限制所有含盐量高的食品。④量化运动：每天运动时间不少于30分钟，每周坚持运动至少4天，运动后注意补充水分。⑤保证充足的睡眠。

（2）用药的护理

1）遵医嘱正确用药。

2）监测血压，观察药物不良反应。

3）预防发生直立性低血压，预防跌倒等意外。①坐位或半卧位服药后，动作不宜过猛。②穿弹力袜促进下肢血液循环。③洗澡水温度不能太高，洗澡时间不能超过15分钟，禁止洗桑拿。④指导病人禁止突然转身、下蹲、起立、弯腰等动作，宜使用坐便器而避免采用蹲厕。

（3）健康教育

1）告知高血压的危害。

2）宣教降压药知识。①ACEI和ARB类降压药为治疗糖尿病高血压的首选药物。前者抑制血管紧张素的产生，阻止肾小球肥大，减少尿蛋白，降低肾小球滤过率，主要不良反应为咳嗽、升高血肌酐和血钾、过敏、皮疹、白细胞计数降低等。对ACEI有不良反应的病人可以选择ARB类降压药，但肌酐大于3 mg/dL者慎用。当需要联合用药时，也应当以其中一种为基础。②利尿剂、β受体阻滞剂、钙拮抗剂（CCB）为糖尿病高血压2级药物，或者联合用药。血压达标通常需要2种或2种以上的药物联合治疗。但利尿药氢氯噻嗪可以升高血糖，β受体阻滞剂会掩盖低血糖早期症状，故使用过程中需注意。③阿司匹林或其他抗血小板药物可减少脑卒中和心血管疾病的死亡危险。④坚持按时、按量、规律用药，不能随便停药。

3）指导病人定期自我监测血糖、血压，告知其方法和注意事项。

4）指导病人定期门诊复诊。

⑤ 预防

（1）积极控制高血糖，预防低血糖，保持血糖稳定。

（2）纠正脂代谢紊乱。

（3）作息规律，情绪稳定。

（4）定期筛查心脏病变和高血压，及时发现和早期干预。

（三）糖尿病合并感染的护理

糖尿病病人因免疫力低，易发生感染，在血糖控制差的病人中感染更常见且严重，同时感染也可能加重糖尿病的发展，或导致其他并发症，故控制感染是糖尿病治疗的任务之一。

① 诊断要点

（1）确诊糖尿病。

（2）临床表现。①皮肤感染：皮肤瘙痒、湿疹、皮肤化脓性感染、皮肤真菌感染等。②口腔感染：牙周病和龋齿。③呼吸道感染：肺炎、肺结核。④泌尿生殖系统感染：阴道炎、女性外阴瘙痒、肾盂肾炎、膀胱炎、龟头炎等。

（3）辅助检查：血常规、胸片、分泌物涂片检查等。

② 治疗要点

控制血糖，积极治疗糖尿病，对症治疗。

③ 主要护理问题

（1）舒适度改变：与疾病导致的疼痛、瘙痒等有关。

（2）体温异常：与感染有关。

④ 护理目标

（1）病人不适感减轻或消失。

（2）病人感染症状减轻。

⑤ 护理措施

（1）糖尿病合并皮肤感染的护理：①指导病人使用刺激小的中性香皂和清洁剂，清洁后用软毛巾轻轻拍干，保持皮肤褶皱处如腋窝、乳房下等处干燥。②指导病人洗澡时水温不宜过热，应轻轻搓揉。老年病人每次洗澡时间不宜过长，最好采用淋浴。③指导病人涂抹保湿乳液，但不要在皮肤褶皱处如趾间或腋下使用乳膏。④指导病人使用防晒霜和穿合适的衣服来保护皮肤，避免阳光、冷空气和风的刺激。⑤卧床病人应予以定时翻身，减少局部组织受压，预防压力性损伤的发生。⑥皮肤伤口局部不可随意用药，尤其是刺激性药物。不可随意破坏皮肤上的小水疱。每日观察伤口，如伤口长时间不愈合，及时就医。

（2）糖尿病合并泌尿生殖系统感染的护理：女性病人勤换内裤，内裤不宜过小过紧，避免松紧带和各种约束带，选用通气性能好的天然织物内衣，并消毒晾晒。月经期应使用消毒卫生纸或符合卫生要求的卫生巾。

（3）糖尿病合并口腔感染的护理：①每日至少早晚各刷牙1次，使用软毛牙刷，每3个月更换1次牙刷。②饭后要漱口，注意预防口腔疾病。③每日仔细检查牙龈。④指导龋齿病人及时治疗。⑤重症病人给予特殊口腔护理。

（4）糖尿病合并呼吸道感染的护理：指导病人平时注意日常饮食及卫生，加强锻炼，必要时可进行免疫接种，同时避免与肺炎、感冒、肺结核的病人接触。

6 预防

（1）良好控制血糖。

（2）加强锻炼，提高身体素质。

（3）做好个人卫生，避免接触感染源。

（4）正确处理皮肤伤口。

（四）糖尿病足的预防与护理

糖尿病足是与局部神经异常和下肢远端外周血管病变相关的足部感染、溃疡和（或）深层组织破坏。病人从皮肤到骨与关节的各层组织均可受害，其主要临床表现为足溃疡和坏疽。糖尿病足是令糖尿病病人痛苦的一种慢性并发症，其治疗费用高昂，难以治愈，成为糖尿病病人致残、致死的重要原因。

1 诊断要点

（1）足部表现：皮肤干而无汗、发凉、颜色变暗或苍白灼痛，肢端刺痛、麻木、感觉迟钝或消失，感觉异常，如袜套样、踩棉花感、鸭步等，足外形改变，如弓形足、槌状趾、鸡爪趾等，关节畸形，如夏科关节，骨质破坏发生病理性骨折、足溃疡等。

（2）Wagner分级法。

0级：有发生足溃疡的高危因素，目前无溃疡。

Ⅰ级：足皮肤表面溃疡，临床上无感染。

Ⅱ级：较深的穿透性溃疡，常合并软组织感染，但无骨髓炎或深部脓肿，溃疡部位可存在一些特殊的细菌，如厌氧菌、产气菌。

Ⅲ级：深度感染，伴有骨组织病变或脓肿。

Ⅳ级：局限性坏疽（趾、足跟或前足背）。

Ⅴ级：坏疽影响到大部分或全足坏疽。

（3）辅助检查

1）10 g尼龙丝（Semmes–Weinstein monofilament）检查触觉。

2）皮肤温度检查。

3）足底压力测定专用仪器。

4）周围血管检查。①足背动脉、胫后动脉、腘动脉搏动。②踝动脉-肱动脉血压比值（ABI）。③彩色多普勒超声检查。④血管造影：磁共振血管造影、DSA血管造影。

5）关节和骨的X线检查。

2 治疗要点

（1）全身治疗：①控制高血糖、血脂异常、高血压，改善全身营养不良状态和纠正水肿。②处理周围神经病变，扩张血管和改善微循环。③抗感染治疗。

（2）局部治疗：①溃疡换药。②手术治疗，如血管搭桥术、支架植入、截肢等。③血管内超声消融术。

3 主要护理问题

（1）舒适度改变：与皮肤受损和糖尿病神经病变有关。

（2）皮肤完整性受损。

（3）生活自理能力下降。

（4）有受伤的危险：与病人活动能力下降有关。

（5）预感性悲哀：与疾病疗效缓慢和治疗效果差有关。

4 护理目标

（1）病人能积极配合治疗和护理，各项代谢紊乱得到纠正。

（2）溃疡逐渐愈合。

5 护理措施

（1）加强足部日常护理：①保证病室环境、床单及病人皮肤的清洁。②改善局部血液循环，防止患部受压，抬高患肢，卧床时注意勤翻身，以减少局部受压时间，必要时使用支被架。对于因动脉供血不足而引起的溃疡，指导病人做患肢运动，这是促进患肢血液循环的有效方法。③合理饮食，改善全身营养状况。鼓励病人进食高蛋白、高维生素饮食。轻症贫血者可进食含铁量高的食物，重症应间断输血。限制高脂饮食，荤素搭配，少食辛辣食物，饮食坚持清淡原则。④运动前后应进行足部检查。

（2）日常预防：①每天检查双足，观察是否有皮损、水疱，足趾是否有糜烂等，必要时可借助镜子。②经常洗脚，用干布擦干，尤其是足趾间。洗脚时水温要合适，低于37 ℃，一般主张由家属先用手试温，手感到水温合适即可，病人本人可用手肘试温。③不宜用热水袋、电热器等物品直接保暖足部。④避免赤足行走或赤脚穿凉鞋、拖鞋行走。⑤避免自行修剪胼胝或用化学剂来处理胼胝或趾甲。⑥足部干燥时可使用油膏类护肤品，但避免用于足趾间。⑦选择浅色、袜口松、吸水性好、透气性好、松软暖和的袜子，不穿破损或有补丁及高过膝盖的袜子。每天换袜子。⑧选择鞋尖宽大、鞋面透气性好、系带、平跟厚鞋。穿鞋前先检查鞋内是否有异：常情况，不穿过紧或有毛边的鞋或袜子。⑨水平修剪趾甲，有视力障碍者，请他人帮助修剪。⑩避免足部针灸、修脚等，防止意外感染。⑪戒烟。⑫每年至少进行1次足部的专科检查。

（3）糖尿病足病预防五大关键要点

1）podiatric care——专科医护人员定期随访和检查。

2）protective shoes——具有保护功能的舒适鞋，须有特定足够的深度。

3）pressure reduction——有压力缓解作用的鞋垫，甚至制作个性化鞋垫。

4）prophylactic surgery——预防性外科矫形手术。

5）preventive education——病人和医务人员的预防知识教育。

（4）糖尿病足伤口的护理。

1）伤口的观察：大小，深度，潜行，组织形态，渗出液的量、颜色、气味和形状，伤口周围皮肤或组织状况等。

2）伤口的测量。①伤口大小：伤口的长度应沿着身体长轴方向测量，宽度沿着与长轴垂直的方向测量，测量表面最长、最宽处。②伤口深度：先用无菌棉签探查伤口基底的各个部位，选择在最凹的伤口基底部，用直血管钳水平于皮肤夹住棉签，棉签顶部至血管钳的距离为伤口深度。

3）局部创面的处理：①根据不同的创面，选择换药方法。②根据伤口选择换药敷料，敷料应透气、具有较好的吸收能力，更换时避免再次损伤。③伤口的换药次数根据伤口的情况而定。④溃疡创面周围的皮肤可用温水、中性肥皂清洗，然后用棉球拭干，避免挤压伤口和损伤创面周围皮肤。⑤每次换药时观察伤口的动态变化情况。⑥观察足部血液循环情况，防止局部受压，必要时改变卧位或使用支被架。⑦必要时，请手足外科专科医生协助清创处理。

（5）心理护理：①尊重、接纳病人，注意倾听病人的主诉。②评估病人心理压力的来源和程度，给予疏导，必要时请心理治疗师会诊。③向病人讲解疾病和治疗的相关知识，取得病人合作。④取得家属的合作和支持。⑤成功病例现身说法。

（6）健康教育

1）告知病人疾病相关知识和糖尿病足的发病进程。糖尿病足的发病进程一般可分为四期。

第一期，早期病变期：病人常有下肢发凉、麻木、腿部"抽筋"，易被误认为"老寒腿"或老年人缺钙，导致延误病情。

第二期，局部缺血期：间歇性跛行，即行走一段距离后出现下肢疼痛，被迫停止运动，休息一会儿后可缓解，再次行走一段距离后疼痛再次出现。随着病情的进展，病人行走的距离越来越短。此外还有足部感觉异常、动脉搏动消失。

第三期，营养障碍期：静息痛，即病人在不行走休息时出现下肢疼痛，呈剧烈烧灼样疼痛，以夜间为甚，动脉搏动消失。

第四期，坏疽期：持续剧烈疼痛、干性溃疡和湿性溃疡，组织缺血坏死，可合并感染，最终导致截肢，严重时还可危及生命。

2）糖尿病足的高危因素。①以往有过足溃疡或截肢、视力差、老年、吸烟、肥胖、血糖控制差、合并肾病等。②感觉、运动功能障碍。③间歇性跛行、静息痛、足背动脉搏动明显减弱或消失。④皮肤呈暗红色、发紫，温度明显降低，指甲异常，胼胝，皮肤干燥，足趾间皮肤糜烂。⑤骨/关节畸形，如鹰爪趾、榔头趾、骨性突起、关节活动障碍。⑥鞋袜不合适、赤足走路、滑倒/意外事故、鞋内异物。⑦独居的生活状态，社会地位低，经济条件差，不能享受医疗保险，顺从性差，缺乏教育等。

6 特别关注

（1）糖尿病慢性并发症的筛查。

（2）糖尿病足的预防。

（3）糖尿病的皮肤护理。

7 前沿进展

（1）病人采用自己的骨髓干细胞注入肌内，促进肌肉神经细胞生长，建立侧支循环，改善症状。

（2）自体富血小板凝胶是富含血小板的血浆加凝血酶，氯化钙激活形成凝胶状物质，能明显促进溃疡组织修复和再生，促进溃疡愈合。

第四节 库欣综合征的护理

一、定义

库欣综合征（Cushing syndrome）又称皮质醇增多症（hypercortisolism），是多种病因引起的以高皮质醇血症为特征的临床综合征，主要表现为满月脸、多血质外貌、向心性肥胖、痤疮、紫纹、高血压、继发性糖尿病和骨质疏松等。

二、治疗原则

手术、放疗、药物治疗。

三、护理

（一）评估要点

1 健康史及相关因素

（1）有无肿瘤疾病史。

（2）有无使用糖皮质激素类药物史。

2 症状体征

（1）脂肪代谢障碍特征性表现为向心性肥胖、满月脸、水牛背、球形腹，但四肢瘦小。

（2）蛋白质代谢障碍表现为皮肤紫纹、皮肤菲薄、多血质面容等。

（3）糖代谢障碍表现为糖耐量异常等。

（4）电解质紊乱表现为轻度水肿或低钾血症等。

（5）心血管系统病变表现为高血压等。

（6）骨骼系统表现为骨质疏松，严重者可致腰背疼痛、脊椎畸形、身材变矮等。

（7）生殖激素异常表现为痤疮和多毛、性功能减退、女性可有月经稀少或闭经。

（8）神经精神障碍患者易出现不同程度的激动、烦躁、失眠、抑郁、妄想等神经精神改变。

3　辅助检查

了解血皮质醇、尿皮质醇、地塞米松抑制试验、血电解质及CT（垂体、肾上腺、胸部）、MRI（垂体、肾上腺）、肾上腺B超、X线片（骨骼、胸部）、放射性核素碘化胆固醇肾上腺扫描、岩下静脉窦插管测定ACTH检查等阳性结果。

4　心理-社会支持状况

理解和尊重患者，鼓励患者表达对目前的感受，承认患者对已存在的或感觉到的身体结构或功能改变的心理反应是正常的，鼓励患者进行修饰的习惯。帮助患者适应正常生活、社交活动、人际关系、职业行动的改变。

（二）护理措施

1　饮食管理

宜营养丰富、高蛋白饮食。高血压或水肿者，给予低盐饮食，适当补充钾盐；出现继发性糖尿病者，按糖尿病饮食护理；骨质疏松者，应多食含钙及维生素D丰富的食物。

2　休息与活动

注意休息，合并骨质疏松者需预防跌倒，避免剧烈活动。水肿者避免皮肤受损，平卧时适当抬高双下肢。

3　用药护理

遵医嘱用药，观察药物疗效及不良反应。如使用利尿剂时，应观察有无心律失常、恶心、呕吐、腹胀等低血钾表现，遵医嘱监测体重、24小时出入量或尿量。使用降压药时监测血压变化。

四、出院指导

（一）自我监测

如有头晕、头痛、血压升高、水肿明显等，应及时就诊。

（二）饮食指导

宜营养丰富、高蛋白饮食，高血压者低盐低脂饮食，骨质疏松患者，应多食含钙及维生素D丰富的食物。

（三）休息与活动

注意休息，避免劳累。骨质疏松者需防跌倒，避免剧烈活动。

（四）用药指导

遵医嘱使用利尿剂和降压药，不可擅自停药或随意增减剂量。

（五）定期复诊

血皮质醇、尿皮质醇、血电解质及CT（垂体、肾上腺、胸部）、MRI（垂体、肾上腺）、肾上腺B超。

第五节　原发性醛固酮增多症的护理

一、定义

原发性醛固酮增多症（primary hyperaldosteronism），简称原醛症，是肾上腺皮质肿瘤或增生，醛固酮分泌增多，导致水钠潴留，以高血压、低血钾为临床特征的疾病。以特发性醛固酮增多症（idiopathic hyperaldosteronism，IHA）最常见，其次为肾上腺醛固酮腺瘤（adrenal aldosterone-producing adenoma，APA）。

二、治疗原则

治疗方案取决于原醛症的病因。对IHA患者，应以药物治疗为主，不应手术；APA患者应首选手术治疗，可治愈。

三、护理

（一）评估要点

① 健康史及相关因素

（1）有无肾上腺肿瘤史。

（2）了解起病时间、治疗经过、病情控制等情况。

② 症状体征

（1）高血压为最早和最常见症状。

（2）低血钾表现为肌无力及周期性瘫痪、肢端麻木、手足抽搐等。另外。低血钾可抑制胰岛素分泌和作用减弱，约半数患者可出现糖耐量受损，甚至可出现糖尿病。

（3）肾脏表现为长期低钾者出现多尿、夜尿增多，继而出现烦渴、多饮、尿比重低等。

（4）心脏表现为心肌肥厚、心律失常、心肌纤维化和心力衰竭等。

❸ 辅助检查

了解血电解质、卧立位试验、生理盐水负荷试验、卡托普利试验、尿醛固酮、肾上腺B超、肾上腺CT和MRI检查等阳性结果。

❹ 心理-社会支持状况

理解和尊重患者，评估其心理需求，满足患者对原发性醛固酮增多症疾病知识相关需求，树立正确的疾病观。

（二）护理措施

❶ 高血压护理

监测血压，遵医嘱给予降压药物。如出现头晕、乏力、胸闷等症状需卧床休息，遵医嘱予以吸氧。

❷ 低钾护理

监测血电解质，遵医嘱口服或静脉补钾，多食含钾丰富的食物。如有乏力、头晕、胸闷等不适需卧床休息，遵医嘱予以吸氧，必要时心电监护。

❸ 饮食管理

行卧立位试验前给予钠钾平衡饮食，试验后予以低盐高维生素、含钾丰富的饮食。

❹ 特殊检查护理

卧立位试验、生理盐水负荷试验、卡托普利试验见知识链接。

四、出院指导

（一）自我监测

若出现头晕、头痛、恶心、呕吐、肌无力、周期性瘫痪、肢端麻木、手足抽搐等，应及时就诊。

（二）饮食指导

宜低盐、高维生素、含钾丰富的饮食。避免高糖饮食。

（三）用药指导

遵医嘱服药，观察药物疗效和不良反应，如服用螺内酯时需观察有无男乳发育、阳痿、月经不调等，定期检测血钾浓度，忌用排钾利尿药。

（四）定期复诊

手术患者，术后需每周一次监测血电解质，连续4周；口服螺内酯治疗者，每周需监测血电解质，根据血钾水平调整药物剂量；每半年需复查肾上腺CT。

第六节　痛风的护理

一、定义

痛风（gout）是嘌呤代谢紊乱和（或）尿酸排泄障碍所致的一组慢性异质性疾病。临床特点为高尿酸血症、反复发作的痛风性关节炎、痛风石、间质性肾炎，严重者呈关节畸形及功能障碍，常伴有尿酸性尿路结石。

二、治疗原则

目前尚无根治原发性痛风的有效办法。

1.控制高尿酸血症，预防尿酸盐沉积。

2.迅速控制急性关节炎发作，防止复发。

3.防止尿酸性肾结石形成痛风性肾病及肾功能损害。

三、护理

（一）评估要点

1 健康史及相关因素

（1）有无家族史。

（2）有无诱因，如酗酒、过度疲劳、关节受伤、手术、感染、寒冷、摄入高蛋白和高嘌呤食物等。

（3）有无肥胖。

（4）了解起病时间、治疗经过、病情控制等情况。

1 症状体征

（1）急性痛风性关节炎是原发性痛风最常见的首发症状。85%～90%的首次发作累及单一关节，以第一跖趾关节最常见，多于夜间突然起病，关节剧痛难忍，症状在数小时内达到高峰，受累关节红、肿、热、痛和功能障碍，其他常见受累部位为足背、踝、足跟、膝、腕、指、趾和肘关节，可有关节腔积液、发热、头痛等全身反应。发作常呈自限性，多于数天或2周内自行缓解，红肿消退后受累关节处皮肤脱屑。

（2）痛风石一般位于皮下结缔组织，为无痛性黄白色赘生物，可累及全身，常见于耳郭、跖趾、指间、掌指、肘等关节，跟腱、候骨滑囊等处。

（3）肾脏病变表现为夜尿增多、蛋白尿、血尿和等渗尿等，进而发展成肾功能不全。

（4）慢性关节炎表现为受累关节非对称性不规则肿胀、疼痛，随着病程延长，关节炎发作频率增加、发作时间延长、发作程度加重、间歇期缩短，最终导致关节僵硬、多种畸形等，尤其在手和足，可造成进行性残疾。

3 辅助检查

了解血尿酸、尿酸、滑囊液或痛风石内容物检查、骨骼X线、关节镜检查、CT、MRI、超声检查等阳性结果。

4 心理-社会支持状况

理解和尊重患者，评估其心理需求，动员患者家属配合痛风患者的饮食管理，痛风发作时给予生活上的帮助。

（二）护理措施

1 饮食管理

控制总热量摄入，避免进食高嘌呤、高糖饮食，控制海鲜及肉类的摄入量。高嘌呤食物，如动物内脏、肉汤、沙丁鱼、鱼卵、蛤、淡菜、虾米、鹅、豆类及豆制品、香菇、紫菜等。不宜饮浓茶，严禁饮酒。多食碱性食物，如牛奶、鸡蛋、马铃薯、各类蔬菜、柑橘类水果等，多饮水，每日饮水应在2000 mL以上。

2 休息与活动

急性关节炎发作期应卧床休息，抬高患肢。避免受累关节负重。

3 用药护理

遵医嘱用药，观察药物的疗效及不良反应。如急性发作期常用秋水仙碱：首次剂量1 mg，1小时后再给0.5 mg，12小时后再用0.5 mg，以后每次0.5 mg，2～3次/d；非甾体抗炎药应在餐后服用，以减轻对胃肠道刺激；间歇期及慢性期使用抑制尿酸合成的药物，如别嘌呤醇，应观察有无发热、过敏性皮疹、腹痛、腹泻、白细胞和血小板减少等；服用促进尿酸排泄的药物如苯溴马隆、碳酸氢钠时，应注意多饮水，保持每日尿量＞2000 mL。

4 疼痛管理

疼痛管理的目的是缓解或减轻疼痛至患者可以接受的程度。

（1）评估要点：①疼痛的诱因、性质、部位、程度、持续时间、发生频率及有无伴随症状、加重和缓解。②通过对生命体征、面部表情、躯体姿势、声音、情绪等方面的评估，客观地评价患者的疼痛。疼痛引起的生理反应，如心率加快、出汗等。观察患者不舒适的非语言暗示，尤其是无法进行有效沟通的患者。③确认疼痛对生活品质所造成的影响，如睡眠、食欲、活动、认知、情绪、人际关系、工作表现及角色责任等。④患者对疼痛的认知反应，如焦虑、恐惧、疼痛的危害性、应对方式等。⑤患者以往与疼痛相关的经验，包括慢性疼痛的个人或家族史。⑥患者过去曾使用过的有效的疼痛控制措施。⑦文化因素对疼痛认知和疼痛反应的影响。⑧疼痛治疗的效果及不良反应。⑨患者对疼痛控制的目标。

（2）疼痛评估工具：①对有自主交流能力的患者可采用0～10分数字评分法

（numerical rating scale，NRS）量根据语言描述法（verbal rating scale，VRS）、视觉模拟法（visual analog scale，VAS）、脸谱法（faces pain scale，FS）等评估工具。②对于不具备自主交流能力的患者，可采用行为疼痛评估量表（face，leg，activity，cry and consolability pain assessment tool，FLACC）等评估工具。③对于监护室内有人工气道的患者，可使用CPOT进行有效评估。

（3）措施：①提供疼痛相关的信息，解释疼痛的原因，有效预防和控制疼痛的重要性，告知患者应在疼痛发生时和当疼痛性质、程度发生改变时，告知医护人员。②在执行可能造成疼痛的措施前、患者活动前、疼痛加剧前，考虑患者的参与意愿、参与能力、喜好、重要亲友对此方法的支持，以及禁忌证等。及时使用疼痛控制措施，如药物、非药物以及心理护理的方法，以有效缓解疼痛。非药物疼痛缓解方法包括催眠、冥想、放松、音乐疗法、转移注意力、游戏疗法、活动疗法、热疗法、冷疗法、针灸和按摩等，或配合其他疼痛缓解方法一同使用。根据患者的反应及时调整疼痛控制方法，监测患者疼痛控制效果。③根据患者情况实施个性化的镇痛方案，与患者一起完成缓解疼痛的目标。遵医嘱及时使用止痛药及PCA，做好PCA护理以达到最佳镇痛效果。④为患者提供安静、舒适的休息环境，给予舒适的体位，控制可能影响患者疼痛的环境因素，如室内温度、光线及噪声等。⑤解除诱发或加重疼痛的因素，如焦虑、烦躁、紧张及认知缺失等。⑥促使患者获得充足的休息和睡眠，以协助缓解疼痛。⑦鼓励患者自我监测疼痛的情况，指导患者正确学会疼痛评估方法。向其进行宣教，不需要忍耐疼痛，若发生疼痛可以积极寻求帮助。⑧预防和处理镇痛药物不良反应，并做好患者宣教。

四、出院指导

（一）自我监测

若出现关节红肿热痛、功能障碍等，应及时就诊。

（二）饮食指导

控制总热量，避免高嘌呤食物，多吃碱性食物，多饮水。禁饮酒。

（三）休息与活动

劳逸结合，避免劳累，注意保护受累关节。急性发作期应卧床休息。

（四）防止诱因

避免过度疲劳、寒冷、潮湿、饱餐、饮酒、脚扭伤等。肥胖者减轻体重。

（五）定期复诊

血尿酸、24小时尿酸。

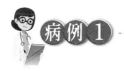

原发性醛固酮增多症患者的护理

一、案例介绍

（一）基本信息

患者，女，59岁。2018年5月2日入院。患者于30年前妊娠28周后因头晕至当地医院就诊，测血压180/90 mmHg后给予降压药口服，具体用药不详，自觉头晕缓解后停药。产后未规律监测血压，每次出现头晕症状时，自服珍菊降压片，缓解后停药，未规律服药。10年前，患者因头晕于当地地段医院测血压160/110 mmHg，后予以硝苯地平缓释片1片，1次/天口服，间断监测血压在160～150 mmHg/110～100 mmHg，自觉头晕缓解。2016年2月患者因突发双下肢无力伴心慌至医院急诊就诊，查ECG，头颅CT均正常，血钾2.6 mmol/L后住院治疗，给予口服及静脉补钾治疗，患者拒绝行肾上腺影像检查，血钾上升3.7 mmol/L后出院。于同年10月因头晕乏力再次入院治疗，肾上腺MRI提示右侧肾上腺小结节，未行相关功能评估，给予降压补钾后出院。之后患者间断口服补钾治疗，监测血钾在2.8～3.7 mmol/L，头晕乏力症状仍无明显缓解。后于2018年2月至我院内分泌科门诊就诊，建议患者停美托洛尔后住院评估病情，因个人原因未按时入院。2018年5月2日"再次出现双下肢无力伴左侧面部麻木"为主诉，查血钾2.98 mmol/L，为进一步评估病情，收治入院。

（二）医护过程

体格检查：T 37 ℃，P 78次/分，R 20次/分，BP 145/80 mmHg，神志清，精神状态良好，营养中等，颈软，无抵抗感。胸廓无畸形，二肺呼吸音清，未闻及啰音，心律齐。叩诊区未闻及病理性杂音。腹部平软，无压痛及反跳痛，肝脾肋下未及，未触及腹部包块。脊椎及四肢无畸形，四肢肌力Ⅴ级，巴氏征（一）。

实验室检查：血钾2.71↓ mmol/L；肾上腺MRI提示肾上腺肿物（右侧）；卧立位试验示ARR（aldosterone-to-renin ratio）= 1364（＞300）；盐水试验提示：盐水后醛固酮278.71pg/mL（＞100 pg/mL）；ACTH（adreno-cortico-tropic-hormone）兴奋试验（促肾上腺皮质激素兴奋试验）提示醛固酮804.78pg/mL；肾上腺CT提示右侧肾上腺占位，左侧肾上腺增粗。

入院诊断：原发性醛固酮增多症。

入院后给予二级护理，予监测血压、血糖，给予螺内酯60 mg，2次/天口服，苯磺酸氨氯地平片5 mg，1次/天口服。

二、护理措施

（一）治疗护理

1.药物治疗

适用于特发性肾上腺皮质增生、有手术禁忌证的原醛症、不能根治切除的皮质癌、糖皮质激素可控制的原醛症。

2.手术治疗

肾上腺皮质腺瘤,单纯切除后可完全恢复,腺瘤以外的腺体有结节性改变时宜将该侧肾上腺切除。单侧原发性肾上腺皮质增生可做同侧肾上腺切除或肾上腺次全切除。肾上腺皮质癌及异位产生醛固酮的肿瘤应尽量切除原发病灶。

(二) 护理要点

1.卧床休息,创造良好,安静,舒适的环境,保证充足睡眠,避免劳累。保持心情愉快,避免紧张激动的情绪变化。将患者经常使用的物品放在手能到达之处,协助患者进行日常生活。

2.饮食指导

给予低盐饮食,鼓励患者吃含钾多、含钙高的食品和蔬菜。

3.鼓励患者口服补钾,遵医嘱记录24小时出入量,并观察尿色及尿比重。

4.遵医嘱给予患者补充热量,监测其血压和血钾,重视患者主诉,当患者出现心悸、胸闷、头痛、恶心等异常症状时,应安抚患者,及时与医生联系,给予相应的处理,警惕心、脑血管事件的发生。

5.制订活动计划,指导患者进行适当的功能锻炼,必要时给予辅助器械进行锻炼。

(三) 健康教育

1.保持心情舒畅,注意休息,生活规律。避免任何刺激因素,保持情绪稳定,注意血压的变化。

2.饮食指导

应注意高蛋白质、高维生素、低脂肪、低盐、低胆固醇易消化高营养且富含钾的食物,并嘱患者多食富含钾的食物,如橙、橘、香蕉、菌菇类等食物,多晒太阳。

3.做好用药指导,强调长期、规律、定时、服药的重要性,增强服药依从性。①向患者说明体位性低血压的临床症状如全身乏力、头晕、心慌出汗的功能。指导患者卧位或坐位起立时动作要慢,教会患者和家属正确测量血压的方法,按时测量,每天记录。如有不适及时到医院检查。②向患者讲解口服钾离子药物的注意事项,尽量减少对胃肠道刺激。③指导患者应用肾上腺皮质激素,并了解作用及副作用,出现严重的不良反应,如过敏反应、高血压、感染等现象,应停止用药,及时就医。

4.出院后定期复查血钾,PTU,25-羟基维生素D,定期复查甲状腺功能;甲状旁腺B超。

5.定期随访,如患者有手足麻木,肢体软瘫,呼吸困难,心悸胸闷等不适及时就诊。

6.嘱患者注意安全,切忌远行,以免发生意外。

7.让患者及家属了解肾上腺皮质功能不全的征象,一旦出现应紧急就诊。

三、小结

原发性醛固酮增多症,简称原醛症。由Conn于1955年首先报道,故又称Conn综合征。是由于肾上腺皮质发生病变从而分泌过量的醛固酮所致,典型表现为高血压、高醛固酮、低血压、低血肾素、碱中毒、肌软弱无力或周期性瘫痪等。随着筛选方法的进步,近年来国外学者提出原醛症已成为继发性高血压中最常见的形式。该病的发病年龄高峰为30~50岁,女性多于男性,男女比例为1:(1.2~1.5)。

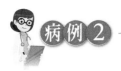

糖尿病患者的护理

一、案例介绍

（一）基本信息

患者，男，51岁，2019年10月2日入院。10年前无诱因出现口干、多饮、多尿，检查发现血糖升高，门诊查随机血糖（BG）12.3 mmol/L，空腹血糖7.1 mmol/L，餐后2小时血糖14 mmol/L，诊断为"2型糖尿病"。此后患者长期饮食及运动控制，未监测血糖。半年前，因血糖波动开始采用降糖方案：阿卡波糖50 mg口服3次/天，瑞格列奈1 mg口服3次/天。1个月前，患者左足背疼痛，但无明显红肿，在当地医院予以左氧氟沙星等抗感染治疗，症状仍无明显改善。为进一步诊治，门诊拟"2型糖尿病并周围神经病变"收入院。患者发病以来，有视物模糊，无泡沫尿，无胸闷，无心悸，有四肢麻木，无间歇跛行，精神食欲尚可，大小便正常，睡眠欠佳，近期体重减轻10 kg。患者无高血压、冠心病等病史。否认肝炎、结核等传染病史，否认手术外伤史，否认药物及食物过敏史，否认输血史，预防接种史不详。

（二）医护过程

体格检查：T 36.4 ℃，P 80次/分，BP 100/70 mmHg，体重65 kg，身高165 cm。体重指数24 kg/m²，颈围40 cm，腰围87 cm，臀围97 cm，腰/臀0.9，发育正常，营养良好。右足背轻度红肿，有压痛，皮温升高，双侧足背动脉搏动减弱。

实验室检查：血常规示WBC 9.6×10^9/L；尿常规示尿糖（＋＋＋），尿酮体（＋＋）；空腹血糖为9.8 mmol/L，餐后2小时血糖为18.6 mmol/L，糖化血红蛋白为10%。血气分析指标：pH 7.32，BE － 3.0 mmol/L，PaO₂ 95 mmHg，PaCO₂ 35 mmHg。双下肢血管彩超及双侧颈动脉彩超：提示血管内膜毛躁，内有斑块形成。

肌电图：双侧正中神经、尺神经、腓神经的运动神经及感觉神经电传导均减慢。

入院诊断：2型糖尿病，右侧糖尿病足并感染，糖尿病酮症酸中毒。入院后给予二级护理，糖尿病饮食1500～1800 kcal。予监测血糖，胰岛素强化治疗（常规优泌林22U、14U、12U，早中晚餐前，优泌林N 10U晚睡前皮下注射）控制血糖；抗血小板聚集（西洛他唑片、拜阿司匹林肠溶片）；营养神经细胞（甲钴胺注射液）；改善微血管循环（前列地尔注射液）；抗炎（甲硝唑、左氧氟沙星）。

二、护理措施

（一）治疗护理

1.饮食治疗

（1）目的：①通过平衡膳食，配合运动和药物治疗，将血糖控制在理想范围，达到全面代谢控制，满足一般和特殊生理状态需要。②达到或维持成人的理想体重，保证充沛的体力。③确保儿童、青少年正常的生长发育。④满足妊娠、哺乳妇女代谢增加的需要，有效防止各种糖尿病急、慢性并发症的发生。⑤通过合理的饮食改善整体的健康状况。

（2）原则：①合理控制总热能，热能摄入量以达到或维持理想体重为宜。②平衡膳食，选择多样化、营养合理的食物。③放宽对主食类食物的限制，减少单糖及双糖的食物。④限制脂肪摄入量。⑤适量选择优质蛋白质。⑥增加膳食纤维摄入。⑦增加维生素、矿物质摄入。⑧提倡少食多餐，定时定量进餐。

2.运动治疗

（1）目的：①有效控制体重；②缓解轻中度高血压；③提高胰岛素敏感性，减轻胰岛素抵抗；④纠正异常血脂；⑤改善心肺功能，促进全身代谢。

（2）注意事项：①运动量由小到大，循序渐进，定时定量，坚持运动。②避免在清晨4～5点运动，以防低血糖反应，不宜在酷暑、高温或寒冷的环境下运动。③运动时穿合适的运动鞋和棉袜。④为避免失水，应在运动前饮用足够的水，运动后出汗多者，及时擦干，注意保暖。⑤外出运动前应带好糖果和糖尿病卡。⑥运动前后更要注意检测血糖，根据i血糖情况调整运动量。

3.胰岛素治疗

（1）胰岛素应放在4～6 ℃冰箱内冷藏，若没有冰箱，可放在阴暗较凉处，避免受热、光照和冷冻。注射前1小时自冰箱取出升温后再用，过冷的药物注射后不宜吸收。

（2）胰岛素应用专用胰岛素空针或胰岛素笔抽吸，剂量要准确。

（3）使用混合胰岛素时，先抽短效的胰岛素再抽长效的胰岛素。中长效胰岛素用前必须摇匀。

（4）注射胰岛素前应监测血糖。

（5）胰岛素应在餐前30分钟皮下注射。

（6）注射胰岛素应严格无菌操作，须待消毒液晾干后才注射，以免消毒液带入皮肤，影响胰岛素疗效及刺激皮肤。

（7）胰岛素应注射在脂肪深层或脂肪和肌肉之间，若皮下组织较少，则采用45°角注入并注入针头3/8或1/2，而若有大片皮下组织或注射针头较短，则采用90°角注入胰岛素。注射部位取皮肤松软部位注射，如：两臂三角肌下缘、腹部、两大腿外侧臀部。

（8）注射部位每周更换一个部位，应轮换选择，避免选择同一部位，针眼之间间隔0.5～1 cm，避开红肿、硬结、疤痕、炎症组织，以免影响胰岛素的吸收。胰岛素推注完后，停顿10秒。

（9）使用胰岛素过程中，观察疗效，预防低血糖。

（二）酮症酸中毒紧急护理措施

1.建立静脉通道，大量补液

以生理盐水为主，3000～5000 mL/d，先快后慢，准确执行医嘱，确保液体和胰岛素的输入。液体输入量应在规定的时间内完成，胰岛素用量必须准确和及时。

2.轻度DKA患者应鼓励进食水，用足胰岛素以降血糖和消酮；中重度患者应用小剂量胰岛素：4～6 U/h加入补液静滴，血糖＜13.9 mmol/L，改为皮下注射，防止低血糖、脑水肿。

3.患者绝对卧床休息，注意保暖，预防褥疮和继发感染，昏迷者按昏迷护理。

4.去除诱因，持续低流量吸氧，昏迷患者留置胃管、导尿管，纠正水、电解质酸碱失衡，见尿补钾。

5.严密观察和记录患者神志状态、瞳孔大小和对光反射、呼吸、血压、脉搏、心率及每天出入液量等变化。在输液和胰岛素治疗过程中，需每1～2小时留取标本送检尿酮、血糖、血钾、血钠、二氧化碳结合力。此外，在平时，应教育患者认识糖尿病酮症酸中毒的诱因及提示发生酮症酸中毒的先兆。

（三）预防护理措施

1.每天检查足部和下肢。

2.每天用温水和中性肥皂洗脚，注意洗净趾缝，并检查有无红肿、破损。

3.趾甲前端应剪平锉光，避免边上剪得过深。

4.冬季注意脚的保温、防裂，避免使用热水袋。

5.洗脚时水温不要过高（＜40 ℃）以免烫伤。

6.穿合脚、清洁、柔软的鞋和袜子，棉袜透气性好，袜口不宜太紧，否则会影响脚的血液循环发生足部外伤或感染时，应及时就诊。

（四）健康教育

1.认识糖尿病是一种终身性疾病，目前尚不能根治，必须终身治疗。首先应帮助患者及家属掌握有关糖尿病的知识，树立战胜疾病的信心，积极控制血糖，预防慢性并发症的发生。

2.掌握饮食治疗在控制病情、防治并发症中的重要作用，掌握饮食治疗的具体要求和措施长期坚持。掌握定时定量，少量多餐的原则，采用清淡食品，菜谱应多样化，血糖控制较好时，可吃少量水果，但应禁烟酒。

3.了解体育锻炼在治疗中的意义，掌握体育锻炼的具体方法、副作用及注意事项，特别是运动时鞋袜要合适，以防足损伤；外出时随身携带甜食和病情卡片以应急需；运动中如感到头晕、无力、出汗应立即停止运动。

4.了解情绪、精神压力对疾病的影响，指导患者正确处理疾病所致的生活压力。

5.学会正确注射胰岛素，教会患者使用胰岛素笔。知道药物的作用、副作用及使用注意事项。

6.学会自我监测血糖，有便携式血糖测定仪者向患者说明并演示血糖仪的使用方法，同时患者应了解血糖测定的结果意义及其评价。

7.生活规律，戒烟酒，注意个人卫生，尤其是对足部、口腔、阴部的清洁，预防各种感染，有炎症、痈和创伤时要及时治疗。

8.了解糖尿病治疗控制的要求，定期随访。每年定期全身检查，一般每2～3个月复查血糖化血红蛋白，6～12个月复查血脂、肝肾功能、眼底、下肢血管及神经功能，以了解病情控制情况，及时调整用药剂量，以尽早防治慢性并发症。

三、小结

糖尿病患者自我管理教育短期目标的重点集中在让患者掌握生存技能：饮食规划，药物使用，血糖监测，如何干预并应对低血糖或高血糖等。联合社会资源使患者在出院后可以继续进行糖尿病自我管理的教育。不断更新糖尿病相关知识，尤其专业人员要不断学习如何处理糖尿病管理中的不良事件。

根据观察性研究结果，目前社区医院的患者32%～38%存在高血糖。高血糖可使非急诊住院患者的住院时间延长，感染和死亡率增加。改善血糖控制的结果可降低患者院内并发症的发生率。新的临床实践指南提出，所有患者，不仅是既往诊断为糖尿病的患者，在入院时均应接受血糖检查。

第七章

神经外科的护理

第一节 常见并发症的护理

一、开颅术后颅内压增高

颅内压增高是神经外科术后并发症之一。颅腔内容物体积增加或颅腔容积减少超过颅腔代偿的容量，导致颅内压增高，典型表现主要是头痛、喷射状呕吐和视神经盘水肿。

（一）主要原因

1 二氧化碳潴留

开颅术后拔除气管插管后，由于麻醉药、肌松剂等产生中枢性或外周性呼吸抑制，引起通气不足，二氧化碳浓度升高，导致脑血管扩张，颅内压升高。

2 术后颅内血肿

术后颅内血肿导致颅腔内容物体积增加，引起颅内压升高。这是颅内压增高的常见原因。

3 脑水肿

与术中脑组织暴露时间过长、过度牵拉组织、脑血管损伤、静脉回流不畅等有关。

4 发热

导致脑血流和脑代谢增加致颅内压升高。

（二）治疗

1 非手术治疗

去除诱因，纠正过度通气，改善脑组织循环，控制感染。遵医嘱应用脱水剂、利尿剂、激素、镇静剂等。

2 手术治疗

颅内血肿较大导致颅内压过高时，手术清除。

（三）护理措施

1 严密观察意识、瞳孔变化（正常瞳孔直径2～5 mm）

若病人出现嗜睡、意识模糊或意识障碍加深，提示有颅内压或脑疝可能，特别是一侧瞳孔进行性散大，对光反射迟钝或消失，提示脑疝早期，应立即脱水行床旁CT，做相应处理，及时进行手术治疗。

2 观察头痛、呕吐症状

病人由于颅内压增高，均有不同程度的头痛及呕吐。对于头痛剧烈、颈项强直、呕吐频繁者应密切观察意识、瞳孔变化，并加强脱水治疗，防止发生脑疝。

③ 观察生命体征

生命体征是判断病情变化的重要依据之一，呼吸不规则是颅内压增高的特征，临床上常见潮式呼吸、毕奥式呼吸、抽泣样呼吸及双吸式呼吸等。尤其对小脑，后颅窝术后病人应重视呼吸变化。血压进行性升高，脉搏慢而有力，常是颅内压增高所致。

④ 观察脑疝的先兆症状

观察期间出现躁动不安者，应提高警惕，可能是颅内压增高或脑疝的先兆，应该寻找躁动的原因，给予对症处理。

⑤ 呼吸道护理

保持呼吸道通畅，如呕吐应注意头偏向一侧，严防呕吐物误吸入呼吸道而引起窒息。必要时行气管切开或气管插管。

⑥ 休息与体位护理

病人血压平稳后头部抬高15°～30°，可降低颅内压。

⑦ 给氧

适当低流量吸氧，可防止血管扩张，减少大脑的血流量，降低颅内压。

⑧ 保持病室安静，做好心理护理

说明疾病性质，解除顾虑，使病人配合治疗，避免用力动作，保持大便通畅。

⑨ 脱水治疗的护理

脱水治疗期详细记录24小时出入量，水肿期应控制输液量。

二、开颅术后血肿

由于颅内血运比较丰富，在对病人进行开颅术后，脑组织内出现血肿的概率增加，颅内积血达到10 mL。甚至更多时，可引发脑疝。因此术后要注意防止颅内出血及血肿的发生。

（一）主要原因

① 术中止血不彻底

部分切除的肿瘤，其残面出血引起硬膜下血肿或脑内出血。

② 术后颅内压降低

对颅内血肿进行清除，切除肿瘤，以及使用脱水剂后，会降低病人的颅内压，可引发出血现象。

③ 高血压

当血压升高时，部分动脉破裂出血。

④ 全身因素

凝血功能异常、术后合并肝炎、肿瘤化疗后病人易发生凝血功能障碍等。

（二）治疗

1.术后颅内血肿量较大时，须考虑手术清除血肿。

2.对于术后少量硬膜下血肿，如病人无临床症状，可严密监护，血肿有自行吸收的可能，也有少数可发展为慢性硬膜下血肿。

（三）护理措施

1.术后密切观察病人的意识，瞳孔、生命体征及肢体活动。

2.遵医嘱准确给予脱水药物，可合并利尿剂以及激素药，观察疗效。

3.保持呼吸道通畅，给予吸氧，翻身时动作轻稳，注意体位，避免头部扭曲。

4.保持良好抢救环境，镇痛，癫痫高发者可预防给药，解除紧张，行心理护理，使其配合抢救。以保证抢救措施落实。

5.病情允许下抬高床头30°。

6.正确护理各种引流管，维持正常的颅内压，防止引流液返流；不可牵拉引流管，保持引流管通畅在位；准确记录引流液的颜色、性质及量。

7.积极治疗原发病灶，需行去骨瓣减压术，病人应遵医嘱做好术前准备。

三、开颅术后颅内感染

开颅术后颅内感染分为直接感染和间接感染。直接感染是与手术相关的感染，包括头皮切口感染、脑膜炎。

（一）主要原因

1.与手术室环境污染、无菌操作不严格、颅内留置各种导管时间过长以及头皮消毒不严等有关。病人烦躁不安引起引流管接头松脱也可导致颅内感染。

2.脑脊液漏和切口漏

切口缝合不严密，易发生漏。有脑脊液漏者，术后颅内感染发生率明显增高。此外，皮下缝线残留过长，遗留头皮缝线未拆等因素也可造成头皮感染。

3.颅内置管

在开颅术后置管时间较长者易合并感染。

（二）治疗

1.根据细菌培养结果，合理选用抗生素。

2.如继发骨髓炎，应给予去骨瓣治疗。对于已发展为化脓性脑膜炎者，应根据细菌培养结果，选择透过血脑屏障的抗生素治疗，定时腰椎穿刺。

（三）护理措施

1.保持手术室的无菌环境，定期监测。严格无菌操作。可根据情况术前半小时使用抗生素预防感染。

2.术后应密切观察病人生命体征，尤其是体温，如果术后体温高，并持续上升，排除其他原因（如肺部感染、泌尿系统感染）后，应高度警惕，及时报告并处理。注意区别外科热。

3.观察颅内压

由于炎症刺激，脑膜粘连，循环受阻，病人可出现头痛、呕吐、意识障碍、颈抵抗等颅内压增高症状，应及时报告医师，做好降低颅内压处理。

4.引流管的观察与护理

脑室引流是颅内感染的重要诱因，应严格无菌操作，注意检查引流管是否打折或阻塞，术后尽早拔管。防止头皮引流口漏液，引流管口要进行无菌缝合，引流管接头及时用无菌纱布包裹，以确保整个引流装置无菌。烦躁病人酌情给予约束。

5.脑脊液漏、切口漏的预防

术前应对手术区域头皮做初步评估，术中硬脑膜严密缝合非常重要。术后密切观察切口敷料有无渗液、渗血，敷料潮湿时及时更换，保证切口无菌，防止感染。

四、 开颅术后并发癫痫

（一）主要原因

1.与手术操作有关。

2.术前有癫痫病史。

3.术后水肿、出血、手术创伤等。

（二）治疗

1 全身强直（阵挛性发作）的治疗

（1）应保持呼吸道通畅，病人张口状态下，在上、下齿间垫软物，防止舌咬伤。

（2）遵医嘱给予药物治疗，如地西泮、苯妥英钠、苯巴比妥钠、丙戊酸钠等。

（3）减轻脑水肿，遵医嘱给予甘露醇、呋塞米等脱水。

2 发作间歇期的治疗

口服抗癫痫药物，如苯妥英钠、苯巴比妥钠、丙戊酸钠、卡马西平等。

（三）护理措施

1.密切观察意识、瞳孔、生命体征的变化。

2.应用抗癫痫药时，严格按医嘱执行，做到时间、剂量准确。

3.保持呼吸道通畅，预防肺部感染，遵医嘱雾化。

4.详细记录病人发作持续时间、部位，抽搐方式。

5.注意采取安全措施，使用床挡，必要时需专人看护。

五、术后肺部感染

肺部感染是神经外科术后病人严重的并发症。

（一）主要原因

1.全身和局部免疫力低下。

2.致病菌侵入下呼吸道引起感染或滥用抗生素等。

（二）治疗

1 抗生素治疗

根据感染源选择敏感的抗生素。

2 对症治疗

有呼吸困难、发绀、休克者给予吸氧。

（三）护理措施

1.加强口腔护理，防止口腔细菌感染；按时翻身拍背，呕吐时头偏向一侧，及时清除口鼻分泌物，防止误吸；病室定时通风，适时吸痰，保持呼吸道通畅；管喂速度不应过快，短时间内尽量不吸痰，以防引起呕吐；在出现胃液反流时，可适当减少每日鼻饲量，严重者应禁食。

2.积极治疗脑出血，控制脑水肿。早期恢复意识，以利于肺部感染早期控制。

3.一般2小时翻身一次。拍高床头，半卧位与卧位变换，以利于排痰及呼吸道分泌物引流。

4.湿化气道

雾化吸入，室内通风换气。

5.合理输入抗感染药物，对症处理。监测病人体温变化。

6.避免和减少医源性感染，护士应严格无菌操作。

六、术后下肢深静脉血栓形成

深静脉血栓形成又称为血栓性深静脉炎。是神经外科较为常见的并发症，多发生于手术后、昏迷或因瘫痪造成肢体活动受限的病人。

（一）主要原因

血液黏稠、血管壁损伤及血流缓慢是造成本病的三大主要原因。

（二）治疗

治疗分为非手术治疗、介入治疗和手术治疗。

非手术治疗：卧床休息，抬高患肢，使用弹力绷带或弹力袜，抗凝治疗及溶栓治疗。

（三）护理措施

1.鼓励病人尽早活动，腿抬高。昏迷和长期卧床的病人抬高下肢20°～30°，促进静脉回流。

避免下肢静脉输液，尤其是瘫痪侧肢体。与家属沟通可使用弹力袜预防深静脉血栓。必要时遵医嘱使用空气波压力治疗仪。对已发生深静脉血栓的高危人群，遵医嘱抗凝治疗，但应注意出血的风险。

2.心理护理

减轻病人的疼痛，缓解焦虑与恐惧，做好昏迷病人家属的宣教工作。

3.病人制动，不能按摩，应每日测量腿围，做好记录，注意观察末梢血液循环、皮肤颜色、温度和注射部位有无异常等。

4.密切观察应用抗凝剂的病人有无出血倾向，出现异常应及时报告医师。

5.若需介入治疗和手术治疗，指导病人积极配合医师进行术前准备。

七、应激性溃疡

颅脑损伤后急性上消化道出血是急性上消化道黏膜病变发展的必然结果，是严重颅脑损伤常见的并发症。出现应激性溃疡出血者病死率高达50%，严重影响病人的预后。因此，临床上把创伤后并发应激性溃疡视为重型颅脑损伤标志。

（一）治疗

❶ 非手术治疗

当颅脑损伤后出现应激性溃疡出血时，适当输血、输液，纠正休克和酸中毒，供给营养等。此外还应禁食，留置鼻饲管，胃内灌注治疗药物，应用制酸剂，联合应用抗酸剂和细胞保护剂，经胃镜止血，选择性动脉栓塞或滴注垂体后叶。胃内灌注治疗有如下方法：

（1）冰盐水去甲肾上腺素溶液可使胃内局部降温，胃动脉血管收缩，有利于止血。适用于有明显活动性出血的病人。

（2）凝血酶可单独应用，也可与冰盐水去甲肾上腺素溶液交替使用。凝血酶可直接作用于溃疡出血的黏膜表面，避免凝血块的影响，用药至出血停止。

（3）云南白药可用于隐性应激性出血的病人或用于上述两种药物的后续治疗。

❷ 手术治疗

仅限于某些药物治疗无效的应激性溃疡出血与穿孔。手术治疗采用迷走神经切断术。应激性溃疡出血部位常在胃底、体部，往往执行胃大部切除术是不够的。到病情严重时再手术，则病死率很高。手术指征包括：

（1）在药物治疗中，每日输血1200 mL以上仍然不能维持血压者。

（2）经输血及药物治疗，血细胞比容不升，仍有出血倾向者。

（3）纤维内镜检查证实上消化道出血来自胃或十二指肠溃疡病灶，非手术治疗无明显好转，仍有活动性出血，24小时内需输血1000 mL以上方能维持血压或血压不稳定，应紧急手术切除溃疡病灶。

（4）高龄合并心肺功能不全。药物治疗未能止血，难以控制液体治疗者。

（5）虽然出血量不大，但伴幽门排空障碍者。

（6）有胃及十二指肠穿孔者。

（二）护理措施

1 病情观察

密切观察病情，发病后一周内是观察的重要时段。有胃管的病人每次鼻饲前回抽胃液，观察胃液颜色，测胃液pH值。胃液呈咖啡色或暗红色提示胃内出血。无胃管的病人注意是否有呃逆、呕吐现象，观察呕吐物及大便的量、颜色、性质。如呕吐物为咖啡色、暗红色或新鲜血液，排黑色便或柏油样便，应及时处理。密切观察生命体征，皮肤颜色、温度、湿度、尿量，意识变化。脉搏增快、血压下降、面色苍白，尿量减少、皮肤湿冷、意识障碍加深等提示循环血量不足。

2 一般护理

卧床休息，抬高床头15°~30°。昏迷者平卧，头偏向一侧或取侧卧位，必要时放置口咽通气道，有利于分泌物引流，还可防止舌后坠，避免呕吐物误吸引起窒息或吸入性肺炎。保持病室安静，定时通风，减少探视。加强呼吸道护理，保持气道通畅。翻身拍背，给予中流量氧气吸入，避免缺氧后加重脑水肿进而加重应激性溃疡。做好昏迷病人的生活护理，如口腔护理、翻身、按摩骨突处，防止压力性损伤发生。对于腹泻严重者，及时清理排泄物，保持肛周清洁、干燥，外涂皮肤保护膜，防止糜烂。

3 饮食护理

对于昏迷病人，早期肠内营养有缓冲胃酸、促进黏液分泌、增加黏液表面疏水性、促进黏膜上皮更新的作用，可维持胃液pH值在4以上。也可在早期进食，为胃黏膜的局部供能提供保证，增强胃黏膜抗损害能力。应给予高热量、高蛋白、易消化、无刺激性流食，如米汤、牛奶、新鲜蔬菜汁、米粉、肉汤等。开始时宜少量，待病人无腹胀等不适后，再逐渐加量，每次鼻饲前回抽胃液，如有尚未消化的食物应暂停鼻饲或酌情减量。鼻饲时和鼻饲后30分钟尽量避免给病人翻身、吸痰，防止食物反流。能自行进食者，可给予软质饮食，避免粗糙食物。

4 药物护理

（1）局部用药：遵医嘱给予生理盐水100 mL＋去甲肾上腺素8 mg胃内冲洗，每日2~4次，云南白药0.5 g每日两次胃内注入并协助病人翻身，以使药物与病变部位充分接触。

（2）止血药：凝血酶1 KU肌内注射，1 KU静脉注射，每日1次。

（3）抑制胃酸分泌的药物：奥美拉唑40 mg＋生理盐水100 mL，遵医嘱匀速持续泵入。在治疗应激性溃疡时，持续小剂量稳定的奥美拉唑血药浓度与抑酸作用呈正相关。

⑤ 心理护理

清醒病人存在焦虑、恐惧心理。应做好解释工作，介绍疾病知识、治疗方法及预后，减轻病人心理负担，稳定病人情绪。了解并满足病人的心理需求，每项护理操作前详细讲解操作目的、方法，取得病人的配合。如病人昏迷，应向家属交代护理目标及方法。

⑥ 术前护理

（1）健康教育：术前6小时禁食、禁饮，术前练习床上使用便盆，做好心理护理。

（2）了解术前相关检查及病史，做好碘过敏试验及抗生素皮试。

（3）备皮：范围为双侧股动脉周围30 cm以上。上平脐，下至大腿上1/3，外界至腋中线延线，内界为大腿内侧

（4）观察病人意识状态、生命体征、肢体活动情况、足背动脉搏动情况、皮肤颜色及末梢循环情况。

⑦ 术后护理

观察病人穿刺部位有无出血、渗血情况。穿刺点加压包扎6小时，穿刺肢体制动。

第二节　临床常用药物应用护理

药物治疗是神经外科疾病的治疗方法之一，必须有效安全。这就要求护士执行医嘱时必须做到"三查八对"，还要纠正医师或药师可能发生的失误，同时观察药物不良反应及疗效。

一、降低颅内压类药物

（一）20%甘露醇注射液

① 临床应用

（1）常用于各种原因引起的急性颅内压增高、脑水肿。

（2）用法：静脉快速滴注。

② 注意事项

（1）溶液应室温避光保存。低于20 ℃，溶液可有药物结晶析出现象，使用前应加热使结晶完全溶解，以免影响疗效。

（2）一般以20%甘露醇注射液125～250 mL快速静脉滴注，滴速为5～10 mL/min，15～30分钟滴完。

（3）使用时宜选用粗大的血管，并确保针头在血管内，避免药液外漏而导致组织水肿和皮肤坏死。

（4）急性肺水肿和严重失水者禁用，冠心病、心肌梗死、心力衰竭病人遵医嘱慎用。

（5）65岁以上老年人使用易引起肾功能不全，注意观察尿量。

（6）长期应用的病人可发生低钠、低钾，需复查肾功能、电解质以及监测血压等，发现异常及时报告医师。肾功能异常者宜选用其他脱水剂治疗。

（7）严格遵照医嘱按时按量给药，并观察病情变化。此药可引起高渗性口渴，一次用量过大，还可导致惊厥发生。

（二）甘油果糖注射液

1 临床应用

（1）常用于脑血管疾病、脑外伤、脑肿瘤、颅内炎症及其他原因引起的急、慢性颅内压增高，脑水肿等。

（2）用法：成人一般250～500 mL，分次静脉滴注，1～2次/天，1～3小时滴完。

2 注意事项

（1）严重循环系统功能障碍、尿毒症及糖尿病病人慎用，本品含果糖和氯化钠。

（2）一般无不良反应，滴注速度过快时可出现溶血、血红蛋白尿甚至急性肾衰竭，应告知病人及家属不可随意调整输液速度。

（3）遵医嘱定时监测血常规、尿常规和肾功能。

（三）呋塞米

1 临床应用

（1）适用于脑水肿合并左心力衰竭或肾功能不全的病人、肝硬化所致水肿或腹水的病人等。

（2）用法：口服、肌内注射或静脉推注。

2 注意事项

（1）药物应避光保存于阴凉处。

（2）禁用于严重肾功能不全伴有电解质紊乱者、孕妇、小儿及对本品过敏者。

（3）其不良反应有低钠血症、低钾血症、低血容量性休克、视力模糊、恶心等。严密观察病情变化，遵医嘱定期复查血常规、电解质以及肾功能，并注意观察尿色、尿量，防止发生贫血、粒细胞减少、血尿等情况。

（4）合并心功能衰竭且不能进食者用药时应先补足血容量，监测血压、电解质变化，特别是在开始用药时，以防发生直立性低血压。老年人应用时应警惕血管血栓形成和栓塞，应注意有无肢体麻木、无力等。

（5）了解病人是否有肾功能不全或使用了其他耳毒性药物，注意观察有无耳鸣、头晕、眩晕及听力改变。

（6）本药常与甘露醇交替使用，可减少各自的不良反应。

（7）使用小剂量阿司匹林类药物也可发生水杨酸盐中毒，应尽量避免与阿司匹林类药物合用。

（四）人血清蛋白和浓缩血浆

1 临床应用

（1）适用于血容量不足、低蛋白血症的颅内高压、脑水肿病人。

（2）用法：静脉滴注。

2 注意事项

（1）本品需冰箱冷藏保存。

（2）心功能不全者慎用，其可增加心脏负荷。

（3）对于血脑屏障严重破坏者，其可致颅内高压，故应严密观察病人意识、瞳孔及生命体征变化，发现异常，及时处理。

二、降压及升压类药物

（一）乌拉地尔注射液

1 临床应用

（1）用于治疗高血压危象（血压急剧升高）、重度和极重度高血压及难治性高血压。

（2）用法：静脉注射或静脉滴注。

2 注意事项

（1）溶液应低于25 ℃保存。

（2）此药不能与碱性液体混合，因其酸性性质可能引起混浊或絮状物。

（3）用药后观察病人有无头痛、头晕、恶心、呕吐、出汗、乏力等症状，这些症状多由血压下降太快所致，通常在数分钟内即可消失，一般无需中断治疗。过敏反应（如瘙痒、皮肤发红、皮疹等）少见。

（4）肝功能障碍病人、中度和重度肾功能不全病人、老年病人、合用西咪替丁的病人慎用本药。

（5）用药期间，观察病人血压变化，血压骤然下降可能引起心动过缓甚至心脏停搏。

（6）过敏病人及哺乳期妇女禁用。

（二）厄贝沙坦片

1 临床应用

（1）用于治疗原发性高血压、合并高血压的2型糖尿病肾病。

（2）用法：口服。

2 注意事项

（1）本药宜在30 ℃以下干燥保存。

（2）对本品过敏者禁用。

（3）本药可能导致高血钾。存在肾功能损害、糖尿病肾损害所致蛋白尿或心力衰竭的病人等需监测血清钾。

（三）苯磺酸氨氯地平片

1 临床应用

（1）治疗原发性高血压病，可单独使用，也可与其他抗高血压药物合用。

（2）治疗慢性稳定型心绞痛及变异心绞痛，可单独使用本品治疗，也可与其他抗心绞痛药物合用。

（3）用法：口服。

2 注意事项

（1）药物过量可导致外周血管过度扩张，引起低血压，还可能出现反射性心动过速。药物过量后，必须监测血压，同时进行心脏和呼吸监测。一旦发生低血压，则采取支持疗法。

（2）对二氢吡啶类钙拮抗剂类药物或该品任何成分过敏者禁用。

（3）肝肾功能受损病人应慎用。

（四）盐酸多巴胺注射液

1 临床应用

（1）适用于心肌梗死、创伤、内毒素败血症、心脏手术、肾衰竭、充血性心力衰竭或血压较低的休克。

（2）由于本品可增加心排血量，也用于洋地黄和利尿剂治疗后无效的心功能不全。

（3）用法：静脉注射。

2 注意事项

（1）本品宜避光密闭保存。

（2）用药期间注意观察病人有无胸痛、呼吸困难、心悸、心律失常等，药物过量时可出现血压升高，此时应停药，必要时给予β受体阻滞剂。

（3）交叉过敏反应：对其他拟交感胺类药高度敏感的病人，可能对本品异常敏感。

（4）使用此药需稀释，稀释液的浓度取决于剂量及个体需要的液量。选用粗大的静脉输注，以防药物外渗导致组织坏死。

（5）使用过程中注意观察病人血压。

（6）纠正休克时减慢滴速。如在使用多巴胺时血压继续下降或经调整剂量仍持续低血压，应停用多巴胺，停用时应遵循逐渐减量的原则，避免突然停药产生严重低血压。

三、止血类药物

（一）卡络磺钠氯化钠注射液

1 临床应用

（1）适用于血管血小板性出血，如皮肤紫斑、牙出血等。

（2）用法：静脉滴注。

2 注意事项

（1）对本品过敏者禁用，癫痫、精神病病人慎用。

（2）用药期间应观察病人有无头痛、头晕、耳鸣、视力减退等症状。

（3）大量使用该药可导致精神紊乱，过快输注可引起心悸等症状。

（二）氨甲环酸注射液

1 临床应用

（1）主要用于急性或慢性、局限性或全身性原发性纤维蛋白溶解亢进所致的各种出血，中枢动脉瘤破裂所致的轻度出血等。

（2）用法：静脉滴注。

2 注意事项

（1）本药需避光密闭保存。

（2）用药过程中注意观察病人有无腹泻、呕吐、视力模糊、头痛、头晕、疲乏等中枢神经系统症状。

（3）有血栓形成倾向者（如急性心肌梗死）慎用。

（4）慢性肾功能不全时，用量应酌减。

（5）与青霉素或尿激酶等溶栓剂有配伍禁忌。

（6）高龄病人因生理功能减退，应注意减少用量。

四、激素类药物

（一）地塞米松磷酸钠注射液

1 临床应用

（1）主要用于治疗脑水肿、抗过敏、抗休克、增强应激反应。

（2）用法：静脉输注。

2 注意事项

（1）长期使用可引起医源性库欣综合征、创口愈合不良、痤疮、月经紊乱、低血钾综合征、恶心、呕吐、消化性溃疡或穿孔等。

（2）长期使用可引起物质代谢和水盐代谢紊乱。

（3）可诱发或加重感染，以真菌、结核菌、葡萄球菌、变形杆菌、铜绿假单胞菌和各种疱疹病毒为主。

（4）孕妇及哺乳期妇女慎用。

（二）注射用甲泼尼龙琥珀酸钠

1 临床应用

（1）主要应用于治疗脑水肿、急性脊髓损伤，抗过敏。

（2）用法：静脉输注。

2 注意事项

同地塞米松磷酸钠注射液。

五、 抗凝溶栓类药物

（一）低分子肝素钙

1 临床应用

（1）用于预防和治疗血栓栓塞性疾病，在血液透析中预防血细胞凝集块形成。

（2）用法：皮下注射。

2 注意事项

（1）药品应低于30 ℃，室温保存，避热，条件允许时可置于冰箱冷藏室。

（2）对本药过敏者，有出血性脑血管疾病、活动性消化性溃疡血小板减少和出血倾向、活动性出血史者禁用；有严重肝肾衰竭和严重的动脉性高血压、近期手术史者应慎用或不用；孕妇及哺乳期妇女一般不用。

（3）注射过量可导致自发性出血倾向。告知病人注意安全，防止跌倒、理伤等情况发生，如发现上，下肢体皮肤瘀斑或注射后局部青紫现象，及时报告医师立即处理。必要时可给予1%鱼精蛋白对抗。一般以0.6 mL鱼精蛋白中和大约0.1 mL低分子肝素钙。

（4）偶有全身性变态反应，包括血管性神经性水肿。注射前后应注意观察病人，若有不适应及时报告医师处理。

（5）注射腹壁前外侧时，应左右交替注射，针头垂直进入拇指和示指捏起的皮肤褶皱。皮下注射后局部按压时间超过5分钟。

（6）严密监测血小板计数和凝血功能全套，定期复查血常规。

（二）阿司匹林肠溶片

1 临床应用

（1）降低急性心肌梗死疑似病人的发病风险，用于脑卒中的二级预防，降低短暂性脑缺血发作及其继发脑卒中的风险，用于血管外科手术或介入手术后，预防大手术后深静脉血栓和肺栓塞，降低有心血管危险因素者心肌梗死发作的风险。

（2）用法：口服。

2 注意事项

（1）观察手术期间病人有无出血、血肿、鼻出血、泌尿生殖器出血、牙龈出血等症状。

（2）观察病人有无胃肠道不适，如消化不良、胃肠道和腹部疼痛。

（3）布洛芬可能干扰阿司匹林肠溶片的作用，如病人合用，应咨询医师。

（三）尿激酶

1 临床应用

（1）主要用于治疗脑梗死早期（3～6小时）及静脉栓塞、肺栓塞、动脉血栓形成（脑、冠状动脉栓塞除外）。

（2）用法：静脉推注。

2 注意事项

（1）药品应放冰箱冷藏，避光保存；药液应现配现用。

（2）常用量为50万～150万IU，其中25万IU在10分钟内静脉推注完毕后，余量可溶于5%葡萄糖注射液或生理盐水中2小时内静脉滴完。静脉滴注时，液体总量不应超过200 mL。

（3）有出血、出血倾向或出血史，近期大手术或创口未愈，严重高血压、活动性溃疡、严重肝肾功能不全，空洞性肺结核及分娩后的病人均禁用。

（4）主要不良反应有变态反应和出血。因此注射药物前后应注意观察病人意识，了解大便情况，注意术后创口有无渗血。如有异常情况，及时处理。

（5）监测病人生命体征变化及病情进展，溶栓后前3天每天监测血小板、出血/凝血时间、凝血酶原时间、尿常规、大便常规与潜血试验，以后遵医嘱定期复查，及时追查结果。

（6）防止损伤与出血。避免不必要的触及；尽量减少肌肉、动脉和静脉注射次数，以防注射部位出血；注射完毕局部按压5～10分钟。

（7）仔细倾听病人诉说。及时发现颅内出血、栓子脱落阻塞等，及时报告医师，并给予相应处理。

（8）做好宣教工作，告知病人不可擅自服用吲哚美辛、保泰松或阿司匹林等药物，因为这些药物可改变血小板功能，加重出血倾向。

六、扩血管类药物

尼莫地平（片）注射液：

（一）临床应用

1.常用于预防和治疗动脉瘤性、创伤性蛛网膜下腔出血后脑血管痉挛引起的缺血性神经损伤以及急性脑血管病恢复期血液循环的改善。

2.用法

口服或缓慢滴注。

（二）注意事项

1.本品储存于25 ℃以下，避免阳光直射，严禁与其他药品混合使用。

2.低血压（收缩压小于100 mmHg）、脑水肿和颅内压明显升高的病人慎用。

3.有反应时应酌情减慢滴速，一般要求6~8小时滴完。滴注过快时可出现明显低血压现象，此时应立即停用尼莫地平，或遵医嘱给予多巴胺或去甲肾上腺素注射。

4.告知病人该药可伴有胃肠道不适等不良反应，停药后即可缓解。

5.输液前后了解病人血压变化，如输液中病人出现面色潮红、发热或血压过低等现象，应调慢输液速度并及时报医师，必要时中止输液。

6.宜选择大静脉注射，减轻药液对血管的刺激，如出现静脉炎，应及时局部热敷或硫酸镁湿热敷。

七、抗癫痫类药物

（一）苯巴比妥

1 临床应用

（1）主要用于癫痫、惊厥、睡眠障碍。

（2）用法：静脉输注、口服及肌内注射。

2 注意事项

（1）本品应密闭避光保存。

（2）严重肺、肝、肾功能不全者，昏迷者，休克病人禁用。

（3）常见不良反应有头晕、嗜睡、精神萎靡、关节疼痛，偶见发热、皮疹、剥脱性皮炎、呼吸抑制等。

（二）卡马西平

1 临床应用

（1）主要用于癫痫发作、躁狂症、戒酒综合征、原发性或继发性三叉神经痛、原发性舌咽神经痛等。

（2）用法：口服。

2 注意事项

（1）本品应于阴凉干燥处保存，防受潮。

（2）心、肝、肾功能不全者及孕妇、哺乳期妇女禁用。

（3）常见不良反应有头晕、嗜睡、疲劳、共济失调等神经系统症状，以及皮肤过敏、荨麻疹、恶心、呕吐、口干等。

（三）丙戊酸钠

1 临床应用

（1）用于单纯性、多发性和失神发作性癫痫或癫痫小发作。

（2）用法：静脉输注或口服。

2 注意事项

（1）药品应防潮保存。

（2）孕妇与哺乳期妇女禁用，有肝病者慎用，严格限制钠盐摄入者不应服用丙戊酸钠。

（3）可有恶心、呕吐、消化不良等反应，所以饭后服用或与饭同服，并从小剂量开始逐渐加量。

（4）药物可影响血液凝固和肝功能，故服药前后及服药期间应监测病人凝血功能、肝功能及血药浓度，发现异常及时通知医师。

（5）长期服药病人应避免从事驾驶、高空作业、炉火旁及操作机器工作，且最好有专人陪护，以免发生意外。

（四）地佐辛注射液

1 临床应用

（1）用于需要使用阿片类镇痛药治疗的各种疼痛。

（2）用法：肌内注射或微量泵入。

2 注意事项

（1）对阿片类镇痛药过敏的病人禁用。

（2）使用中偶有恶心、呕吐、镇静、头晕及注射部位反应发生。

（3）偶见出汗、脸红、寒战、血红蛋白低、水肿、高血压、低血压等。

（五）地西泮注射液

1 临床应用

（1）用于抗癫痫和抗惊厥。

（2）治疗癫痫持续状态的静脉注射首选药，对破伤风轻度阵发性惊厥也有效。

（3）静脉注射可用于全麻诱导和麻醉前给药。

（4）用法：静脉注射及肌内注射。

2 注意事项

（1）孕妇、妊娠期妇女、新生儿禁用或慎用。

（2）本品含苯甲醇，禁止用于儿童肌内注射。

（3）常见不良反应有头晕、嗜睡、乏力等，大剂量可有震颤、共济失调，罕见皮疹、白细胞减少。个别病人发生兴奋、睡眠障碍、多语，甚至幻觉。

（4）长期连续用药可产生成瘾性和依赖性，停药可能发生撤药症状，表现为忧郁或激动。

（六）盐酸右美托咪定注射液

1 临床应用

（1）主要用于全身麻醉的手术病人气管插管和机械通气时镇静。

（2）用法：静脉注射。

② 注意事项

（1）对本品及其成分过敏者禁用。

（2）主要不良反应有低血压、窦性停搏和心动过缓、暂时性高血压、口干等。

第三节　颅脑损伤的护理

颅脑损伤是指大脑组织受伤引起的疾病，这种疾病可以单独存在，也可以合并存在。按照解剖部位，颅脑损伤可以分为头皮损伤、颅骨损伤以及脑损伤等。此外，按照发病的时间和类型，颅脑损伤又可以分为原发性颅脑损伤和继发性颅脑损伤。

一、颅骨骨折

颅骨骨折按骨折部位分为颅盖骨折和颅底骨折，按骨折形态分为线性骨折和凹陷骨折，按骨折是否与外界相通分为开放性骨折和闭合性骨折。

（一）临床表现

颅盖骨折常表现为局部压痛、肿胀、偏瘫、失语、癫痫等神经系统病症。颅底骨折常为线性骨折，易产生脑脊液外漏而形成开放性骨折。

（二）治疗

单纯线性骨折无需特殊处理，仅需卧床休息、对症治疗即可，但需关注有无继发性颅内血肿等并发症。凹陷性骨折有脑受压症状或大面积骨折片凹陷，应手术治疗。颅底骨折不需要特殊处理，重点观察有无脑损伤及着重处理脑脊液漏、脑神经损伤等并发症。

（三）护理措施

1.一般护理

观察病人的意识、瞳孔、生命体征、肢体活动及精神状态，进行心理护理、营养支持，早期给予被动活动。

2.体位

取头高位或半卧位。有脑脊液耳漏者，应取患侧卧位，以利于引流，合并休克时取平卧位。有脑脊液耳、鼻漏者，用消毒棉签轻轻擦拭外耳道及鼻孔，保持局部清洁，严禁填堵、冲洗、滴药。严禁从鼻腔吸痰或放置胃管。禁忌腰穿，嘱病人避免用力咳嗽、打喷嚏、擤鼻涕及用力屏气。

3.注意观察脑脊液流出的量及颜色，准确记录，遵医嘱合理应用抗生素并观察其疗效。

4.对于躁动不安的病人应注意床挡保护。加强病情观察，及时发现颅内压增高及脑疝早期迹象。

（四）健康教育

注意休息，劳逸结合，避免过度劳累和过度用脑。合并神经功能缺损者应坚持功能锻炼，可遵医嘱选择辅助治疗。有癫痫发作者注意安全，按医嘱服药。按医嘱要求定期复诊，如出现头痛、呕吐、脑脊液漏等，应及时复诊。

二、脑挫裂伤

脑挫裂伤是指常见的原发性脑损伤，既可发生于着力部位，也可发生在对冲部位。脑挫裂伤包括脑挫伤及脑裂伤；前者指脑组织遭受破坏较轻，软脑膜完整；后者指软脑膜、血管和脑组织同时破裂，伴有外伤性蛛网膜下腔出血。

（一）护理评估

❶ 病史

患者受伤过程，如暴力大小、方向、性质、速度；受伤后有无意识障碍，其程度及持续时间，有无逆行性遗忘；受伤时有无口、鼻、外耳道出血或脑脊液漏；是否出现头痛、恶心、呕吐、呼吸困难；现场急救和转送过程；患者既往健康状况。

❷ 身体评估

头部有无破损、出血，呼吸道是否通畅；生命体征、意识状态、瞳孔及神经系统体征的变化，有无颅内压增高和脑疝症状；营养状况，如体重、氮平衡、血浆蛋白、血糖、血电解质等，以及时调整营养素的种类和量。

❸ 心理-社会状况

患者及家属心理反应；家属对患者的支持能力和程度。

❹ 辅助检查

了解X线、CT及MRI的检查结果，以判断脑损伤的严重程度及类型。

（二）护理诊断

❶ 清理呼吸道无效

与脑损伤后意识障碍有关。

❷ 营养失调——低于机体需要量

与脑损伤后快代谢、呕吐、高热等有关。

❸ 有失用综合征的危险

与脑损伤后意识和肢体功能障碍及长期卧床有关。

❹ 潜在并发症

颅内压增高、脑疝、蛛网膜下腔出血、癫痫发作、消化道出血。

（三）护理目标

1.患者呼吸道通畅，呼吸平稳，未发生误吸。

2.患者营养状态维持良好。

3.未出现因活动受限引起的功能障碍。

4.未发生并发症，或发生时能被及时发现和处理。

（四）护理措施

1 保持呼吸道通畅

（1）体位：意识清醒者采取斜坡卧位，以利于颅内静脉回流。昏迷或吞咽功能障碍者采取侧卧位或侧俯卧位，以免呕吐物、分泌物误吸。

（2）及时清除呼吸道分泌物：及时清除口腔和咽部血块或呕吐物，定时吸痰。呕吐时将头偏向一侧以免误吸。

（3）开放气道：深昏迷者，抬起下颌或放置口咽通气道，以免舌根后坠阻碍呼吸；短期不能清醒者，必要时行气管插管或气管切开；呼吸减弱并潮气量不足不能维持正常血氧者，及时使用呼吸机辅助呼吸。

（4）气管插管、气管切开的护理：保持室内适宜的温度和湿度，湿化气道，避免呼吸道分泌物黏稠，以利于排痰。

（5）预防感染：使用抗生素防治呼吸道感染。

2 加强营养

早期采用肠外营养，在肠蠕动恢复后，无消化道出血者应尽早行肠内营养支持，以利于胃肠功能恢复和营养吸收。昏迷患者通过鼻胃管或鼻肠管给予每日所需营养，成人每日补充8400 kJ热量和10 g氮。当患者肌张力增高或癫痫发作时，应预防肠内营养液反流导致误吸。

3 病情观察

（1）意识：观察患者有无意识障碍，意识障碍的程度及变化。意识障碍出现的迟早和有无继续加重可作为区别原发性脑损伤和继发性脑损伤的重要依据。

（2）生命体征：为避免患者躁动影响结果的准确性，应先测呼吸，再测脉搏，最后测血压、体温。伤后早期，由于组织创伤反应，可出现中等程度发热；若损伤累及间脑或脑干，可导致体温调节紊乱，出现体温不升或中枢性高热；伤后即发生高热，多为视丘下部或脑干损伤；伤后数日体温升高，常提示有感染性并发症。若伤后血压上升、脉搏缓慢有力、呼吸深慢，提示颅内压升高，警惕颅内血肿或脑疝发生。

（3）瞳孔变化：可因动眼神经、视神经及脑干部位的损伤引起。观察两侧眼睑大小是否相等，有无上睑下垂，注意对比双侧瞳孔的形状、大小及对光反应情况。

4 并发症的观察与护理

（1）昏迷患者易发生的并发症：昏迷患者生理反应减弱或消失，全身抵抗力下降，易发生多种并发症。

1）压疮：保持皮肤清洁干燥，定时翻身，尤其应注意骶尾部、足跟、耳郭等骨隆突部位，不可忽视敷料覆盖部位。

2）呼吸道感染：加强呼吸道护理，定期翻身叩背，保持呼吸道通畅，防止呕吐物误吸引起窒息和呼吸道感染。

3）失用综合征：脑损伤患者可发生关节挛缩和肌萎缩，应保持患者肢体于功能位，防止足下垂。每日四肢关节被动活动及肌按摩2～3次，防止肢体挛缩和畸形。

4）泌尿系统感染：长期留置导尿管是引起泌尿系统感染的主要原因。必须导尿时，严格执行无菌操作；留置导尿过程中，加强会阴部护理，夹闭导尿管并定时放尿以训练膀胱储尿功能；导尿管留置时间不宜过长。

5）暴露性角膜炎：眼睑闭合不全者，角膜涂眼药膏保护；无须随时观察瞳孔时，可用纱布遮盖上眼睑，甚至行眼睑缝合术。

（2）蛛网膜下腔出血：因脑裂伤所致，患者可有头痛、发热、颈项强直表现。可遵医嘱给予解热镇痛药物对症处理。病情稳定，在排除颅内血肿及颅内压增高、脑疝后，为解除头痛可以协助医师进行腰椎穿刺，放出血性脑脊液。

（3）消化道出血：多因下丘脑或脑干损伤引起的应激性溃疡所致，大量使用皮质激素也可诱发。除遵医嘱补充血容量、停用激素外，还应使用止血药和抑制胃酸分泌的药物，如奥美拉唑等。及时清理呕吐物，避免消化道出血发生误吸。

（4）外伤性癫痫：任何部位的脑损伤均可能导致癫痫，尤其是大脑皮质运动区的损伤。早期癫痫发作的原因是颅内血肿、脑挫裂伤等；晚期癫痫发作主要的原因是脑的瘢痕、脑萎缩、感染等。可采用苯妥英钠预防其发作，癫痫发作时使用地西泮10～30 mg静脉缓慢注射，直至控制癫痫为止。

⑤ 健康教育

（1）心理指导：对恢复过程中出现头痛、耳鸣、记忆力减退的患者，给予适当解释和宽慰，使其树立信心，帮助其尽早自理。

（2）控制外伤性癫痫：坚持服用抗癫痫药物至症状完全控制后1～2年，逐步减量后才能停药，不可突然中断服药。癫痫患者不能单独外出、登高、游泳等，以防发生意外。

（3）康复训练：脑损伤后遗留语言、运动或智力障碍，在伤后1～2年有部分恢复的可能。协助患者制订康复计划，进行语言、运动、记忆力等方面的训练，以提高其生活自理能力及社会适应能力。

（五）护理评价

1.患者呼吸道通畅，呼吸平稳，未发生误吸。

2.患者营养状态维持良好。

3.未出现因活动受限引起的功能障碍。

4.未发生并发症，或发生时能被及时发现和处理。

（六）应急抢救流程

见图7-1。

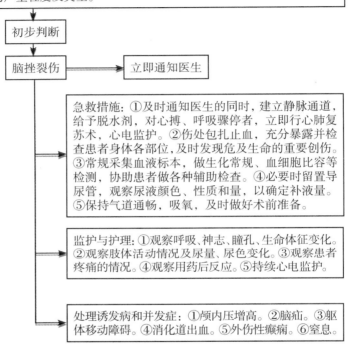

评估：①有外伤史。②突出表现有昏迷、瘫痪、失语、视野缺损、感觉障碍和局灶性癫痫；持续剧烈头痛、呕吐、血压下降、呼吸浅快等。③辅助检查，了解 X 线、CT 及 MRI 检查结果，判断脑损伤的严重程度及类型。

初步判断

脑挫裂伤 → 立即通知医生

急救措施：①及时通知医生的同时，建立静脉通道，给予脱水剂，对心搏、呼吸骤停者，立即行心肺复苏术，心电监护。②伤处包扎止血，充分暴露并检查患者身体各部位，及时发现危及生命的重要创伤。③常规采集血液标本，做生化常规、血细胞比容等检测，协助患者做各种辅助检查。④必要时留置导尿管，观察尿液颜色、性质和量，以确定补液量。⑤保持气道通畅，吸氧，及时做好术前准备。

监护与护理：①观察呼吸、神志、瞳孔、生命体征变化。②观察肢体活动情况及尿量、尿色变化。③观察患者疼痛的情况。④观察用药后反应。⑤持续心电监护。

处理诱发病和并发症：①颅内压增高。②脑疝。③躯体移动障碍。④消化道出血。⑤外伤性癫痫。⑥窒息。

图7-1　脑挫裂伤应急抢救流程图

三、创伤性脑出血

创伤性脑出血（颅内血肿）是颅脑损伤中最多见、最严重、可逆性的继发性病变。血肿直接压迫脑组织引起局部脑功能障碍及颅内压增高，若未及时处理，可导致脑疝危及生命。早期发现并及时处理可在很大程度上改善预后。

（一）护理评估

❶ 术前评估

（1）病史：患者受伤的过程，如暴力的性质、大小、速度、方向等。有无头皮血肿、裂伤或撕脱伤，有无颅骨骨折。受伤后有无意识障碍、中间清醒期、逆行性遗忘，受伤时有无口鼻、外耳道出血或脑脊液外漏，是否出现头痛、恶心、呕吐等；现场急救情况，既往健康状况。

（2）身体评估：患者伤口类型，有无脑膜损伤，出血情况；生命体征、意识状态、瞳孔及神经系统体征的变化，有无颅内压增高和脑疝症状。

（3）心理-社会状况：患者及其家属的心理反应；家属对患者的支持能力和程度。

（4）辅助检查：了解X线、CT及MRI检查的结果，以判断有无合并骨折、脑出血等情况。

❷ 术中、术后评估

（1）术中评估：了解麻醉方式与效果、手术种类及疾病处理情况，术中出血与补液、输血情况。

（2）身体评估：患者呼吸道是否通畅，呼吸节律、频率是否正常，发音状况，生命体征是否平稳，神志是否清楚；切口上的敷料是否干燥，伤口引流管是否通畅，是否固定牢固，注意观察引流液的色、性状、量；是否出现术后常见的并发症，如头痛、呕吐、嗅觉丧失、听力下降、面瘫等。

（3）心理-社会状况：患者有无紧张，功能锻炼和早期活动是否配合；患者对出院后还需继续治疗是否清楚。

（二）护理诊断

❶ 意识障碍

与颅内血肿、颅内压增高有关。

❷ 潜在并发症

颅内压增高、脑疝、术后血肿复发。

（三）护理目标

1.患者意识观察及时准确。

2.未发生并发症，或发生时能被及时发现和处理。

（四）护理措施

❶ 术前护理

（1）止血及补充血容量：创伤部位出血过多易造成失血性休克，应迅速控制出血，补充血容量。

（2）病情观察：严密观察患者意识状态、生命体征、瞳孔、神经系统的变化，及时发现颅内压增高迹象。一旦发现，应积极采取措施降低颅内压，同时做好术前准备。术后注意病情变化，判断颅内血肿清除效果并及时发现术后血肿复发迹象。

（3）完善术前准备：做好紧急手术准备。

2 术后护理

（1）术后严密监测生命体征，特别是意识、瞳孔的变化，有无颅内再出血和感染迹象。准确记录液体出入量，保证出入量平衡。

（2）定期翻身叩背，防止误吸呕吐物引起的窒息和呼吸道感染。

（3）继续实施降低颅内压的措施。

（4）做好创口和引流管的护理：妥善固定并保持引流管通畅，慢性硬脑膜下血肿术后患者取平卧位或头低足高患侧卧位，引流瓶（袋）应低于创腔30 cm，保持引流管通畅，注意观察引流液的性质和量。术后不使用强力脱水剂，不严格限制水分摄入，以免颅内压过低影响脑膨出。术后3日左右行CT检查，证实血肿消失后拔管。

（5）加强基础护理。

（6）并发症的护理

1）颅内压增高、脑疝：术后均有脑水肿反应，应适当控制输液量和输液速度；遵医嘱按时使用脱水剂和激素；维持水、电解质平衡；观察生命体征、意识状态、瞳孔、肢体活动状况；监测颅内压变化，及时处理咳嗽、便秘、躁动等使颅内压升高的因素，避免诱发脑疝。

2）术后血肿复发：多发生在术后24～48小时，主要原因是术中止血不彻底或电凝止血痂脱落；患者呼吸道不通畅、二氧化碳蓄积、躁动不安、用力挣扎等引起颅内压骤然增高也可造成术后出血。患者往往先有意识改变，意识清楚后又逐渐嗜睡、反应迟钝甚至昏迷。术后应严密观察，避免颅内压增高的因素。一旦发现患者有颅内出血征象，应及时报告医生，并做好再次手术止血的准备。

3 健康教育

（1）饮食指导：进高热量、高蛋白质、富含纤维素的饮食，发热时多饮水。

（2）康复指导：神经功能缺损者应继续坚持功能锻炼，进行辅助治疗（高压氧、针灸、理疗、按摩、中医药、助听器等）。避免搔抓伤口，可用75%酒精或活力碘消毒伤口周围，待伤口痊愈后方可洗头。颅骨缺损者注意保护骨窗局部，外出戴防护帽，尽量少去公共场所。

（3）出院指导：3～6个月门诊复查，如出现原有症状加重、头痛、呕吐、癫痫、不明原因发热、手术部位发红、积液、渗液等应及时就诊，一般术后半年可行颅骨修补。

（五）护理评价

1.患者意识观察及时准确。

2.未发生并发症，或发生时能被及时发现和处理。

（六）应急抢救流程

见图7-2。

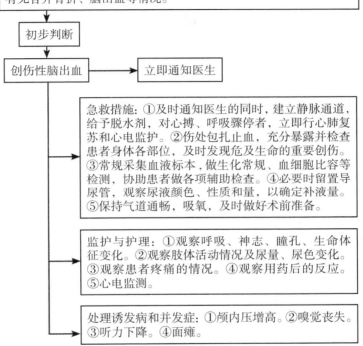

评估：①有外伤史。②突出表现有头痛、呕吐、谵妄、血压上升、脉搏缓慢；严重时出现意识消失、呼吸不整、脉搏微弱、瞳孔放大、大小便失禁。③辅助检查，了解X线、CT及MRI检查结果，判断有无合并骨折、脑出血等情况。

初步判断

创伤性脑出血 —— 立即通知医生

急救措施：①及时通知医生的同时，建立静脉通道，给予脱水剂，对心搏、呼吸骤停者，立即行心肺复苏和心电监护。②伤处包扎止血，充分暴露并检查患者身体各部位，及时发现危及生命的重要创伤。③常规采集血液标本，做生化常规、血细胞比容等检测，协助患者做各项辅助检查。④必要时留置导尿管，观察尿液颜色、性质和量，以确定补液量。⑤保持气道通畅，吸氧，及时做好术前准备。

监护与护理：①观察呼吸、神志、瞳孔、生命体征变化。②观察肢体活动情况及尿量、尿色变化。③观察患者疼痛的情况。④观察用药后的反应。⑤心电监测。

处理诱发病和并发症：①颅内压增高。②嗅觉丧失。③听力下降。④面瘫。

图7-2　创伤性脑出血应急抢救流程图

第四节　颅骨修补的护理

颅骨缺损是颅脑外伤和颅脑手术后常见的后遗症，脑组织因失去正常的屏障而易受伤，且颅骨缺损能引起各种症状并影响美观，常需要进行修补。

一　临床表现

（一）颅骨缺损处表现

根据缺损的部位高低，可能会出现头皮向颅骨陷入，或者合并部分脑组织、脑室向外膨出。病人感觉局部胀痛，缺损边缘疼痛。

（二）颅骨缺损综合征

主要表现为头痛、眩晕。病人对缺损区的膨隆或塌陷常感到恐惧，表现为易疲劳、易激惹、记忆力下降、抑郁等。长期颅骨缺损，儿童会出现智力偏低，成人可出现反应迟钝，甚至出现神经系统症状。

一、治疗

施行颅骨修补成形术。目前，可使用的修补材料有自体组织和异体组织两种。前者指用病人自身的肋骨、额骨或颅骨，后者指用高分子聚合物及金属等植入材料。

三、护理措施

（一）术前准备

术前常规备皮，避免头部皮肤损伤，备血。行心理护理，术前与病人进行良好的沟通，避免病人对二次手术的恐惧。术前尽量为病人提供安静的睡眠环境，保证病人有良好的睡眠，必要时遵医嘱给予帮助睡眠的药物。

（二）术后护理

监测生命体征，严密观察生命体征及神志、瞳孔的变化，特别是注意血压的变化，警惕颅内高压的发生。病人术后全麻清醒前去枕平卧，头偏向一侧。全麻清醒后抬高床头15°～30°，有利于静脉回流，减轻脑水肿。病情稳定后，早日进行康复锻炼。遵医嘱进半流质饮食或软食。

四、健康教育

拆线后3周内不能洗头，避免抓破修补部位皮肤发生感染。注意局部保护，外出时可戴帽子保护伤口。不应在高温环境下长期工作，头部不可长期暴晒，尤其夏季外出应戴遮阳帽。合并癫痫的病人，出院后继续按医嘱服用抗癫痫药，不可突然停药，以免诱发癫痫发作，术后1个月、半年、1年分别复查CT，检查植入后的颅骨瓣有无异常及生长情况。

第五节　颅内动脉瘤的护理

颅内动脉瘤是指颅内动脉血管由于先天异常或后天损伤等原因导致局部的血管壁损害，在血流动力学负荷和其他因素作用下，逐渐扩张形成的异常膨出，主要见于30～60

岁中老年人，青年人少见。

　　动脉瘤发病率居脑血管意外的第三位，仅次于脑血栓形成及高血压脑出血。动脉瘤破裂出血常导致病人残疾或死亡，幸存者仍然有再次出血的危险。

一、临床表现

　　小而未破裂动脉瘤可无症状或压迫邻近组织出现相应局灶症状；动脉瘤破裂出血，可导致剧烈头痛、恶心、意识障碍、脑膜刺激征等，严重者可因颅内压增高而引发枕骨大孔疝，呼吸骤停，危及生命。

二、治疗

（一）一般治疗

绝对卧床休息至少2周，降低颅内压治疗；止血；抗血管痉挛治疗。

（二）手术治疗

常规动脉瘤夹闭术；介入治疗，行动脉瘤栓塞术。

三、护理措施

（一）颅内动脉瘤栓塞术病人的护理

1 术前评估

　　评估生命体征、神经系统症状、女性病人有无月经来潮、自理能力及心理。介入治疗病人评估双下肢皮肤温度、双侧股动脉及足背动脉搏动情况。备皮范围为双侧股动脉周围30 cm以上。上平脐，下至大腿上1/3，外界至腋中线延线，内界为大腿内侧。告知病人术前12小时禁食，6小时禁饮，勿戴义齿、首饰等。

2 术后护理

　　了解术中情况，评估麻醉恢复情况以及生命体征、神经系统症状。遵医嘱使用防血管痉挛的药物。术侧下肢制动24小时，压迫器止血的病人术侧下肢制动6小时。观察查识、瞳孔、肢体活动情况，观察并记录股动脉部位敷料有无渗血情况、足背动脉搏动情况，观察有无突发剧烈头痛等继发颅内出血症状。如使用抗凝剂，需观察有无出血征象。病人术后6小时禁食、禁饮，6小时后无呕吐可少量饮水，必须评估病人情况和遵医嘱调整饮食。向病人和家属讲解术后禁食及卧位的方法和意义，使病人主动配合；避免情绪激动，限制探视，保持大便通畅，必要时使用缓泻剂，注意保暖，避免颅内压增高等因素。

（二）颅内动脉瘤夹闭术病人的护理

① 术前评估

评估病人的病情、配合情况、心理状况、饮食、睡眠、排便、用药情况、神经系统症状、女性病人有无月经来潮以及自理能力。备皮，遵医嘱术前用药，进行健康教育，告知手术方法，给予心理安慰，交代12小时禁食，8小时禁饮，勿戴义齿、首饰等。

② 术后护理

评估麻醉恢复情况，术中情况、生命体征、神经系统症状。进行自理能力评估。昏迷病人GCS评估，遵医嘱进行药物治疗，术后6小时麻醉未清醒者去枕平卧，头偏向一侧。6小时后抬高床头15°～30°。

严密观察意识、瞳孔、肢体活动情况，观察并记录头部敷料有无渗血，有引流管的病人观察引流情况，观察有无突发剧烈头痛等继发颅内出血症状。病人术后6小时禁食、禁饮，6小时后无呕吐可少量饮水，次日饮食改为半流食，评估病人情况，遵医嘱调整病人饮食。

四、健康教育

对于颅内动脉瘤栓塞术病人，嘱其保持平稳心态，避免情绪激动；注意休息，避免重体力劳动，避免做突然加力运动；遵医嘱按时按量服药，血压高者学会血压的测量方法，规律用药，使血压控制在平稳状态；进食清淡、低盐、富含粗纤维的食物，保持大便通畅；注意保暖，预防感冒；嘱病人按医嘱复查，出现异常情况及时复诊。

对于颅内动脉瘤夹闭术病人，向其讲解术后禁食及卧位的方法和意义，使病人主动配合。嘱病人保持平稳心态，避免情绪激动；注意休息，避免重体力劳动，避免做突然加力的运动；遵医嘱按时按量服用药物，不可自行停药或改药；血压高者学会血压测量方法，规律用药，血压控制在平稳状态；进食清淡、低盐、富含粗纤维的食物，保证营养和保持大便通畅；预防感冒；嘱病人术后按时复查，出现异常情况及时复诊。

第六节　脑动静脉畸形的护理

脑动静脉畸形是一种先天性局部脑血管变异，在病变部位脑动脉与脑静脉之间缺乏毛细血管，致使动脉直接与静脉相接，形成了脑动静脉之间的短路，产生一系列脑血流动力学上的紊乱，临床上可表现为反复的颅内出血、部分性或全身性抽搐发作、短暂脑缺血发作及进行性神经功能障碍等。

一、临床表现

（一）出血

发病较突然，往往在病人做体力活动或有情绪波动时出现剧烈头痛、呕吐。有时甚至出现意识障碍。

（二）抽搐

抽搐以局部性发作为主，有时可呈继发扩散性。抽搐也可发生于出血时，尤以额、顶叶动静脉畸形发病最多。

（三）头痛

头痛可能与脑血管扩张有关，常局限于一侧，类似偏头痛。畸形出血时头痛性质有改变，头痛剧烈且多伴有呕吐。进行性神经功能障碍主要表现为运动或感觉性瘫痪。病人感受到颅内及头皮上有颤动及杂音，但旁人多不易听到。智力减退，眼球突出。

二、治疗

① 非手术治疗

目的是防止或制止出血，控制癫痫发作及缓解已经存在的神经症状。非手术治疗包括调剂日常生活、控制癫痫、对症治疗

② 手术治疗

目的在于杜绝病变破裂出血的危险，以改善脑部血供。手术治疗包括动静脉畸形全切除术，供血动脉结扎术。

③ 介入栓塞治疗。

三、护理措施

（一）术前护理

1.严密观察意识、瞳孔、肢体活动情况，病人有无头痛加剧、烦躁、呕吐、癫痫发作先兆，避免颅内压增高诱发畸形血管破裂。评估病人的意识、生命体征及睡眠情况，睡眠状态不佳的病人遵医嘱服用镇静剂，以保证充分的睡眠，以最佳的身心状态迎接手术。为病人及家属讲解手术的方法并给予安慰。

2.术前剃头，遵医嘱进行抗生素过敏试验，化验血型并备血。

3.健康教育

饮食应清淡易消化，术前12小时禁食，8小时禁水。勿戴义齿、首饰等。

4.保持头部敷料整洁、干燥，出现异常及时报告医师。

（二）术后护理

1.全麻未清醒的病人去枕平卧，头偏向一侧，防止呕吐时呛咳误吸，及时清除呼吸道分泌物，以防窒息和坠积性肺炎的发生。

2.遵医嘱准确及时地执行治疗及给药措施。严密监测病人生命体征，保持血压稳定，防止高灌注损伤。

3.加强基础护理，保持呼吸道通畅，对卧床病人做好皮肤护理，意识障碍病人给予鼻饲饮食，防止压力性损伤和感染的发生。

四、健康教育

遵医嘱按时按量服药；进食清淡、低盐、富含粗纤维的食物，保证营养和保持大便通畅；保持乐观情绪，早日并坚持进行康复训练，保持血压稳定，避免做突然加力的运动；出院后于第1个月、第3个月按时复查，忌烟酒；再次出现头痛、呕吐、意识障碍等症状时应及时就诊。

第七节　脑出血的护理

脑出血是指原发于脑内动静脉和毛细血管病变的出血，以动脉出血为主。各种因素导致脑内小动脉或深穿支动脉纤维素样坏死或脂质透明变性，小动脉瘤形成，血压骤然升高时血液自管壁渗出或动脉瘤壁直接破裂，血液进入脑组织形成血肿。

一、临床表现

（一）基底节出血

病人双眼向病灶侧凝视，病灶对侧深感觉障碍，对侧偏瘫，同向性偏盲，优势半球受累可伴失语，出血量大时很快出现昏迷。也可出现双眼分离性斜视，凝视鼻尖，瞳孔缩小，对光反射迟钝。

（二）脑叶出血

病人表现为头痛，呕吐、癫痫发作等，与脑叶功能相关。

（三）脑桥出血

病人突发头痛、呕吐、眩晕、复视、眼球不同轴、偏瘫等，大量出血时出现双侧瞳孔针尖样、视觉麻痹、四肢瘫痪、呼吸困难，有去大脑强直发作。

二、治疗

（一）一般治疗

脱水降颅内压，减轻脑水肿；调节血压，防止继发性出血，促进神经功能恢复；防止并发症。

（二）手术治疗

开颅清除血肿、穿刺吸除血肿、内镜清除血肿、脑室穿刺引流术。

三、护理措施

（一）术前护理

准备急查血化验项目，剃头，备血，行抗生素过敏试验，控制血压，禁食、禁饮，摘除病人义齿，首饰等，术前用药，同时观察病情变化。

（二）术后护理

1.评估病人的意识、瞳孔、肢体活动和生命体征情况，进行自理能力和GCS评估。

2.密切观察病人意识变化、双侧对比瞳孔大小及对光反射。监测生命体征，尤其注意血压、脉搏及呼吸节律的变化及肢体活动情况，如病人出现剧烈头痛、喷射性呕吐、躁动不安、血压升高、脉搏减慢、呼吸不规则、一侧瞳孔散大、意识障碍加重等脑疝先兆，立即报告医师处理。观察引流管情况及切口敷料有无渗血。

3.向病人家属讲解脑出血的临床表现、病程、时间及预后，让家属认识到不良情绪对病人预后的影响，使其积极配合治疗。告知术后24～48小时翻身变换体位时尽量减小头部的摆动幅度。保持肢体功能位置，指导和协助肢体被动运动，预防关节僵硬和肢体挛缩畸形。

4.急性期卧床休息2～4周，抬高床头15°～30°，以减轻脑水肿；对谵妄烦躁的病人加设床挡，必要时使用约束带；保持环境安全、安静，限制探视；各种治疗操作集中进行；床旁挂防坠床的标识；做好家属的安全宣教工作。

5.预防肺部感染，泌尿系统感染和压力性损伤的发生。

四、健康教育

病情稳定后尽早开始康复锻炼，保持肢体功能位。耐心倾听病人说话，为病人提供笔、纸等交流工具，鼓励病人尝试说话交流等。尽量避免血压骤然升高，保持情绪稳定和心态平衡，建立健康生活方式，保证充足的睡眠，保持大便通畅。遵医嘱正确服用降压药，维持血压稳定，减少血压波动。发现异常，及时就诊。

第八章

普外科的护理

第一节 休克的护理

 一、休克概述

休克（shock）是机体受到强烈致病因素侵袭后，导致有效循环血容量锐减，组织灌注不足引起微循环障碍、细胞代谢紊乱和功能受损为特点的病理生理综合征。

（一）病因与分类

1 低血容量性休克

主要由血容量骤减所引起。如上消化道出血、肝脾破裂、异位妊娠破裂及外伤引起大血管损伤等所致休克，称为失血性休克；大面积烧伤创面血浆渗出和严重腹泻、呕吐、肠梗阻等引起的休克，称为失液性休克。严重外伤引起的创伤性休克亦属于低血容量性休克。

2 感染性休克

主要是细菌释放的外毒素或内毒素所致，可导致以下变化：①心肌损害，使心排血量下降；②内毒素有类似组胺和5-羟色胺的作用，使血管扩张，血压下降；③毛细血管通透性增高，血浆渗出，血容量减少；④细胞损害引起代谢障碍，故感染性休克多由复合因素引起，常见于败血症、急性梗阻性化脓性胆管炎、急性化脓性腹膜炎、绞窄性肠梗阻等疾病。

3 心源性休克

心排血量急剧减少所致，见于急性心肌梗死、心脏压塞心力衰竭等疾病。

4 过敏性休克

多由某些物质、药物或异体蛋白等进入机体内，引起抗原抗体反应，致使外周小动脉和毛细血管扩张，从而导致休克的发生。

5 神经源性休克

由剧烈疼痛、手术时内脏神经过度牵拉或椎管内麻醉广泛组织交感神经所致。

（二）病理生理

各类休克的共同病理生理基础是有效循环血量锐减和组织灌注不足及由此导致的微循环、代谢的改变及内脏器官的继发性损害等。

1 微循环的变化

（1）微循环收缩期：当人体有效循环血量锐减时，血压下降，刺激主动脉弓和颈动脉窦压力感受器引起交感神经肾上腺轴兴奋，大量儿茶酚胺释放及肾素-血管紧张素分泌增加等，心率加快，心排血量增加，以维持循环血量的相对稳定；并选择性地使外周和内脏小血管、微血管平滑肌收缩，循环血量重新分布，以保证心、脑等重要器官的供血。由于毛细血管前括约肌强烈收缩，后括约肌相对开放，使血容量得到部分补偿，故此期称为休克代偿期。此期微循环变化为"少灌多流"，组织仍处于低灌注缺血缺氧状态，因此微循环收缩期又称为微循环缺血期。

（2）微循环扩张期：若休克继续发展，长时间、广泛的微动脉收缩，动静脉短路和直接通道开放，流经毛细血管的血流继续减少，组织因严重缺氧处于无氧代谢状态，大量乳酸类酸性代谢产物堆积，组胺等血管活性物质释放，毛细血管前括约肌失去对儿茶酚胺的反应能力，微动脉及毛细血管前括约肌由收缩转为舒张，致大量血液淤滞于毛细血管，毛细血管内静水压升高、通透性增加，血浆外渗至第三间隙；血液浓缩，血黏稠度增加；回心血量进一步减少，血压下降，重要脏器灌注不足，休克进入抑制期。微循环此时的变化是"多灌少流"，组织处于淤血缺氧期，因此微循环扩张期又称微循环淤血期。

（3）微循环衰竭期：若休克病程进一步发展，微循环内血液浓缩、黏稠度增加和酸性环境中血液的高凝状态，使红细胞与血小板易发生凝集，在血管内形成微血栓，发生弥散性血管内凝血（disseminated intravascular coagulaion，DIC）。随着各种凝血因子消耗，激活纤维蛋白溶解系统，临床出现严重出血倾向。由于组织缺少血液灌注，细胞缺氧更加严重；加之酸性代谢产物和内毒素的作用，使细胞内溶酶体膜破裂。释放多种水解酶，造成组织细胞自溶、死亡，引起广泛的组织损害导致多器官功能受损。此期称为休克失代偿期。

❷ 代谢变化

（1）代谢性酸中毒：在组织灌注不足和细胞缺氧时，体内葡萄糖的无氧酵解使乳酸产生过多。同时，肝脏灌流量减少，处理乳酸的能力减弱，使乳酸在体内的清除率降低，致体液酸碱平衡失调，出现代谢性酸中毒。

（2）能量代谢障碍：无氧代谢产生的三磷酸腺苷（ATP）大大少于有氧代谢时，细胞膜的钠钾泵功能失常。细胞外钾离子无法进入细胞内，而细胞外液则随钠离子进入细胞内，造成细胞外液减少及细胞过度肿胀、变性死亡。细胞膜、线粒体膜、溶酶体膜等细胞器受到破坏时，可释放出大量引起细胞自溶和组织损伤的水解酶，尤其是组织蛋白酶，可使组织蛋白分解生成多种活性肽，对机体产生不利影响，进一步加重休克。

休克时儿茶酚胺的大量释放，促进胰高血糖素生成及抑制胰岛素分泌，以加速肝糖原和肌糖原分解及刺激垂体分泌促肾上腺皮质激素，使血糖水平升高。休克时蛋白质分解加速，可使血尿素氮、肌酐、尿酸含量增加。

❸ 内脏器官的继发性损害

由于持续的缺血缺氧状态，细胞可发生变性、坏死，导致脏器功能障碍甚至衰竭。多系统器官功能障碍或衰竭，是休克患者死亡的主要原因。

（1）肺：低灌注和缺氧可损伤肺毛细血管的内皮细胞和肺泡上皮细胞。内皮细胞损伤可致血管壁通透性增加而造成肺间质水肿；肺泡上皮细胞受损可影响表面活性物质的生成，使肺泡表面张力升高，继发肺泡萎陷，并出现局限性肺不张。休克时萎缩的肺泡不能通气，而一部分尚好的肺泡又缺少良好的血流灌注，导致通气血流比例失调，肺内分流，表现为进行性呼吸困难和缺氧，称为急性呼吸窘迫综合征（acute respiratory distress syndrome，ARDS）。

（2）肾：休克时儿茶酚胺、抗利尿激素、醛固酮分泌增加，肾血管收缩，肾血流量减少，肾小球滤过率降低，致水、钠潴留，尿量减少。肾内血流重新分布，主要转向髓质，近髓动静脉短路大量开放，致肾皮质血流锐减，肾小管上皮细胞大量坏死，引起急性肾衰竭（ARF）。

（3）心：冠状动脉灌流量80%来源于舒张期，休克时由于心率过快、舒张期过短或舒张压降低，冠状动脉灌注流量减少，心肌因缺血缺氧而受损。一旦心肌微循环内血栓形成，可引起局灶性心肌坏死和心功能衰竭。此外，休克时心肌易受缺血-再灌注损伤，酸中毒、高血钾等均可加重心肌功能的损害。

（4）脑：休克晚期，因持续性血压下降，使脑灌注压和血流量下降，出现脑缺氧。脑缺氧和酸中毒时，毛细血管周围胶质细胞肿胀，血管壁通透性升高，血浆外渗，继发脑水肿和颅内压增高，甚至发生脑疝。

（5）胃肠道：胃肠道黏膜缺血、缺氧可使正常黏膜上皮细胞屏障功能受损，可并发急性胃黏膜糜烂成应激性溃疡，临床表现为上消化道大出血。肠黏膜缺血，可致肠的屏障作用被破坏、肠道内细菌及毒素进入血液循环，并发肠源性感染或毒血症。

（6）肝：休克时，内脏血管发生痉挛，导致肝细胞缺血、缺氧，肝血窦及中央静脉内微血栓形成，肝小叶中心区坏死。肝脏灌流障碍使网状内皮细胞受损，肝脏的解毒及代谢能力减弱，易发生内毒素血症，加重代谢紊乱及酸中毒。临床可出现黄疸、转氨酶升高，严重时出现肝性脑病。

（三）临床表现

休克患者的临床表现见表8-1。

表8-1 休克患者的分期与表现

分期	程度	意识状态	皮肤色泽	皮肤温度	血压	脉搏	呼吸	尿量	估计失血量
休克代偿期	轻度	清楚、烦躁、精神紧张	开始苍白	正常或发凉	收缩压正常或稍升高，脉压缩小	低于100次/分	稍快	正常或减少	小于20%，（800 m以下）
休克抑制期	中度	神志尚清楚，表情淡漠	苍白	发冷	收缩压70~90 mmHg	100~200次/分	深快	尿少	20%~40%（800~1600 mL）
	重度	意识模糊，甚至昏迷	显著苍白、肢端青紫	厥冷（肢端明显）	收缩压<70 mmHg或测不出	速细而弱或摸不清	深快、潮式呼吸	尿少或无尿	大于40%（1600 mL以上）

二、失血性休克

由于急性大量出血所引起的休克称为失血性休克（hemorrhagic shock）；通常在迅速失血超过全身总血量的15%～20%时，即出现休克。失血性休克在外科休克中很常见。失血性休克多见于大血管破裂腹部损伤引起的肝、脾破裂，消化性溃疡出血，门静脉高压所致食管－胃底静脉曲张破裂出血，宫外孕出血、手术创面广泛渗血或手术所致大血管或脏器损伤、动脉瘤或肿瘤自发破裂等。失血性休克的病理生理见图8-1。

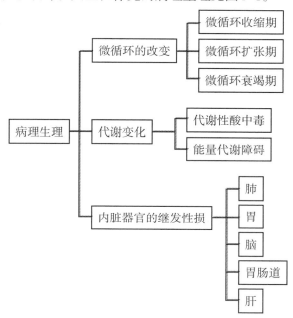

图8-1 失血性休克的病理生理

（一）临床表现

❶ 意识和表情

休克早期患者呈兴奋状态，烦躁不安；休克加重时表情淡漠、意识模糊、反应迟钝，甚至昏迷。若患者意识清楚，对刺激反应正常，表明循环血量已基本补足。

❷ 皮肤色泽及温度

评估有无皮肤口唇黏膜苍白，四肢湿冷；休克晚期可出现发绀，皮肤呈现花斑状征象。补充血容量后，若四肢转暖，皮肤干燥，说明末梢循环恢复，休克有好转。

❸ 血压与脉压

休克时收缩压常低于90 mmHg，脉压小于20 mmHg。

❹ 脉搏

休克早期脉率增快；休克加重时脉搏细弱，甚至摸不到。临床常用脉率/收缩压（mmHg）计算休克指数，指数为0.5表示无休克；1.0～1.5表示有休克；＞2.0为严重休克。

⑤ 呼吸

注意呼吸次数及节律。休克加重时呼吸急促、变浅、不规则。呼吸增至30次/分以上或8次/分以下表示病情危重。

⑥ 体温

大多偏低，感染性休克患者有高热，若体温突升至40 ℃以上或骤降至36 ℃以下，则病情危重。

⑦ 尿量及尿比重

是反映肾血液灌流情况的重要指标之一。每小时尿量少于25 mL，尿比重增高，表明肾血管收缩或血容量不足。尿量大于30 mL/h时，表明休克有改善。

（二）辅助检查

① 实验室检查

（1）血常规检查：红细胞计数、血红蛋白检查可了解失血情况。血细胞比容增高反映血浆丢失。白细胞计数和中性粒细胞比例增加，常提示感染存在。

（2）动脉血气分析：动脉血氧分压（PaO_2）正常值为80～100 mmHg；动脉血二氧化碳分压（$PaCO_2$）正常值为36～44 mmHg。者$PaCO_2$超过45～50 mL，常提示肺泡通气功能障碍。若PaO_2低于60 mmHg，吸入纯氧后仍无改善多提示ARDS。

（3）血生化检查：包括肝肾功能检查，动脉血乳酸盐测定、血糖、电解质等。

（4）凝血功能：包括血小板、出凝血时间、纤维蛋白原、凝血酶原时间及其他凝血因子。血小板低于80×10^9/L，纤维蛋白原少于1.5 g/L，凝血酶原时间较正常延长3秒以上时提示DIC。

② 影像学检查

创伤患者做相应部位的影像学检查，感染患者可通过B超发现深部感染病灶。

③ 血流动力学监测

（1）中心静脉压：代表右心房或胸腔段腔静脉内的压力，其变化可反映血容量和右心功能。正常值为5～12 cmH_2O。低于5 cmH_2O提示血容量不足；高于15 cmH_2O提示心功能不全；高于20 cmH_2O提示存在充血性心力衰竭、肺水肿。

（2）肺毛细血管楔压（pulmonary capillary wedge pressure，PCWP）：应用Swan-Ganz漂浮导管测量，反映肺静脉、左心房和左心室功能状态，正常值为6～15 mmHg。小于6 mmHg提示血容量不足，高于15 mmHg则提示肺循环阻力增加，如肺水肿。

（3）心排血量（CO）和心脏指数（CI）：通过Swan-Ganz漂浮导管、应用热稀释法可测CO，成人正常值为4～6 L/min。CI正常值为2.5～3.5 L/（$min \cdot m^2$）。休克时，CO多见降低，但有些感染性休克时可见增高。

（三）护理诊断与护理措施

① 体液不足

与大量失血、失液有关。

（1）建立静脉通路：迅速建立1~2条静脉输液通道。如周围血管萎陷或肥胖患者静脉穿刺困难时，应立即行中心静脉插管，可同时监测CVP。

（2）合理补液：①补充血容量种类。休克患者一般先快速扩容，输入晶体溶液，首选平衡盐溶液，也可选用3.0%~7.5%的高渗盐溶液，以减轻组织肿胀；后输入扩容作用持久的胶体溶液，如低分子右旋糖酐、人体白蛋白、血浆、全血等。②速度与量。根据患者的临床表现、心肺功能、失血量，特别是动脉血压及CVP进行综合分析，合理安排及调整补液的速度和量。血压和CVP均低时，提示全身血容量明显不足，需快速大量补液；血压低而CVP高时，提示血容量相对较多或可能心功能不全，此时应减慢输液的速度，适当限制补液量，以防止急性肺水肿或心功能衰竭的发生（表8-2）。

表8-2　中心静脉压与补液的关系

中心静脉压	血压	原因	处理原则
低	低	血容量严重不足	加快输液速度
低	正常	血容量不足	适当补液
高	低	心功能不全或血容量过多	给强心药、纠正酸中毒，舒张血管
高	正常	容量血管过度收缩	舒张血管
正常	低	心功能不全或血容量不足	补液试验

（3）严密观察病情：定时监测体温、脉搏、呼吸、血压及CVP变化。观察意识、面唇色泽、皮肤肢端温度瞳孔及尿量。若患者从烦躁转为平静，淡漠迟钝转为神志清楚、口唇红润、肢体转暖、尿量＞30 mL/h，提示休克好转。

（4）记录出入量：在抢救过程中，应准确记录输入液体的种类数量、时间、速度等，并详细记录24小时出入量以作为后续治疗的依据。

❷ 组织灌注不足

与大量失血失液有关。

（1）体位：取去枕平卧位或将患者头和躯干抬高20°~30°，下肢抬高15°~20°，增加回心血量，改善重要器官血液供应；使膈肌下降，促进肺扩张，利于呼吸。

（2）用药护理：①血管收缩剂。多巴胺是最常用的血管活性药物，仅限于心律失常风险极低、心排量低下或心率慢的患者。抗休克时多采用小剂量多巴胺。去甲肾上腺素也较为常用，主要兴奋α、β受体，具有兴奋心肌、收缩血管、升高血压、增加冠状动脉血流量的作用，作用时间短。②血管扩张剂。如酚妥拉明、酚苄明等可解除肾上腺素引起的小血管收缩和微循环淤滞，并增强左心室心肌收缩力。③如阿托品、山莨菪碱、东莨菪碱等抗胆碱能药物可对抗乙酰胆碱所致的平滑肌痉挛，使血管扩张，改善微循环，其中，山莨菪碱（人工合成品为654-2）在临床中较为常用。④强心药：可增强心肌收缩力减慢心率。最常用的药物为强心苷（如毛花苷C），CVP＞15 cmH$_2$O，动脉压仍低时，可静脉缓慢注射强心苷。⑤用药注意事项。用药过程中应严格核对血管活性药物的名称、用法及用量，以保证用药准确、无误。应从低浓度、慢速度开始，最好用输液泵来控制滴速。每5~10分钟测1次血压，血压平稳后改为每15～30分钟测1次，根据血压及时调整药物的浓度和速度，以防血压骤升或骤降。用药过程中应注意观察心率、心律、血压、中心静脉压及药物的不良反应。若发现注射部位因药物外渗而出现的红肿、疼痛，应立即更换注射部位，局部使用0.25%普鲁卡因进行封闭。

③ 气体交换受损

与微循环障碍、缺氧和呼吸形态改变有关。

（1）维持呼吸道通畅：昏迷患者头偏向一侧，或置入通气管，以免舌后坠，及时清除气道分泌物。严重呼吸困难者，协助医师行气管插管或气管切开，并尽早使用呼吸机辅助呼吸。

（2）监测呼吸功能：密切观察患者的呼吸频率、节律、深浅度及面唇色泽变化，动态监测动脉血气，了解缺氧程度及呼吸功能。

（3）吸氧：经鼻导管给氧，氧浓度为40%～50%，氧流量为6～8 L/min，以提高肺静脉血氧浓度。

④ 体温异常

与感染或组织灌注不良有关。

（1）保暖：采用加盖棉被、毛毯和调节室内温度等措施进行保暖。忌用热水袋、电热毯等方式进行体表加温，以防烫伤及因皮肤血管扩张，增加局部组织耗氧量而加重缺氧。

（2）降温：高热患者予以物理降温，必要时遵医嘱用药物降温，保持床单位的清洁、干燥，做好皮肤护理。

（3）库的复温：失血性休克时，若为补充血容量而快速输入低温保存的大量库血，易使患者体温降低，故输血前应注意将库血置于常温下复温后再输入。

⑤ 有感染的危险

与免疫力降低、侵入性治疗有关。

（1）严格执行各项无菌技术操作。

（2）预防肺部感染，必要时遵医嘱给予雾化，以助于痰液稀释与排出。

（3）遵医嘱合理应用抗生素，有创面者应及时更换敷料，保持创面的清洁与干燥。

⑥ 有受伤的危险

与微循环障碍、烦躁不安、意识不清等有关。

（1）对烦躁或神志不清的患者，撑起床栏以防坠床；输液肢体宜用夹板固定。必要时，四肢以约束带约束。

（2）针对卧床患者，协助患者每2小时翻身、拍背1次，按摩受压部位皮肤以预防压疮。

（四）健康教育

1.疾病知识加强自我保护，避免意外损伤，讲解意外损伤后的初步处理和紧急救助知识。

2.疾病康复指导患者康复期应加强营养，若发生感染或高热及时就诊。

三、感染性休克

感染性休克是指由病原微生物及其毒素在人体内引起的一种微循环障碍，致组织缺氧、代谢紊乱和细胞损害。在外科较常见病死率可超过50%。感染性休克的病理生理见图8-2。

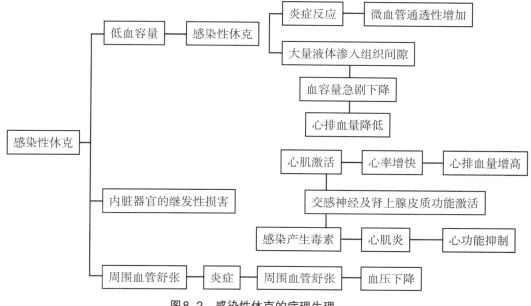

图8-2 感染性休克的病理生理

（一）辅助检查

参见失血性休克。

（二）护理诊断与护理措施

① 体液不足

与严重感染有关。

（1）补充血容量：先快速输入平衡盐溶液，再补充适量的胶体溶液，如血浆、全血等。补液期间应监测CVP，作为调整输液种类和速度的依据。

（2）纠正酸中毒：感染性休克的患者，常有不同程度的酸中毒，应予以纠正。轻度酸中毒，在补足血容量后即可缓解；严重酸中毒，需经静脉输入5%碳酸氢钠200 mL，再根据血气分析结果补充用量。

② 体温异常与外周组织血流减少、感染有关。

（1）体温过低：遵医嘱大剂量使用有效抗菌药，必要时采集标本进行细菌培养。全身脓毒血症者，在患者寒战高热发作时采集血培养标本，以提高检出率。

（2）体温过高：感染性休克的患者常有高热，应予以物理降温；可将冰帽或冰袋置于头部、腋下、腹股沟等处降温；也可用4 ℃等渗盐水100 mL灌肠；必要时采用药物降温。外科感染患者若体温突然升至40 ℃以上或突然下降，则表示病情危重。

其余护理措施参见失血性休克。

第二节　甲状腺疾病的护理

一、单纯性甲状腺肿

单纯性甲状腺肿（simple goiter）是指由多种原因引起的非炎症性或非肿瘤性甲状腺肿大，一般不伴有甲状腺功能异常的临床表现。

单纯性甲状腺肿患者的护理：①碘缺乏：一饮水或食物含碘量不足。②TH合成或分泌障碍摄碘过多；致甲状腺肿的食物或药物；先天性TH合成障碍。③TH需要量增加：青春期；哺乳期；妊娠期。

（一）临床表现

甲状腺功能和基础代谢率除了结节性甲状腺肿继发甲状腺功能亢进外，大多数正常。早期，甲状腺呈对称弥漫性肿大，表面光滑、无压痛，随吞咽上下移动。甲状腺显著肿大时可引起压迫症状，如压迫气管出现呼吸困难、压迫食管引起吞咽困难、压迫喉返神经引起声音嘶哑。病程较长、体积巨大的甲状腺肿可延伸形成胸骨后甲状腺肿，引起上腔静脉回流受阻，出现面部青紫、肿胀及颈胸部表浅静脉扩张。

（二）辅助检查

1 甲状腺功能检查

血清甲状腺素（T4）正常或偏低，三碘甲状腺原氨酸（T3），促甲状腺素（TSH）正常或偏高。

2 甲状腺摄131I率及T3抑制试验

摄131I率增高但无高峰前移，可被T3所抑制。当甲状腺结节有自主功能时，可不被T3抑制。

3 甲状腺扫描

可见弥漫性甲状腺肿，常呈均匀分布。

（三）护理诊断与护理措施

1 自我形象紊乱

与甲状腺肿大致颈部增粗有关。

（1）了解患者对身体外形变化的心理反应，多与患者接触交流，鼓励其表达感受。

（2）向患者说明身体变化是疾病发生、发展过程的表现，使其明确治疗效果及疾病转归，帮助患者树立信心。

2 知识缺乏

缺乏对疾病知识、饮食方法、药物使用方法及康复知识的了解。

（1）饮食指导：指导生理性甲状腺肿患者多进食含碘丰富的食物如海带、紫菜等海产类，并食用碘盐，避免大量摄入阻碍甲状腺激素（TH）合成的食物如卷心菜、菠菜、萝卜等。

（2）用药指导：应坚持长期服药，以免停药后复发。学会观察药物疗效及不良反应。避免服用硫氰酸盐、保泰松、碳酸锂等阻碍TH合成的药物。对20岁以下的弥漫性单纯甲状腺肿患者可给予小量T4，以抑制腺垂体TSH分泌，缓解甲状腺的增生和肿大。常用剂量为每日40～60 mg，3～6个月为一个疗程。

（3）预防指导：除食用含碘盐外，在妊娠、哺乳、青春发育期应增加碘的摄入，预防本病的发生。

3 潜在并发症

呼吸困难、声音嘶哑、吞咽困难等。

（1）非手术治疗的护理：观察患者甲状腺肿大的程度、质地，有无结节及压痛，颈部增粗的进展情况。结节在短期内迅速增大应警惕癌变。有以下情况时，应及时施行甲状腺大部切除术，因气管、食管或喉返神经受压引起临床症状者；胸骨后甲状腺肿；巨大甲状腺肿影响生活和工作者；结节性甲状腺肿继发功能亢进者；结节性甲状腺肿疑有恶变者。

（2）手术治疗的护理：参见甲状腺功能亢进患者的护理。

（3）用药护理：观察药物疗效和不良反应，如出现心动过速呼吸急促、食欲亢进、怕热多汗、腹泻等甲状腺功能亢进症表现，应及时汇报医师处理。

（四）健康教育

1 用药指导

应坚持长期服药，以免停药后复发。学会观察药物疗效及不良反应。

2 饮食指导

指导生理性甲状腺肿患者多进食含碘丰富的食物如海带、紫菜等海产类，并食用碘盐。

二、甲状腺功能亢进

甲状腺功能亢进症简称甲亢，是由各种原因导致正常甲状腺素分泌的反馈调节异常，引起循环中甲状腺素异常增多而出现以全身代谢亢进为主要特征的疾病总称。

（一）病因与病理生理

甲亢的病因尚未完全明确，目前认为原发性甲亢是一种自身免疫性疾病。在患者血中发现了两类刺激甲状腺的自身抗体——"长效甲状腺激素"（LATS）和"甲状腺刺激免疫球蛋白"（TSI），来源于淋巴细胞，能抑制TSH，与TSH受体相结合，促进甲状腺分泌大量的T3、T4。

1 病因

（1）原发性甲亢。

（2）继发性甲亢。

（3）高功能腺瘤。

2 病理生理

（1）甲状腺肿大。

（2）交感神经功能亢进。

（3）突眼症。

（4）心血管功能改变。

（5）基础代谢率增高。

3 甲亢按其病因不同可分为多种类型

（1）原发性甲亢：最常见，甲状腺肿大的同时出现功能亢进症状。好发于年轻女性，腺体呈弥漫性肿大、两侧对称常伴有眼球突出，故又称突眼性甲状腺肿。

（2）继发性甲亢：较少见，常在多年结节性甲状腺肿基础上发生甲亢。40岁以上的女性多发，腺体呈结节状肿大、两侧多不对称，无眼球突出，易发生心肌损害。

（3）高功能腺瘤：比较少见，是腺体内出现单个、不受垂体控制、具有较高内分泌功能的结节，结节周围的甲状腺组织呈萎缩性改变，无眼球突出。

（二）临床表现

轻重不一，甲亢的典型临床表现：甲状腺激素分泌过多症候群、甲状腺肿大、突眼症。

1 甲状腺激素分泌过多症候群

由于T3、T4分泌过多和交感神经兴奋性增高，患者出现甲状腺肿大、多语、性情急躁、容易激动、失眠、双手细速颤动、怕热、多汗、皮肤潮湿、食欲亢进却消瘦、肠蠕动亢进和腹泻；心悸、脉快有力（脉率常在每分钟100次以上，休息及睡眠时仍快）、脉压增大（以收缩压升高为明显）、内分泌紊乱（月经失调）以及无力、易疲劳、工作效率低、出现肢体近端肌萎缩等。

脉率增快及脉压增大常作为判断病情程度和治疗效果的重要标志。极个别患者会伴有局限性胫前黏液性水肿。

2 甲状腺肿大

双侧呈弥漫性对称性肿大，肿大程度与甲亢病情轻重无明显关系，多无局部压迫症状。质软，触诊有震颤感，听诊可闻及血管杂音。

3 突眼症

多见于原发性甲亢，典型者双侧眼球突出，眼裂增宽，重者上下眼睑不能闭合，盖不住角膜，凝视时瞬目减少，易致眼部感染甚至失明。突眼的严重程度与甲亢严重程度无关。

4 其他

甲状腺肿大还可出现相应的压迫症状：压迫气管，可出现呼吸困难；压迫食管可产生吞咽困难；压迫喉返神经可出现声音嘶哑；压迫颈交感神经元时，可产生霍纳（Homer）综合征（表现为同侧面部无汗、睑裂变窄、眼球内陷和瞳孔缩小等）。

（三）辅助检查

1 基础代谢率测定

可根据脉压和脉率计算，简便易行；用基础代谢率测定器测定，结果较可靠。

常用计算公式：基础代谢率（%）＝（脉率＋脉压）－111。若用基础代谢率测定器测定，则让患者卧床休息1小时后测定。正常值为±10%；＋20%～＋30%为轻度甲亢，＋30%～＋60%为中度甲亢，＋60%以上为重度甲亢。

测定基础代谢率前需停服可影响甲状腺功能的药物，如甲状腺素制剂、抗甲状腺药物和镇静剂等；测前1晚充分睡眠，不服安眠药；检查日早晨禁食，静卧，少谈话，测定前排空大小便。

2 甲状腺摄131I率测定

给受试者一定剂量的放射性131I，再探测甲状腺摄取131I的程度判断甲状腺的功能状态。正常甲状腺2小时内摄取131I量为人体总量的15%～20%，24小时内摄取的131I量为人体总入量的30%～40%。若在2小时内甲状腺摄取131I量超过人体总量的25%，或在24小时内超过50%，且摄取131I高峰提前出现，均可诊断为甲亢，但不反映甲亢的严重程度。

3 血清中T3和T4含量测定

结果对诊断有肯定价值，甲亢时T3的上升较早而快，可高于正常4倍左右；而T4则较缓，仅为正常2.5倍，故T3的测定对甲亢的诊断具有较高的敏感性。

（四）护理诊断与护理措施

1 焦虑

与交感神经功能亢进、环境改变，担心手术及预后有关。

（1）完善各项术前检查：除一般检查外还包括以下几点：①基础代谢率测定；②甲状腺摄131I率测定；③血清T3、T4测定；④颈部X射线摄片，了解气管和食管受压及移位情况，胸骨后甲状腺肿可压迫纵隔等；⑤喉镜检查，了解声带运动情况；⑥心电图检查，了解心功能情况；⑦血清钙、磷测定，借此了解术前甲状旁腺的功能。

（2）心理护理：甲亢患者由于甲状腺素激素水平增高致神经兴奋性增高，其心理应激反应较普通人群高，情绪易激动，易受环境因素的影响，紧张、焦虑的情况较为严重。护理人员应多与患者交谈，向患者介绍手术的必要性、方法以及手术前后应配合的事项，消除患者的顾虑和对手术的恐惧心理。同时鼓励亲属多理解和关心患者，让其感受到家庭与社会的关心，增强战胜疾病的信心，积极配合治疗。

1 营养失调——低于机体需要量

与基础代谢率增高有关。

（1）甲亢患者由于基础代谢率高，机体消耗大，应给予高蛋白、高热量、高维生素的均衡饮食，增加餐次，每日5～6餐，以满足机体代谢亢进的需要。主食应足量，适当增加奶类、蛋类、瘦肉类等优质蛋白以纠正负氮平衡，两餐之间增加点心，以补充足够的热量和营养。鼓励患者多饮水，每日2000～3000 mL，以补充出汗、腹泻、呼吸加快等丢失的水分。但心脏病患者应避免大量饮水，以防发生水肿和心力衰竭。禁用对中枢神经有兴奋作用的咖啡、浓茶等饮料及烟酒辛辣刺激性食物。

（2）术后患者全麻清醒后，即可饮用少量温水或凉水，观察有无呛咳、误咽等现象。若无不适，逐渐给予微温流质饮食，注意过热可使手术部位血管扩张，加重切口渗血。以后逐步过渡到普食，患者只要吞咽时无疼痛不适的感觉，应鼓励患者少量多餐。

❸ 清理呼吸道无效

与咽喉部及气管受刺激、分泌物增多以及切口疼痛有关。

（1）术前体位：睡眠时应抬高枕头，取侧卧位，颈部略微屈，以减轻肿大的甲状腺对气管的压迫。同时术前指导患者进行体位练习，主要训练手术中的头颈过伸位：患者取平卧位，将软枕垫于肩部，伸颈，头向后仰。

（2）术后体位：术后患者未清醒时取平卧位，头偏向一侧，待清醒和血压平稳后取半卧位，头部抬高30°～45°，以改善静脉回流，减少血肿形成，并有利于呼吸和渗出液的引流，保持呼吸道通畅。

在床上变换体位或起身时用手支持头部，以防气管压迫或牵拉伤口引起疼痛。避免激烈咳嗽、过多说话等，消除出血诱因。

（3）教会患者有效咳嗽的方法，有助于术后保持呼吸道通畅。必要时行超声雾化吸入，帮助其及时排出痰液，预防肺部并发症。术前做好手术区域的皮肤准备和术日晨患者进入手术室后，床边常规准备引流装置、吸引器、无菌手套、拆线包及气管切开包以做好手术后紧急抢救的准备。

❹ 有受伤的危险

与突眼造成的眼睑不能闭合，有潜在的角膜溃疡、感染而致失明的可能有关。

（1）对于眼球突出、眼睑不能闭合的患者应注意保护角膜和结膜，经常用眼药水湿润眼睛，防止过度干燥及感染。

（2）卧床时头部抬高，以减轻眼部充血而肿胀；闭目不全者睡前可涂抗生素眼膏，并用无菌生理盐水纱布或眼罩覆盖双眼。

（3）外出时佩戴有色眼镜或使用眼罩以防光线、灰尘和异物的刺激。严重突眼者加强心理护理的同时完善术前准备，择期行眶内减压术。

❺ 睡眠形态紊乱

与交感神经过度兴奋有关。

（1）提供安静轻松的环境，室温稍低，色调和谐，避免患者精神受刺激或过度兴奋。

（2）帮助患者合理安排作息时间，限制探视次数，减少环境中不良因素对患者的刺激，使者得到充分的休息和睡眠。必要时可给患者安排单人病室，以防患者间的相互干扰。

❻ 潜在并发症

术后引起呼吸困难和窒息甲状腺危象、喉返神经损伤、喉上神经损伤和手足抽搐等

（1）呼吸困难和窒息：多发生在术后48小时内，是最危急的并发症。常见原因为：①切口内出血压迫气管，主要由于手术时止血不彻底或血管结扎线滑脱引起。②喉头水肿，主要是手术创伤或气管插管引起。③气管塌陷，气管壁长期受肿大的甲状腺压迫，发生软化，切除甲状腺体的大部分后，软化的气管壁失去周围组织支撑的结果。④双侧喉返神经损伤。临床表现为进行性呼吸困难、烦躁、发绀甚至窒息。如因出血所引起者，有颈部肿胀、切口出血等情况。

1）若发生上述情况，须立即进行床边抢救，拆除缝线，敞开切口，去除血肿，结扎出血的血管。

2）如除去血肿后患者呼吸困难情况仍无改善，应立即行气管切开，同时吸氧。待患者情况好转后，再送手术室做进一步检查、止血等处理。

3）对喉头水肿者立即应用大剂量激素，如地塞米松30 mg静脉滴注，呼吸困难若无好转，则行环甲膜穿刺或气管切开。术后48小时内患者要避免过多活动和谈话，以减少切口内出血。

4）痰多不易咳出者，应鼓励并协助患者咳嗽排痰，必要时雾化吸入以保持呼吸道通畅。

（2）喉返神经损伤：喉返神经贴近甲状腺下极，在术中操作时易受到损伤，可因切断、缝扎、钳夹或牵拉过度造成永久性或暂时性损伤，在术中立即出现症状；少数也可由于血肿压迫或瘢痕组织牵拉引起，在术后数天才出现症状。一侧喉返神经损伤可引起声嘶，双侧损伤可引起失音或严重的呼吸困难，甚至窒息，术中应注意保护。

1）暂时性损伤经理疗等处理后3～6个月可逐渐恢复。

2）一侧永久性损伤可由健侧声带向患侧过度内收代偿；双侧损伤可导致两侧声带麻痹，引起失音、呼吸困难甚至窒息，需做气管切开。

（3）喉上神经损伤：内支损伤出现饮水呛咳、外支损伤会导致声带松弛、音调降低。①一般经针刺、理疗等可自行恢复。②术后进食有呛咳者，应取坐位或半坐位进食，给予半流质或干食，吞咽不可匆忙，特别要注意避免饮水时误咽。

（4）手足抽搐：术中挫伤或误伤甲状旁腺或血液供给受累所致，都可引起甲状旁腺功能低下，继而血钙下降，引起手足抽搐，多在术后1～3天出现。

①在护理中应限制患者进食肉类、乳品和蛋类等含磷较高的食物，以免影响钙的吸收；症状轻者可口服葡萄糖酸钙2～4 g，每日3次；症状较重或长期不能恢复者可加服维生素D3，每日5万～10万U，以促进钙的吸收。②抽搐发作时立即用压舌板或牙垫垫于患者上下磨牙之间，以防咬伤，并静脉注射10%葡萄糖酸钙或氯化钙10～20 mL。最有效的方法是口服双氢速固醇油剂，有提高血钙的特殊作用。

（5）甲状腺危象：是甲亢最为严重的并发症，多与手术前准备不够、甲亢症状未能很好地控制及手术应激有关。表现为术后12～36小时内患者出现高热（＞39 ℃）、脉快而弱（＞120次/分）、大汗、烦躁、谵妄、呕吐、腹泻，若未及时处理会迅速发展为昏迷、虚脱、休克甚至死亡。

1）预防的关键是术前稳定患者情绪，做好药物准备，使各项指标达到手术要求，术后应继续服用碘剂。

2）病情观察：术后当日密切观察患者生命体征变化，预防甲状腺危象的发生。一旦出现甲状腺危象的症状应立即报告医生并及时处理。

3）一旦出现症状，立即配合治疗：吸氧，使用碘剂、镇静药、激素葡萄糖等药物，应用人工冬眠疗法，以降低体温和患者的耗氧，保持水、电解质及酸碱平衡。①碘剂：口服复方碘化钾溶液3～5 mL，紧急时将10%碘化钠5～10 mL加入10%葡萄糖500 mL中静脉滴注，以降低血液中甲状腺素水平。②氢化可的松：每日200～400 mg，分次静脉滴注，以拮抗过量的甲状腺素反应。③肾上腺素能阻滞剂：可选用利舍平1～2 mg肌内注射。还可用普萘洛尔5 mg加入5%～10%葡萄糖溶液100 mL中静脉滴注，以降低周围组织对肾上腺素的反应。④镇静剂：常用苯巴比妥钠100 mg或冬眠合剂Ⅱ号半量肌内注射，每6～8小时1次。⑤降温：采用退热、冬眠药物或物理降温等综合措施，维持患者体温在37.0 ℃左右。⑥静脉给予大量葡萄糖溶液，以补充能量。⑦吸氧：以改善组织缺氧。⑧心力衰竭者，可应用洋地黄制剂。

（6）甲状旁腺损伤：术中甲状旁腺被误切、挫伤或其血液供应受累而引起甲状旁腺功能低下、血钙浓度下降、神经肌肉的应激性显著提高，引起手足抽搐。多于术后1～3天出现手足抽搐。多数患者只有面部、唇部或手足部的针刺样麻木感或强直感，经过2～3周后，未受损伤的甲状旁腺增生、代偿，症状即可消失。严重者可出现面肌和手足伴有疼痛的持续性痉挛，每日发作多次，每次持续10～20分钟或更长，甚至可发生喉和膈肌痉挛，引起窒息死亡。限制肉类、乳品和蛋类等食品的摄入。若抽搐发作，应立即遵医嘱静脉注射10%葡萄糖酸钙或氯化钙10～20 mL。轻者可口服葡萄糖酸钙或乳酸钙2～4 g，每日3次；症状重或长期不恢复者，可加服维生素D3，每日5万～10万U，以促进钙在肠道内的吸收。

❼ 知识缺乏

缺乏对疾病知识、药物使用方法及康复知识了解。

（1）术前药物准备：术前用药物降低基础代谢率是甲亢患者手术前准备的重要环节。护理人员应正确指导患者进行药物准备，术前药物准备通常有两种方法：①先用硫脲类药物，待甲亢症状得到基本控制（患者情绪稳定，睡眠好转，体重增加，脉率在＜90次/分，基础代谢率＜＋20%时）后，改口服碘剂，再行手术。硫脲类药物能抑制甲状腺素的合成，但可使甲状腺肿大充血，增加手术困难和手术风险能使甲状腺肿大和动脉性充血，手术时极易发生出血，增加手术的困难和危险性，因此服用硫脲类药物后必须加用碘剂2周。碘剂作用是抑制甲状腺激素的释放；减少甲状腺血流量，使腺体充血减少继而缩小变硬，从而有利于手术进行。②开始即用碘剂，2～3周待甲亢症状得到基本控制后便可进行手术。但有少数患者服用碘剂2周后，症状减轻不明显，此时可在继续服用碘剂的同时，加用硫氧嘧啶类药物，直至症状基本控制，停用硫氧嘧啶类药物后，继续单独服用碘剂1～2周后，再进行手术。

常用的碘剂是复方碘化钾溶液，口服，第1日每次3滴，日服3次，逐日每次增加1滴，至每日每次16滴止，维持此剂量至手术日。教会患者正确的服用方法，由于碘剂可刺激口腔和胃黏膜，引起恶心、呕吐、食欲减退等不良反应，因此要在饭后服用，服用时，可指导患者将碘剂在冷开水中稀释，或滴在馒头、饼干上服用。由于碘剂只抑制甲状腺素释放而不抑制其合成，因此一旦停服碘剂后，贮存于甲状腺滤泡内的甲状腺球蛋白大量分解，甲亢症状会重新出现，甚至比原来更为严重。因此，不准备施行手术者不要服用碘剂。

对于不能耐受常规应用碘剂或合并应用硫氧嘧啶类药物，或二者无效者，主张单用普萘洛尔或与碘剂合用做术前准备。剂量为每6小时口服给药1次，每次20~60 mg，一般4~7天后脉率降至正常水平时便可实施手术。普萘洛尔在体内的有效半衰期不到8小时，故末次口服应在术前1~2小时；术后继续口服4~7天。此外，术前不用阿托品以免引起心动过速。

（2）术后药物指导：指导患者遵医嘱坚持长期服药，并按时按量服用。甲亢患者术后应继续服用复方碘化钾溶液，每日3次，每次10滴，持续1周；或从每日3次，每次16滴开始，逐日每次减少1滴，至病情平稳。不可自行减量或停药。多进食高碘食物，预防甲状腺功能低下。

（五）健康教育

1.指导患者自我控制情绪，保持心境平和，合理安排工作和休息，避免过度劳累和精神刺激。

2.教会患者自我检查和护理的方法

每日起床前自测脉搏，定期测量体重，脉搏减慢、体重增加是治疗的有效标志；上衣领口宜宽松，避免压迫颈部。严禁用手挤压甲状腺，以免甲状腺激素分泌过多而加重病情。

3.指导出院患者应定期复查，以了解甲状腺功能。若发现有凹凸不平肿块，或一旦出现心悸、手足发麻抽搐等情况及时就诊。

三、甲状腺肿瘤

甲状腺肿瘤（thyroid tumors）为外科常见的肿瘤之一，分良性和恶性两类。甲状腺良性肿瘤以甲状腺腺瘤为最常见，腺瘤具有较高恶变率和继发甲亢的风险。最常见的甲状腺恶性肿瘤是甲状腺癌，约占全身恶性肿瘤的1%，女性发病率高于男性。

（一）病因与病理生理

发生的原因至今不明，有人认为其发生与慢性促甲状腺激素刺激有关。

1 病因及病理

（1）甲状腺肿瘤：最常见的甲状腺良性肿瘤。

（2）甲状腺癌：①乳头状癌。②滤泡状腺癌。③未分化癌。④髓样癌。

2 身体状况

（1）甲状腺肿瘤：颈部出现圆形或椭圆形结甲状腺肿瘤节，都为单发。

（2）甲状腺癌：①肿块：初期无明显症状。②压迫症状：晚期症状。③转移症状。

良性肿瘤：分为滤泡状和乳头状囊性腺瘤两种。滤泡状腺瘤多见，病理学形态显示有完整的包膜；囊性乳头状腺瘤少见，常不易与乳头状腺癌区分。多见于40岁以下的女性。

恶性肿瘤：除髓样癌外，绝大部分甲状腺癌起源于滤泡上皮细胞。病理学形态显示呈浸润性生长，无完整的包膜。可分为4种类型：①乳头状癌：约占成人甲状腺癌的60%和儿童甲状腺癌的全部。多见于30~45岁女性，低度恶性，生长较缓慢，较早可出现颈淋巴结转移，但预后较好。②滤泡状癌：约占甲状腺癌的20%，常见于50岁左右中年人，中度恶性，发展较迅速，主要经血液循环转移至肺和骨，预后较乳头状癌差。③未分化癌：约占甲状腺癌的15%，多见于60~70岁老年人，高度恶性，发展迅速，约50%患者早期可出现颈淋巴结转移，预后很差。④髓样癌：较少见，仅占5%，恶性程度中等，较早出现淋巴结转移，且可经血行转移至肺和骨。预后不如乳头状癌但较未分化癌好。

（二）临床表现

1 甲状腺瘤

多数为无意中或体检时发现颈部有圆形或椭圆形结节，多为单发，质地稍硬，表面光滑，界限清楚，无压痛，有完整包膜，可随吞咽上下移动。大部分患者早期无任何症状。甲状腺腺瘤生长缓慢；当乳头状囊性腺瘤因囊壁血管破裂发生囊内出血，肿瘤可在短期内迅速增大，局部出现胀痛。

2 甲状腺癌

（1）肿块：各型甲状腺癌共同的临床表现是发病初期无明显症状，仅在甲状腺内发现肿块，固定、质硬、表面不平。肿块生长速度较快，增大后吞咽时上下移动度较小。

（2）压迫症状：晚期会因肿瘤压迫食管、气管和喉返神经而出现吞咽困难、呼吸困难、声音嘶哑，压迫颈交感神经节时出现Horner综合征（即患侧瞳孔缩小、上睑下垂、眼球内陷、同侧头面部无汗等）。

（3）转移症状：常见颈部淋巴结肿大，骨和肺转移。有的患者甲状腺肿块不明显，而以颈、肺、骨骼的转移癌为突出症状。

（4）其他：髓样癌本身可产生激素样活性物质如5-羟色胺和降钙素，可出现腹泻、心悸、颜面潮红和血钙降低等症状。

（三）辅助检查

1 实验室检查

除血生化和尿常规检查外，测定甲状腺功能和血清降钙素有助于髓样癌的诊断。

2 影像学检查

（1）B超检查：可测定甲状腺的大小，肿块的位置、大小、数目以及与邻近组织的关系。区别实质性或囊性肿块。

（2）X射线检查：颈部X射线摄片可了解有无器官移位、狭窄、肿块钙化及上纵隔增宽；甲状腺部位出现细小的絮状钙化影，可能为癌。胸部及骨骼摄片有助于排除肺和骨转移的诊断。

❸ 细胞学检查

将细针自 2～3 个不同的方向刺入肿块，并抽吸、涂片、镜检。此法诊断率较高，但可导致肿瘤细胞扩散，对于高度怀疑恶性肿块的，尽量做术中快速冰冻切片检查。

❹ 放射性131I或99mTc扫描

甲状腺癌为冷结节，边缘一般较模糊。甲状腺腺瘤表现为温、凉或冷结节，边界较清楚。

（四）护理诊断与护理措施

❶ 焦虑

与颈部包块性质不明、担心手术及预后有关。

（1）对患者进行心理护理，热情接待患者，通过交谈了解其对所患疾病的认识和感受，介绍与所患疾病的相关知识，说明手术的方法、术后的恢复过程及预后情况，使患者情绪稳定，身心处于接受手术的最佳状态。

（2）术前日晚可给予镇静安眠类药物（地西泮等），使患者处于接受手术的最佳状态。

❷ 疼痛

与局部肿块压迫或囊性肿块内出血及手术创伤有关。

（1）根据手术需要备皮，必要时剔除其耳后毛发，以便行颈淋巴结清扫术，避免不必要的感染。

（2）行颈部淋巴结清扫患者，创面较广泛，手术创伤大，患者多有疼痛不适，血压平稳后，给予半卧位，鼓励床上活动。保证患者充足的休息和睡眠，可给予镇静止痛药，以利于休息；同时也可减轻患者因切口疼痛而不敢或不愿咳嗽的现象，以保持呼吸道通畅和预防肺部并发症。

❸ 营养失调——低于机体需要量

与手术创伤大有关。

（1）术后患者禁食期间应遵医嘱补充水、电解质及必要的营养素。

（2）病情平稳后，可少量饮水。若患者无不适感，鼓励其进食或经吸管吸入流质饮食，逐步过渡为半流质饮食及软食。

❹ 潜在并发症

呼吸困难或窒息、声音嘶哑、失声、误咽、手足抽搐等。

（1）术前指导患者进行头颈过伸体位训练以适应术中的要求；术后患者回病房后，取平卧位，血压呼吸平稳后改半卧位，以便于呼吸通畅和引流。

（2）术前指导患者掌握深呼吸和有效咳嗽的方法。

（3）床边备心电监护仪、气管切开包等急救物品。

（4）密切监测生命体征的变化；观察有无并发症表现如呼吸困难或窒息、声音改变（嘶哑、音调降低或失音）呛咳，手足抽搐。

（5）加强切口和引流管护理，及时发现创面渗血、估计渗血量、并及时更换敷料。保持引流通畅，注意引流的量、颜色，如发现引流量异常或已形成血肿压迫气管，及时通知医生，配合床边抢救，以清除血肿。

（五）健康教育

1 指导功能锻炼

对于行颈部淋巴结清扫者，斜方肌可有不同程度的受损，术后患者的切口愈合后应加强肩关节和颈部的功能锻炼，并随时保持患侧上肢高于健侧的体位以纠正肩下垂的趋势。

2 指导患者用药

对于甲状腺全切患者，应遵医嘱终身服用甲状腺素制剂，以预防肿瘤复发。护士应告知其服药方法及注意事项，服药期间如出现心悸、手颤或倦怠、无力、怕冷等症状，应考虑药物过量或药量不足，应及时到医院检查，接受有关处理。

3 嘱患者定期复诊

出院后定期复诊，教会患者自行检查颈部胸部等，若发现结节、肿块等异常情况，应及时来院诊治。

第三节　乳腺疾病的护理

一、急性乳腺炎

急性乳腺炎（acute mastitis）是乳房的急性化脓性感染，致病菌多为金黄色葡萄球菌，少数为链球菌。好发于产后哺乳期妇女，以初产妇多见，好发于产后 3～4 周。

（一）病因

1 乳汁淤积

（1）乳头内陷、过小或发育不良造成乳汁排泌不畅或婴儿吮吸困难。

（2）乳汁分泌过多或婴儿吸乳过少，以致乳汁不能排空。

（3）乳管不通，影响排乳。

2 细菌入侵

（1）细菌可从乳头破损或破裂，沿淋巴管侵入乳腺组织，此为感染的主要途径。

（2）乳头不洁、婴儿口腔致病菌直接侵入输乳管逆行感染。

（二）病理生理

1.感染早期呈蜂窝织炎，局部可出现炎性肿块。

2.脓肿可呈单房或多房性。表浅的脓肿可向外溃破，也可穿破乳管自乳头排出脓液。

3.深部脓肿也可有以上表现，还可形成乳房后脓肿。感染严重者，可并发脓毒症。

（三）临床表现

1 局部表现

初期患者感患侧乳房胀痛，局部红肿、发热，可触及压痛性包块。患侧腋窝淋巴结可肿大、疼痛。如不及时治疗，感染灶中央软化形成脓肿。同一乳房可同时存在数个炎症病灶，先后形成多个脓肿。脓肿可为单房或多房。按脓肿的位置不同，可分为乳晕下脓肿、乳房内脓肿及乳房后脓肿。脓肿破溃时有脓液自皮肤或乳头排出。

2 全身表现

患者可有寒战、发热、食欲减退、脉搏加快等感染中毒症状。严重者有脓毒症表现。

（四）辅助检查

1 实验室检查

血常规检查显示白细胞计数及中性粒细胞比例升高。

2 影像学检查

B超可了解乳房深部脓肿的大小及部位。

3 诊断性穿刺

在压痛最明显的炎症区穿刺，抽出脓液表示脓肿形成。脓液应做细菌培养和药敏试验。

4 手术治疗

脓肿形成后及时切开引流。手术时应避免损伤乳管。

（五）护理诊断与护理措施

1 疼痛

与乳汁淤积、乳腺急性炎症有关。

（1）抗感染：原则为早期、足量使用抗生素。首选青霉素类药物，或根据细菌培养和药敏试验结果选用合适的抗生素，但避免使用可被分泌到乳汁的药物，如甲硝唑、氨基糖苷类、磺胺类药物等，以免对新生儿或婴儿有不良影响。清热消毒类中药也可应用。

（2）局部处理：理疗或用金黄散、鱼石脂软膏外敷，促进炎症消退。乳房局部水肿明显者，可患乳停止哺乳，排空乳汁。热敷用25%硫酸铁溶液湿热敷。

（3）观察病情：观察局部红、热、压痛情况；观察脓肿切开伤口的引流和愈合情况。

（4）防止乳汁淤积：定时用吸乳器吸尽患乳，防止乳汁淤积。用宽松的胸罩托起乳房，以减轻疼痛和肿胀。局部热敷、理疗等改善局部血液循环，促使炎症消退。

（5）积极疏通积乳：疏通积乳能明显缓解患乳的积胀感，有利于改善患乳的血液循环，减轻炎症。

（6）终止乳汁分泌：若感染严重，或脓肿引流后并发乳瘘应停止哺乳。可口服己烯雌酚1～2 mg，每日3次，2～3天；或中药炒麦芽，水煎，每日60 mg，分2次服用，约2～3天乳汁停止分泌。

2 体温升高

与急性炎症反应毒素吸收有关。

（1）病情观察：观察寒战、发热、食欲减退、脉搏加快等全身症状有无好转及生命体征变化，检查血常规了解白细胞计数及中性粒细胞比例的变化，必要时做乳汁细菌培养及药敏试验，如有异常应及时通知医生，并协助处理。

（2）控制感染：遵医嘱早期使用抗生素，脓肿形成后及时引流，保持引流通畅，注意观察引流脓液的量、色泽及气味的变化，及时更换切口敷料。

（3）饮食：鼓励患者高热量、高蛋白、高维生素饮食，以提高患者抗感染和修复能力。

（4）环境：应保持室内清洁，注意空气流通。关注个人卫生，让患者充分休息。

（5）对症处理：高热者给予物理降温，必要时使用解热镇痛类药物。

③ 焦虑

与担心婴儿喂养及乳房形态改变有关。对患者进行心理护理，脓肿形成后，要做好手术切开排脓的心理护理，耐心解释和说明手术的目的和可能的不适，给患者以安全感和信任感，消除患者的紧张情绪。

④ 知识缺乏

缺乏急性乳腺炎的预防知识。做好孕产妇的乳房保健知识的宣传，是预防急性乳腺炎的有效措施。

（1）纠正乳头内陷：乳头内陷可造成婴儿吮吸困难，发生乳汁淤积。指导孕妇于妊娠3～4个月开始每天挤捏乳房及乳晕区，向外牵拉乳头，使乳头外突。

（2）乳头乳晕的擦洗：分娩前3个月开始定期用中性肥皂、温水清洗乳头及乳晕区，既可保持乳房洁净，也可使局部皮肤较为坚韧，减少因婴儿吮吸而发生破裂的机会；产后每次哺乳前、后均应清洗乳头。

（3）养成良好的哺乳习惯：按需哺乳，每次哺乳让婴儿吸空一侧乳房内乳汁，不能吸空时，用手法或吸乳器排空乳汁；培养婴儿养成不含乳头睡眠的习惯。健侧乳房允许哺乳，但要保持乳头清洁，观察乳汁颜色，必要时检测乳汁内是否存在细菌，以免婴儿患胃肠炎。

（4）乳头破裂的处理：应暂停哺乳，定时排空乳汁，局部用温水清洁后涂抗生素软膏，待伤口愈合后再行哺乳。

（5）防治婴儿口腔炎症：注意婴儿口腔卫生，预防并及时治疗婴儿口腔炎。

（六）健康教育

1.指导孕妇于妊娠3～4个月开始每天挤捏乳房及乳晕区、向外牵拉乳头，使乳头外突。

2.分娩前3个月开始定期用中性肥皂、温水清洗乳头及乳晕区。产后每次哺乳前、后均应清洗乳头。

3.养成按需哺乳的良好的习惯。

4.乳头暂停哺乳，定时排空乳汁，局部用温水清洁后涂抗生素软膏，待伤口愈合后再行哺乳。

5.注意婴儿口腔卫生，防治婴儿口腔炎症。

二、乳房良性肿瘤

女性乳房良性肿瘤中以纤维腺瘤最多见，其次为乳管内乳头状瘤。乳房纤维腺瘤（brest fibroadenoma）是女性常见的乳房肿瘤，高发年龄为20～25岁，好发于乳房外上象限。乳管内乳头状瘤（itradutal papilloma）多见于40～50岁的经产妇。

乳房纤维腺癌：发病的原因是小叶内纤维细胞对雌激素的敏感性异常增高，可能与纤维细胞所含雌激素受体量和质异常有关。雌激素是本病发生的刺激因子，所以纤维腺瘤发生于卵巢功能期。

乳管内乳头状瘤：①75%病例发生于大乳管进乳头的壶腹部，瘤体细小，带蒂有绒毛，且有较多壁薄的血管，故易出血。②发生于中小乳管的乳头；状瘤常位于乳房周围区域。

（一）临床表现

❶ 乳房纤维腺瘤

（1）症状：患者常无自觉症状，多为偶然发现乳房无痛性肿块，增长缓慢。

（2）体征：多数患者可在乳房外上象限触及单发圆形或卵圆形肿块，少数为多发；肿块表面光滑，质地较硬，与周围组织无粘连，易于推动。

❷ 乳管内乳头状瘤

（1）症状：主要是乳头溢液，溢液多为血性，也可为暗棕色或黄色。

（2）体征：小的肿瘤难以触及；较大的可在乳晕区扪及圆形、质软、可推动的小肿块；挤压肿块时，乳头可有血性溢出液。

（二）辅助检查

❶ 乳房纤维腺瘤

乳腺钼靶X射线摄片、活组织病理检查等有助于本病的诊断与鉴别。

❷ 乳管内乳头状瘤

（1）乳管内镜检查：可插入溢液乳管，直接观察乳腺导管内情况。

（2）乳腺导管造影：可明确乳管内肿瘤的大小和部位。

（三）护理诊断与护理措施

❶ 疼痛

与手术有关。

（1）手术患者多不需要住院，术后保持切口敷料清洁、干燥。

（2）观察病情：观察患者生命体征的变化，如有异常要及时处理。

（3）遵医嘱用药：术前合理使用抗生素，预防感染。

❷ 焦虑、恐惧

与乳房肿块或乳头溢液及相关知识缺乏有关。

（1）告知患者乳房纤维腺瘤癌变可能性很小，但有癌变可能，应尽早手术切除。

（2）护理人员要关心、尊重患者向患者及亲属耐心解释手术的必要性和安全性，消除患者对手术的恐惧。

三、乳腺囊性增生病

乳腺囊性增生病是乳腺组织的良性增生，也称为慢性囊性乳腺病（简称乳腺病），常见于中年妇女。

（一）病因

内分泌失调，黄体酮分泌减少，雌激素量增多时，乳腺实质过度增生和复旧不全，部分乳腺组织中女性激素受体异常，可使乳腺各部分的增生程度不一。

（二）病理生理

增生可发生于腺管周围，出现大小不等的囊肿或腺管囊性扩张、腺管内乳头状增生等。

（三）临床表现

① 症状

乳房疼痛表现为周期性胀痛。疼痛与月经周期有关，经期前疼痛加重，经期后减轻或消失。

② 体征

一侧或双侧乳腺弥漫性增生，可局限于乳腺的一部分，也可分散于整个乳腺，肿块呈颗粒状、结节或片状，大小不一，质韧而不硬，与周围乳腺组织界限不清。本病病程较长，发展缓慢。

（四）辅助检查

乳腺钼靶X射线摄片、B超、红外线热成像、活组织病理学检查等有助于本病的诊断与鉴别。

（五）护理诊断与护理措施

① 焦虑、恐惧

与担心恶变等有关。

告知患者乳房周期性胀痛的原因，介绍乳腺囊性增生病的性质和治疗方法，消除患者的担忧情绪。

② 慢性疼痛与内分泌失调导致乳腺实质过度增生有关。

（1）生活指导：宽松胸罩托起乳房，可减轻疼痛。

（2）指导患者遵医嘱服药：乳腺囊性增生病多采用药物治疗，一般先用乳癖消、乳康片等中成药治疗，如果效果不佳或症状较重，可改用三苯氧胺口服，同时补充B族维生素、维生素E。乳腺囊性增生病癌变率为1.0%~6.5%，较一般的妇女高4.5倍，而且20%~65%的乳腺癌都并发乳腺囊性增生病，所以临床上常称其为"癌前期病变"。对其进行药物治疗的同时，必须密切观察，出现下列情况者，应提高警惕。①年龄大于40岁，与月经周期无关的乳房疼痛，且单侧发病，呈结节状。②年龄在30~40岁，临床症状明显，日渐严重，可先药物治疗3个月左右，无效时应进行肿块切除活检。③年龄小于30岁，特别是未婚未育者，可在严密观察下进行药物治疗半年，如治疗无效，尤其伴随疼痛不明显的一侧结节状肿块，应尽早做肿块切除活检，发现癌细胞，则按照乳腺癌处理。

（3）观察病情：逍遥散、小金丹等中草药可缓解症状。乳腺囊性增生有无恶变的可能尚有争议，但乳腺癌与本病有同时存在的可能，应每隔2~3个月到医院复查。对疑有癌变者，应取病变活组织进行病理学检查，证实有不典型上皮增生者，应采取手术治疗。

③ 知识缺乏

缺乏乳腺囊性增生病的相关知识。

（1）指导患者定期复查。

（2）指导患者学会自我乳房检查方法。随时注意乳房变化，发现肿块有异常变化，应尽早去医院诊治。

四、乳腺癌

乳腺癌（breast cancer）是女性最常见的恶性肿瘤之一。在我国占全身各种恶性肿瘤的7%~10%，仅次于宫颈癌，但近年来乳腺癌的发病率有上升趋势，部分大城市乳腺癌占女性恶性肿瘤的首位。乳腺癌多发生于40~60岁妇女，尤以45~55岁为多见。

（一）病因与病理生理

① 病因

尚不清楚，目前认为与下列因素有关。

（1）雌酮和雌二醇：与乳腺癌的发病直接相关。乳腺癌20岁以前少见，45~50岁发病率较高，绝经后发病率继续上升，可能与卵巢功能减退及年老者雄酮含量升高有关。

（2）乳癌家族史：一级亲属中有乳腺癌病史者，发病危险性是普通人群的2~3倍。

（3）月经、生育史：月经初潮年龄早，绝经期年龄晚，不孕、未哺乳及初次足月产大于35岁都是乳癌发生的高危因素。

（4）乳腺良性疾病：乳腺良性疾病和乳腺癌关系尚有争论，但多数认为乳腺小叶上皮高度增生或不典型增生可能与乳腺癌的发生有关。

（5）其他：高脂饮食、肥胖、环境因素及生活方式与乳腺癌的发病都有一定关系。

② 病理类型

目前国内乳腺癌多采用以下病理分型。

（1）非浸润性癌：包括导管内癌、小叶原位癌及乳头湿疹样乳腺癌（伴发浸润性癌者不在此列）。此型属早期，预后较好。

（2）早期浸润性癌：包括早期浸润性导管癌、早期浸润性小叶癌。此型仍属早期，预后较好。

（3）浸润性特殊癌：包括乳头状癌髓样癌（伴大量淋巴细胞浸润）小管癌，腺样囊性癌、大汗腺样癌、鳞状细胞癌等。此型分化一般较高，预后较好。

（4）浸润性非特殊癌：包括浸润性腺小叶癌、浸润性导管癌、硬癌、髓样癌（无大量淋巴细胞浸润）、单纯癌、腺癌等。此型一般分化低，预后差，是乳腺癌中最常见的类型，占80%。

❸ 转移途径

乳腺癌的转移主要有以下几种。

（1）局部浸润：癌细胞沿导管或筋膜间隙蔓延，继而侵及皮肤、胸肌等周围组织。

（2）淋巴转移：沿乳房淋巴液的4条输出途径转移。①乳房外侧乳腺癌易向腋窝淋巴结转移。②乳房内侧者易向胸骨旁淋巴结转移。③通过交通淋巴网转移到对侧乳房。④通过深部淋巴网与腹直肌鞘肝镰状韧带的淋巴管相连通，转移至肝。

（3）血行转移：癌细胞经淋巴或直接侵入血循环而致远处转移。最常见的远处转移部位依次为肺、骨和肝。

（二）临床表现

❶ 乳房肿块

为乳腺癌最重要的早期表现。患者多在无意中发现，多见于外上象限，其次是乳头乳晕区及内上象限。常表现为患侧乳房无痛性、单发小肿块，质硬、表面不光滑，与周围组织分界不清，早期可推动，随着病变发展，肿块固定。

❷ 分泌物

少数患者出现乳头溢液，液体以血性分泌物多见。

❸ 乳房外形改变

肿块增长较快，可引起乳房外形改变；若肿瘤侵及乳房Cooper韧带，可使其短缩而致癌肿表面凹陷，称为"酒窝征"；邻近乳头或乳晕的癌肿因侵及乳管使之缩短，将乳头牵向癌肿一侧，可使乳头扁平、回缩、凹陷；堵塞皮内或皮下淋巴管，引起乳房淋巴回流受阻，出现真皮水肿，皮肤呈"橘皮样"改变；肿块较大，乳房局部隆起：晚期癌肿可侵入胸筋膜、胸肌，致癌肿固定于胸壁不易推动。如癌细胞侵及广泛皮肤，可出现多个呈卫星样围绕原发灶的小结节，它们甚至彼此融合，使胸壁紧缩呈盔甲样改变，导致呼吸受限。皮肤溃破可形成巨大溃疡，如菜花状，有恶臭。易出血。

❹ 转移征象

乳腺癌淋巴转移最初多见于患侧腋窝，可触及少数散在的淋巴结，质硬、无痛、可推动；继之数目增多，融合成团，甚至与皮肤或深部组织粘连；乳腺癌转移至肺、骨、肝时，可出现相应器官的受累症状，如胸痛、骨痛、肝大或黄疸等。

5 特殊类型乳腺癌

少见。①炎性乳癌的特征为乳房明显增大类似急性炎症改变，但无明显肿块；开始比较局限，不久即扩展到乳房大部分皮肤，皮肤发红、水肿、增厚、粗糙、表面温度升高。病程发展迅速，预后差，多于病后数月内死亡，多见于妊娠期或哺乳期的年轻妇女。②乳头湿疹样乳腺癌在乳头和乳晕区呈现湿疹样改变，恶性程度低，发展慢，多见于非哺乳期妇女。乳头有瘙痒、烧灼感，后出现乳头和乳晕区的皮肤变粗糙、糜烂如湿疹样，进而形成溃疡，有时覆盖黄褐色鳞屑样痂皮。

6 全身表现

早期表现不明显，晚期因远处转移可出现贫血恶病质等表现。淋巴结肿大：乳腺癌淋巴结转移最初多见于同侧腋窝，早期为散在质硬、无痛活动的结节，后期相互粘连、融合成团。晚期锁骨上及对侧腋窝淋巴结均可肿大。

（三）辅助检查

1 钼靶X射线摄片

可显示乳房软组织结构，是早期发现乳腺癌的最有效方法。乳腺癌肿块呈密度增高阴影，边缘呈不规则的毛刺状、蟹状改变，肿块内或旁出现颗粒细小的钙化灶，局部皮肤增厚。

2 B超检查

能显示直径0.5 cm以上的肿块，并可鉴别肿块是囊性或实质性，显示肿瘤大小、位置、边缘情况和有无包膜等，结合彩色超声多普勒检查观察肿块血流供应情况，可提高敏感性。高频B超可显示肿瘤边缘不光滑。凹凸不平，无明显包膜，周围组织或皮肤呈蟹足样。

3 活组织病理学检查

疑为乳腺癌者，可将肿块连同周围少许正常组织整块切除，做快速病理学检查，同时做好进一步手术的准备。

4 细胞学检查

采用肿块穿刺针吸细胞学检查，多数病例可获得较肯定诊断，但有一定局限性。

（四）护理诊断与护理措施

1 有组织完整性受损的危险

与留置引流管、患侧上肢淋巴引流不畅、头静脉被结扎和腋静脉栓塞或感染有关。

（1）皮肤准备：做好备皮，对切除范围大、考虑植皮的患者，需做好供皮区的准备。

（2）控制感染：晚期乳腺癌皮肤破溃患者术前注意保持病灶局部清洁。应用抗生素控制感染。

（3）体位：根据麻醉方式选择合适的卧位，血压、脉搏平稳后取半卧位，以利呼吸和引流。

（4）保护伤口：创面愈合后，可轻柔清洗局部以柔软毛巾轻轻吸干皮肤上的水分，用护肤软膏轻轻涂于皮肤表面，促进血液循环，防止干燥脱屑。

（5）引流管护理

1）妥善固定：皮瓣下引流管妥善固定于床旁，若需起床可固定于上衣，告知患者及家属勿牵拉引流管，以免脱落。

2）通畅引流：保持持续性负压吸引，防止引流管受压扭曲堵塞。

3）观察记录引流情况：术后1~2天引流血性液体每日50~200 mL，以后引流液颜色逐渐变淡、量减少。应注意观察记录引流情况，发现异常应及时报告医生。

4）适时拔管：术后4~5天，引流液量少于每日10~15 mL，无感染征象，无皮下积液，皮瓣生长良好，可考虑拔管。

2 自我形象紊乱

与乳腺癌切除术造成乳房缺失和术后瘢痕形成有关。

（1）通过手术成功者的现身说法，及时开导患者，帮助其度过心理调适期，使之相信一侧乳房切除将不影响正常的家庭生活、工作及社交；同时告知患者今后行乳房重建的可能，纠正其术后对乳房缺失所产生的心理问题，使其能以良好的心态面对疾病和接受治疗，正确应对手术引起的自我形象改变，树立重归生活和社会活动的信心。

（2）乳房外观矫正与护理：选择与健侧乳房大小相似的义乳，固定在内衣上。当癌症复发概率很小时，可实施乳房重建术。重建的方法有义乳植入术、背阔肌肌皮瓣转位术、横位式腹直肌肌皮瓣转位术等。

3 焦虑、恐惧

与对癌症的恐惧，担心手术造成身体外观改变和预后有关。

（1）心理护理：护理人员要关心、尊重患者，向患者及亲属耐心解释手术的必要性和安全性，消除患者对手术的恐惧。

（2）心理指导：鼓励患者正视现实，乐观开朗地面对生活，与乳腺癌术后患者互相鼓励、沟通，提升生活质量，增强康复的信心。

4 潜在并发症

气胸、皮下积液、皮瓣坏死和上肢水肿

（1）观察病情：严密观察患者生命体征的变化，并观察伤口敷料渗血，渗液情况。了解患者有无胸闷，呼吸困难，及早发现术中意外胸膜损伤导致的气胸。观察术侧上肢远端的感觉、血液循环情况及有无水肿。

（2）妥善包扎：术后伤口包扎用弹力绷带或用胸带，是为使皮瓣紧贴胸壁，为防止皮下积液积气。松紧度适宜，压迫过紧可引起皮瓣、术侧上肢的血运障碍，松弛则会出现皮瓣下积液，致使皮瓣或植皮片与胸壁分离不利愈合。因此要注意包扎，松紧度以能容纳一手指、呼吸无压迫感为宜。

（3）观察皮瓣情况：更换敷料时注意观察皮瓣是否红润、是否紧贴胸壁，皮瓣下有无积液、积气，发现异常应报告医生及时处理。

（4）观察术侧上肢远端血液循环：若出现皮肤青紫、皮温降低、脉搏不能扪及，提示腋部血管受压，应及时调整胸带或绷带的松紧度。

（5）皮下积液：乳腺癌术后皮下积液较为常见，发生率在10%～20%，术后要特别注意保持引流通畅，包扎胸带松紧度适宜，避免过早外展术侧上肢。发现积液要及时引流。

（6）皮瓣坏死：乳腺癌切除术后皮瓣坏死率为10%～30%。皮瓣缝合张力大是坏死的主要原因。术后注意观察胸部勿加压包扎过紧，及时处理皮瓣下积液。

（7）上肢水肿：主要原因是患侧腋窝淋巴结清除、腋部感染或积液等导致上肢淋巴回流不畅或静脉回流障碍。①避免损伤：禁止在术侧上肢静脉穿刺，测量血压，及时处理皮瓣下积液。②保护术侧上肢：平卧时将术侧上肢垫枕抬高10°～15°，肘关节轻度屈曲，半卧位时屈肘90°置于胸腹部。③促进肿胀消退：可采用按摩术侧上肢进行握拳及屈伸肘运动促进淋巴回流，肿胀严重者可借助弹力绷带或戴弹力袖促进回流，也可采取腋区及上肢热敷等措施。

（8）放射治疗患者的护理：放射治疗患者皮肤可能发生鳞屑、脱皮、干裂、瘙痒红斑等，局部护理要求照射野保持清洁、干燥，局部忌用肥皂擦洗和粗毛巾搓擦。穿柔软的内衣，不要戴胸罩，忌摩擦、搔抓。

（9）化学药物治疗患者的护理：化学药物治疗时常发生恶心呕吐、食欲降低、脱发、以及白细胞，血小板降低等，对这些药物不良反应应对症治疗及采取预防措施。

5　知识缺乏

缺乏有关乳腺癌术后患肢功能锻炼、饮食、康复等相关的知识。

（1）妊娠与哺乳：妊娠期及哺乳期患者，因激素作用活跃可加速乳腺癌生长，应立即终止妊娠或停止哺乳。

（2）饮食：麻醉解除后，可给予正常饮食，注意提供充足的热量、蛋白质，丰富的维生素，促进机体康复。但对全身反应较重的患者，应禁饮食1～2天后再恢复正常的饮食。

（3）术侧上肢功能锻炼

1）目的：松解和预防肩关节粘连、增强肌肉力量最大限度地恢复肩关节活动范围。

2）锻炼时间及内容：①术后24小时内，鼓励患者做手指和腕部的屈曲和伸展运动；②术后1～3天，进行上肢肌肉等长收缩训练，可用健侧上肢或他人协助患侧上肢进行屈肘、伸臂等锻炼，逐渐扩大到肩关节小范围前屈（小于30°）、后伸（小于15°）活动；③术后4～7天，鼓励患者用患侧上肢进行自我照顾，如刷牙、洗脸等，并做以患侧手触摸对侧肩部及同侧耳朵的锻炼；④术后1～2周，术后1周皮瓣基本愈合后可开始活动肩关节，以肩部为中心，前后摆臂；⑤术后10天左右，皮瓣与胸壁黏附已较牢固，可循序渐进地进行上臂各关节的活动锻炼，如手指爬墙、梳头、转绳运动或滑绳运动等。

3）锻炼次数：每日3～4次，每次20～30分钟为宜，循序渐进地增加锻炼范围。

4）注意事项：术侧肩关节术后7天内不上举，10天内不外展；不得以术侧上肢支撑身体，需他人扶持时不要扶持术侧，以防皮瓣移位影响愈合。

（4）乳房自我检查：普及妇女乳房自查技能，有助于及早发现乳房的病变。

1）自查对象：乳腺癌术后的患者，20岁以上妇女高危群体。

2）自查时间：绝经前的妇女最好选在月经周期的第7～10天或月经结束后2～3天进行检查为宜，每1个月自我检查乳房1次；绝经期妇女每月固定时间检查。

3）自查方法：①视诊。脱去上衣，充分暴露胸部，站在镜前以各种姿势（两臂放松垂于身侧、向前弯腰或双手高举抱于头后）仔细观察双侧乳房大小和外形是否对称一致，有无块状突起，凹陷、皮肤异常改变，乳头有无回缩、抬高、偏移。②触诊。平卧检查时，被查侧手臂弯曲枕于头下，肩下放一小枕头垫高，另侧手的示指，中指、环指并拢，用指腹在对侧乳房进行环形触摸（不可抓捏），依次检查外上、外下、内下、内上象限，最后扪及乳晕区。再用拇指及示指轻挤捏乳头是否有分泌物流出。最后检查腋窝有无淋巴结肿大，同法检查对侧。怀疑有异常应及时就医。

（5）鼓励坚持放疗或化疗：乳腺癌自发病开始即是一种全身性疾病，癌细胞易全身扩散。手术虽是重要治疗手段，但是否进行全身治疗以有效控制远处转移是影响远期疗效的关键。因此要鼓励患者坚持放疗或化疗，并定期返院检查肝肾功能和白细胞计数，发现异常及时就医。

（五）健康教育

1.康复训练

坚持术侧上肢的康复训练。

2.按时进行乳房自我检查，定期进行钼靶X射线摄片。

3.鼓励坚持放化疗。

4.鼓励患者通过参加"抗癌明星俱乐部"或"粉红丝带"组织的活动，增强康复信心。

5.自我防护

嘱出院后做好自我防护，术侧上肢仍不宜搬动、提拉重物，避免测血压、静脉穿刺、避免感染。加强营养，增强机体抵抗力。

6.避孕术后5年内避免妊娠，以防乳腺癌复发。

第四节　腹部疾病的护理

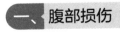 一、腹部损伤

腹部损伤（abdominal injury）是常见的外科急症，其发生率在平时占各种损伤的0.4%～1.8%，战时占各种损伤的50%左右。腹部损伤多伴有内脏损伤，所以病情严重，死亡率高达10%左右。其严重程度取决于暴力的强度、速度、着力部位和作用方向以及是否及时得到救治，是否及时手术。因此，降低腹部损伤患者死亡率的关键在于早期、正确地诊断，及时、合理、有效地处理。无论开放性或闭合性损伤，都可导致腹部内脏损伤。

（一）病因及分类

➊ 根据腹壁有无伤口

（1）开放性损伤：以肝、小肠、胃、结肠、大血管多见。根据有无腹膜破损，开放性损伤分为穿透伤和非穿透伤。

1）穿透伤：腹壁已经穿透，自伤口有气体或血液流出，甚至有内脏脱出腹腔，同时伴有内出血的症状。

2）非穿透伤：腹膜依然完整，腹膜腔未与外界相通，偶伴有内脏损伤。

（2）闭合性损伤：受损器官以脾、小肠、肝、肠系膜等空腔脏器居多。由坠落、碰撞、冲击、挤压、拳击、爆震等钝性暴力所致，患者主要表现为腹腔内脏出血。

➋ 根据腹腔内脏器的性质

（1）实质性脏器损伤：多为脾、肾、肝、胰等实质器官损伤。其位置较固定、组织较脆弱、血供较丰富。这些脏器受到暴力打击后，比其他内脏器官更容易损伤破裂，易引起腹腔内或腹膜后出血。

（2）空腔脏器损伤：多为胃、十二指肠、小肠、结肠、膀胱等空腔器官损伤。其易损伤程度的排序依次为小肠、胃、结肠、膀胱等，直肠因位置较深而损伤的发生率较低。当上腹部受到碰撞、挤压，胃窦、十二指肠水平部组织可因脊柱受压而断裂；空肠上段、回肠末段因位置比较固定而易受伤。

胃、十二指肠、胆道、小肠、大肠、膀胱等空腔脏器因面积广大，受到暴力更易破裂，充盈的空腔脏器比排空时更容易破裂。空腔脏器破裂后胃液、肠液、尿液等进入腹腔，易引发弥漫性腹膜炎。

腹部损伤的病因与分类见图8-3。

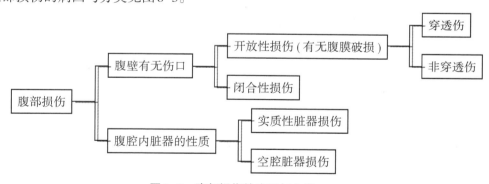

图8-3 腹部损伤的病因与分类

（二）临床表现

➊ 单纯性腹壁损伤

（1）腹壁挫伤：腹壁皮肤肿胀、皮下瘀斑，血肿形成、组织张力增高；局部出现压痛或胀痛，经休息和对症治疗后可逐渐缓解。

（2）腹直肌血肿或断裂：伤后立刻出现局部疼痛、呕吐，腹直肌压痛、僵直，局部出现痛性包块，随腹肌收缩疼痛加剧。

（3）腹壁裂伤：腹壁出血、疼痛局部肿胀、腹式呼吸减弱；注意对腹壁破损处进行伤道探查，以判断是否为穿透伤或合并腹腔内脏器损伤。

（4）腹壁缺损：广泛的腹壁缺损可形成不规则伤口、出血，甚至腹腔内脏器外露；患者感到剧烈疼痛、呼吸急促、脉速、血压下降甚至休克。

❷ 实质性脏器损伤

（1）症状

1）多有失血性休克的表现。肝、脾、肾、胰等实质性脏器损伤时，以腹腔内或腹膜后出血症状为主，患者可出现面色苍白、四肢湿冷、脉搏细速、血压下降，脉压变小、尿量减少等失血性休克的表现。尤其是肝、脾被膜下和中央型破裂者，在伤后的数小时或数天内，可因出血量大使膜下血肿内压力骤增或在轻微外力的作用下突然发生被膜破裂，从而诱发活动性大出血，甚至出现失血性休克的症状；此外，血液也可经过胆道进入十二指肠而出现黑便或呕血。

2）腹痛多为持续性，大多不严重。肝破裂合并胆汁性腹膜炎或胰腺损伤伴胰管断裂时，可能因大量胆汁、胰液或血液进入腹腔，刺激脏层腹膜组织，导致出现明显的腹痛、腹胀，甚至刺激膈肌而出现肩背部放射痛。

（2）体征：肝、脾被膜下破裂伴血肿时可触及腹部包块，腹部触诊可有压痛、反跳痛、腹肌紧张等腹膜刺激征。部分患者叩诊出现移动性浊音。开放性损伤腹壁有伤口出血或伴内脏脱出。肾脏损伤时可出现血尿。

❸ 空腔脏器损伤

（1）症状：如肠、胃、胆囊、膀胱等脏器破裂或穿孔，其主要表现为急性腹膜炎症状。患者可出现持续性剧烈腹痛、腹胀，同时伴有恶心、呕吐，随着病情发展出现体温升高、呼吸急促、脉搏急促、肠麻痹，甚至诱发感染性休克。

腹膜炎的严重程度与进入腹腔的内容物有关。胃液、胆汁、胰液刺激性最强，腹膜炎表现最明显，肠液次之，血液最轻。此外，还有不同程度的空腔脏器出血，胃、十二指肠损伤可有呕血，直肠损伤时出现鲜红色血便等。

（2）体征：腹部触诊时可触及典型的腹膜刺激征。胃破裂时，腹腔内游离的气体使肝浊音界缩小，肠麻痹患者出现肠鸣音减弱或消失、腹胀等。腹腔内继发感染后也可出现腹胀。直肠损伤时，直肠指诊可发现直肠内有出血。

腹部实质性脏器与空腔脏器损伤的临床特点比较见表8-3。

表8-3　腹部实质性脏器与空腔脏器损伤的临床特点比较

内容	实质性脏器损伤	空腔脏器损伤
临床特征	以急性内出血为主	以腹膜炎为主
血常规	红细胞计数减少、血红蛋白下降	白细胞计数增多、中性粒细胞增多
X射线、B超	腹腔积液、肝脾破裂有关征象	腹腔内积气、膈下游离气体
腹腔穿刺液	不凝固血液	混浊液体、胃肠内容物等

（三）辅助检查

1 实验室检查

大量出血时红细胞计数、血红蛋白及血细胞比容明显下降；感染时白细胞计数、中性粒细胞可升高；血、尿淀粉酶值升高提示胰腺或十二指肠损伤。

2 影像学检查

（1）B超检查：对实质性脏器损伤和腹腔积液的诊断意义较大，可判定实质性脏器有无损伤及其损伤程度。

（2）X射线检查：腹部平片胃十二指肠穿孔时，显示膈下新月形阴影，提示腹腔内有游离气体；腰大肌阴影消失提示为腹膜后血肿。

（3）CT检查：对实质性脏器损伤诊断比B超检查更准确，而且还有助于判断腹腔内出血量及腹膜后损伤情况。

3 诊断性腹腔穿刺术和腹腔灌洗术

腹腔穿刺时，如果抽出的血液不凝固，提示实质性器官破裂出血，因腹膜的脱纤维作用而使血液不凝；穿刺液中若淀粉酶含量增高，提示胰腺或十二指肠损伤；必要时可重复穿刺或改行腹腔灌洗术。

（四）护理诊断与护理措施

1 体液不足

与损伤引起腹腔内出血、体液渗出、呕吐、禁食有关。

（1）院前急救：腹部损伤常合并多发伤或复合伤，抢救时须立刻检伤分类，迅速判断并紧急处置危及生命的征兆。若有心搏呼吸骤停、窒息、开放性气胸、大出血等，应立即保持呼吸道通畅、止血、输液、抗休克等。已休克的患者，应迅速建立2～3条静脉通路，快速补液，必要时输血；腹内活动性大出血者，应在抗休克的同时，迅速剖腹止血。

（2）对症护理：开放性腹部损伤者，应妥善处理伤口，及时止血、包扎。遵医嘱应用广谱抗生素，防止腹腔感染，伤口小而深者须肌内注射破伤风抗毒素。伴有腹腔内脏如肠管脱出时，不能将脱出物强行回纳，可用清毒碗覆盖保护，以免加重腹腔污染。但若有大量肠管脱出者，为避免肠系膜组织过度受牵拉引起或加重休克，应先将其还纳入腹腔，暂行包扎。

（3）院内处置：单纯性腹壁损伤按一般软组织损伤处理。暂不能确定有无内脏损伤、诊断已经明确的轻度单纯性实质器官损伤、生命体征稳定或仅有轻微变化者，可采用抗感染、抗休克、镇痛，禁食和胃肠减压等非手术治疗；对已确诊为腹腔内脏器损伤或非手术治疗、观察期间病情进行性加重的患者，应及时行剖腹探查手术治疗。

（4）其他：观察生命体征并准确记录出入水量，密切监测病情变化。禁食期间由肠外营养支持的应充分补液，预防并纠正水、电解质、酸碱失衡，及时做好术前急诊手术准备。除常规准备外，还需留置胃管、尿管、备血，血容量严重不足的患者必须迅速补充血容量。

2 急性疼痛与腹部损伤及手术切口有关。

（1）体位护理：腹部损伤患者绝对卧床休息，给予吸氧，不宜随便搬动患者，以免加重伤情；严重腹痛者协助患者屈膝仰卧，病情稳定者可取半卧位，以促进舒适，缓解疼痛。

（2）禁食，胃肠减压的护理：术前为减少胃内容物的不良刺激。对疑有空腔脏器破裂者，应尽早采取禁食和胃肠减压。术后应禁食、禁饮2～3天，持续胃肠减压。胃肠减压期间，妥善固定减压装置，维持有效负压，以20～30 cm/H$_2$O为宜。肠蠕动功能常于术后48～72小时恢复，待肠蠕动功能恢复后可考虑拔管。拔管后先进食流质少渣食物，再逐渐过渡到高热量，高蛋白、高维生素，易消化的普食。疑有结肠破裂者禁忌灌肠。

（3）密切监测病情：每15～30分钟测定体温、呼吸、脉搏和血压一次，注意有无腹膜刺激征及其程度和范围的变化，有无移动性浊音和内脏损伤等情况。胃肠减压期间，注意观察引流管是否滑脱、受压、扭曲、折叠，每隔2～4小时用生理盐水10～20 mL冲洗胃管一次，保持胃管引流通畅。并记录24小时引流液的颜色、性质和量。待患者肠鸣音恢复、肛门正常排气、排便后方可拔出胃管。

（4）腹腔引流管的护理：术中妥善固定腹腔引流管，防止脱出或受压。若有多根引流管时，应分别做好相关引流标识，以防混淆。术后保持引流通畅，注意观察引流管有无引流液的量、颜色和性状。对负压引流者根据病情及时调整负压，维持有效引流；经常由近及远挤捏引流管以防血块堵塞，保持腹腔引流通畅，预防腹腔内残余感染。当引流量减少、引流液颜色澄清、变淡及白细胞计数恢复正常，可考虑拔管。如引流量较多或怀疑有消化道瘘时，应适当延长引流时间。为防止局部感染，1天更换引流袋1次。

（5）镇静、止痛：①非药物止痛：指导患者冥想、做深呼吸、听音乐等分散注意力，或采用暗示疗法和安慰剂疗法，减轻其焦虑、恐惧心理，达到止痛效果。②药物止痛：诊断未明确前禁用止痛剂，以免掩盖伤情；已明确诊断，疼痛剧烈者，遵医嘱合理使用止痛剂或患者自控镇痛装置即PCA泵。

❸ 潜在并发症

损伤器官再出血、腹腔脓肿等。

（1）体位护理：患者术后多采取平卧位，禁止随便搬动患者，以免诱发或加重内出血。待患者麻醉清醒、生命体征平稳后改为半卧位，避免膈下脓肿形成。

（2）病情观察：动态监测腹腔内有无继续出血及腹腔内感染等情况。

临床上，若有下列情况之一者，考虑有腹腔内脏损伤：①短时间出现明显的失血性休克表现；②腹部有持续性剧烈疼痛，进行性加重伴恶心、呕吐；③腹膜刺激征明显加重；④肝浊音界缩小或消失，有气腹表现；⑤腹部有移动性浊音；⑥有呕血、便血或尿血；⑦直肠指检：盆腔触痛明显。波动感或指套染血。针对腹腔脏器如肝、脾、肾损伤行修补术或部分切除术者，术后要注意有无继发性出血的危险等。对疑有腹腔内活动性出血或感染的患者，血常规检查红细胞计数，血红蛋白、血细胞比容等降低，白细胞计数升高，应立即通知医生并协助处理。

（3）对症护理。①损伤器官再出血：及早止血、补液，抗休克治疗。②腹腔脓肿：盆腔脓肿较小或未形成时应用水温40～43 ℃保留灌肠或物理透热等疗法；脓肿较大时多采取经皮穿刺置管引流或手术切开引流。按时更换敷料，观察切口敷料是否干燥，有渗血、渗液时及时更换敷料；观察切口愈合情况，及早发现切口感染的征象。加强营养支持，继续应用有效抗生素，进一步控制腹腔内感染。

（五）健康教育

① 安全知识指导

加强劳动保护，安全生产，安全行车等知识的宣传，避免意外损伤的发生。

② 救护知识指导

普及腹部损伤急救知识。在意外事故发生后能进行简单的自救或救护。

③ 病情自测指导

出院后要适当休息，加强锻炼，增加营养，促进康复。如有腹痛、腹胀、肛门停止排气、排便等，应立即就诊。

二、腹外疝

体内某个脏器或组织离开其正常解剖部位，通过先天或后天形成的薄弱点，缺损或孔隙进入另一部位者，即称为疝（hemia）。临床上以腹外疝最为常见，由腹腔内的脏器或组织连同腹膜壁层，经腹壁薄弱点或孔隙，向体表突出所形成。腹外疝是外科常见的疾病之一，其中以腹股沟疝发生率最高，占90%以上，其次为股疝，占5%左右。腹外疝嵌顿或绞窄是外科急腹症，需紧急手术治疗。

（一）病理及分类

典型的腹外疝由疝环、疝囊、疝内容物和疝外被盖4部分组成。根据发生的部位不同，分为腹股沟疝（腹股沟斜疝和腹股沟直疝）、股疝、脐疝、切口疝、白线疝等。其中，疝囊经过腹壁下动脉外侧的腹股沟管内环突出，向内、向下、向前斜行经过腹股沟管，再穿出腹股沟管皮下环，并可进入阴囊，称为腹股沟斜疝；而疝囊经腹壁下动脉内侧的直疝三角区直接由后向前突出，不经过内环，也不进入阴囊，称为腹股沟直疝。

（二）病因及分类

① 根据腹外疝发病因素分类

（1）腹壁强度降低：有以下两种因素。

1）先天性因素：先天发育异常引起的腹壁薄弱点包括腹膜鞘状突未闭、腹内斜肌下缘高位、宽大的腹股沟三角、脐环闭锁不全、腹壁白线缺损等；特殊解剖生理如精索或子宫圆韧带穿过腹股沟管、股动静脉穿过股管区，脐血管穿过脐环也可造成该处腹壁强度减弱。

2）后天性因素：腹部手术切口愈合不良，腹壁外伤后的感染，腹壁神经损伤，老年体弱和过度肥胖致肌肉萎缩等，均导致腹壁强度降低。

（2）腹内压力增高：咳嗽、便秘、排尿困难、腹水、妊娠、搬运重物、婴儿经常啼哭等原因可引起腹内压力增高。在腹壁强度降低的基础上，腹内压力增高是腹外疝发生的重要原因。

❷ 根据疝回纳的难易程度和血供情况分类

（1）易复性疝：凡疝内容物很容易回纳入腹腔的疝称为易复性疝。

（2）难复性疝：疝内容物不能回纳或不能完全回纳入腹腔者，称难复性疝。其内容物多为大网膜。巨大疝内容物较多，腹壁丧失抵挡内容物脱出的作用，也常难以回纳。少数病程较长的疝，因内容物不断进入疝囊时，产生的下坠力量将囊颈上方的腹膜逐渐推向疝囊，导致盲肠、乙状结肠或膀胱随之下移而成为疝囊壁的一部分，这种疝称为滑动性疝，也属难复性疝。

（3）嵌顿性疝：当疝环较小而腹内压力骤增时，疝内容物可强行扩张疝囊颈而进入疝囊，疝囊颈弹性回缩，将内容物卡住而不能回纳腹腔，称为嵌顿性疝。若为肠管嵌顿，因静脉回流受阻，导致肠管壁淤血、水肿，疝囊内肠壁及其系膜颜色由鲜红变为深红，囊内有淡黄色渗液积聚。嵌顿若能及时解除，病变肠管可恢复正常。若嵌顿内容物仅为部分肠壁，系膜侧肠壁及其系膜并未进入疝囊，肠腔并未完全梗阻，这种疝称为肠壁疝（Richter疝）。如嵌顿的内容物是小肠憩室，如 Meckel 憩室，则称憩室疝（Litte 疝）。

（4）绞窄性疝：如果嵌顿性疝嵌顿时间过久，疝内容物发生缺血坏死将发展为绞窄性疝。若疝嵌顿后不能及时解除，疝囊内的肠管及其系膜受压会不断加重，使动脉血流减少甚至完全阻断，导致疝内容物缺血坏死，即为绞窄性疝。

（三）临床表现

腹外疝患者在腹股沟区可触及肿块，可回纳时伴有不同程度的胀痛。若为嵌顿性斜疝或绞窄性疝则触痛明显，并有痛苦病容。其具体临床分型及特点见表8-4。

表8-4　腹外疝的临床分型及特点

临床分型		特点
腹股沟疝	易复性斜疝	多无自觉症状，或仅有局部坠胀不适。患者常在无意中发现患处有一凸出的肿物，多呈梨形。可降至阴囊或大阴唇。患者在站立、行走，劳动用力提重物或咳嗽时更为明显。按压肿块并嘱其咳嗽时，指尖有冲击感。平卧休息、安静或用手将肿块向腹腔推送时，肿块可向腹腔回纳而消失。回纳后用指通过阴囊皮肤伸入浅环，可感到腹股沟浅环扩大。用手指紧压腹股沟管深环，患者站起并咳嗽，肿块不出现，一旦移开手指，疝块又可出现
	难复性斜疝	若疝内容物不能完全回纳，同时伴有胀痛则为难复性疝。滑动性斜疝除局部坠胀不适外，还伴有消化不良和便秘等症状。巨大疝块者还会影响工作和生活
	嵌顿性斜疝	当腹内压骤然升高时，疝块突然增大，并伴有剧烈疼痛，平卧或用手推送均不能使之回纳。肿块张力高且硬，有明显触痛。如嵌顿的内容物为肠管，随即伴有腹部绞痛、腹胀、恶心、呕吐，停止排便和排气等机械性肠梗阻的表现
	绞窄性斜疝	此时患者有急性腹膜炎体征；发生肠管绞窄者可有血便，肠管绞窄穿孔者可因疝块压力骤降，疼痛暂时缓解，易被误认为病情好转，严重者可发生感染性休克
	腹股沟直疝	多为易复性疝。常见于年老体弱者，一般无症状。主要表现为患者直立时在腹股沟内侧、耻骨结节外上方出现一无痛性半球形肿块，不降入阴囊，极少发生嵌顿。疝内容物常为小肠或大网膜

续表

临床分型		特点
其他腹外疝	股疝	疝囊通过股环，经股管向卵圆窝突出的疝，称为股疝（femoral hernia）。多见于40岁以上女性。在患者的腹股沟韧带下方卵圆窝处可触及一半球形的肿块，平卧回纳内容物后疝块有时并不完全消失，这是因为疝囊外有很多脂肪堆积的缘故，由于囊颈较狭小，股疝易发生嵌顿，并迅速发展为绞窄性疝
其他腹外疝	切口疝	发生于腹壁手术切口处的疝。表现为腹壁切口处逐渐膨隆，有肿块出现，平卧时缩小或消失，在站立或用力时肿块明显。甚至还可伴食欲减退、恶心、便秘、腹部隐痛等难复性疝表现。因切口疝大多无完整疝囊，疝内容物易与腹膜外腹壁组织粘连成为难复性疝。切口疝环一般比较宽大，很少发生嵌顿
	脐疝	疝囊通过脐环突出的疝称脐疝。患儿啼哭时脐疝脱出，安静时肿块消失。成人站立、咳嗽时疝块突出，安静平卧时消失。多见于中年经产妇女，由于疝环狭小，发生嵌顿或绞窄者较多见

腹股沟斜疝与腹股沟直疝的鉴别见表8-5。

表8-5　腹股沟斜疝和直疝的鉴别

项目	斜疝	直疝
发病年龄	多见于儿童及青壮年	多见于老年人
突出途径	斜疝经腹股沟管突出，进入阴囊	由直疝三角突出，不进入阴囊
疝块外形	椭圆或梨形，上部呈蒂柄状	半球形，基底较宽
回纳疝块后压住内环	疝块不再突出	疝块仍可突出
精索与疝囊的关系	精索在疝囊后	精索在疝囊前外方
疝囊颈与腹壁下动脉关系	疝囊颈在腹壁下动脉外侧	疝囊颈在腹壁下动脉内侧
嵌顿机会	较多	极少

（四）辅助检查

① 实验室检查

腹外疝发生绞窄时、血白细胞计数、中性粒细胞比值增高。

② X射线检查

嵌顿或绞窄性疝可见肠梗阻X射线征象。

③ 透光试验

腹股沟斜疝做阴囊透光试验以排除睾丸鞘膜积液。

（五）护理诊断与护理措施

① 急性疼痛

与腹外疝肿块突出，嵌顿或绞窄及术后切口张力刺激有关。

（1）缓解疼痛：①术前疝块较大者应减少活动，多卧床休息；必须离床活动时，使用疝带紧压疝环口，避免腹腔内容物脱出而造成疝块嵌顿。②术后平卧3天，膝下垫一软枕，腕、膝关节略屈曲，以松弛腹股沟手术切口缝合处的张力，利于切口愈合和减轻切口疼痛。必要时遵医嘱合理应用止痛药。

（2）病情观察：严密观察病情变化。一旦患者出现腹痛明显，呈持续性，且伴有疝块突然增大、发硬、触痛明显，不能回纳腹腔时。应高度警惕嵌顿性疝发生的可能，需紧急处理。

（3）治疗护理

1）非手术治疗：6个月以内婴儿的小型疝有自愈的可能，无须治疗，但需密切观察是否发生嵌顿性疝。①棉束带压迫护理：棉线束带或绷带长时间压迫腹股沟管深环，会影响小儿局部神经。肌肉等组织的生长发育，不利于疝的自行闭合。婴幼儿使用棉束带治疗期间，定时检查并保持棉束带适宜的松紧度，过松达不到压迫治疗作用，过紧小儿会感到不适而哭闹不止。棉束带被粪尿污染后应立即更换，避免皮肤浸渍过久发生皮炎。②疝带压迫护理：年老体弱或伴有其他严重疾病而禁忌手术者，白天在回纳疝内容物后，均需使用疝带压迫疝环。疝块较大者，嘱其卧床休息，减少活动；离床活动时使用医用疝带，将疝带一端的软压垫对准疝环压迫顶住，避免腹腔内容物突出，防止疝嵌顿。疝带常可压伤皮肤，并有发生疝带下嵌顿的危险，不适用于小儿。③硬币压迫护理：除嵌顿或穿破等紧急情况外，2岁之前的小儿脐疝，待疝块回纳后，用大于脐环、外包纱布的硬币或小木片抵住脐环，然后用胶布或绷带加以固定的一种非手术疗法。治疗期间，在绷带固定后也应经常检查其松紧度，防止移位导致压迫失效。④有急性肠梗阻的患者，按急症术前护理要求常规禁食、胃肠减压、输血、输液、使用抗生素等，在积极纠正水、电解质及酸碱平衡失调的同时准备手术治疗。

2）手术治疗：①疝囊高位结扎术。如不能自愈或逐渐增大的婴幼儿腹外疝，年龄越小，嵌顿率越高，危险性越大，应早期行单纯疝囊高位结扎术。其方法是皮下环处小切口显露疝囊颈，予以高位结扎或贯穿缝合疝囊颈。②疝修补术，在成人行疝囊高位结扎后，加强或修补薄弱的腹壁缺损区，治疗较为彻底。常用方法有传统疝修补术、无张力疝修补术和腹腔镜疝修补术等。

❷ 潜在并发症

术后阴囊水肿、切口感染、复发等。

（1）休息与活动：根据患者病情合理安排作息计划。患者卧床的时间长短应由疝的位置、大小、腹壁缺损程度及手术方式而定。一般疝修补术后3~5天下床活动。采用无张力疝修补术的患者可早期下床活动，但对年老体弱、复发性疝、绞窄性疝、巨大疝患者，卧床时间应延长至术后10天方可下床活动，以免疝复发。

（2）饮食护理：患者术后6~12小时麻醉反应消失，若无恶心呕吐等不适，进流质饮食，次日进软食或普食。行肠切除吻合术的患者，待肠蠕动功能恢复后、进流质饮食，再逐渐过渡到半流质饮食、普食。

（3）防止复发：①术前对咳嗽，便秘、排尿困难的患者必须积极对症治疗，症状控制后再行手术。注意多饮水，多食富含粗纤维的食物，如蔬菜、水果等，保持大便通畅。术前晚灌肠，防止术后腹胀及排便困难。②术后嘱患者尽量避免咳嗽及用力排便，否则诱发腹内压增高不利于切口愈合，且易导致术后疝复发。因此，术后还需注意保暖，防止因受凉而咳嗽；为保持大小便通畅，便秘者给予蓖麻油、番泻叶等缓泻剂通便。

（4）预防阴囊水肿：在腹股沟手术区沙袋（重0.5 kg）压迫12小时，减轻局部渗血。并用丁字带将阴囊托起，预防阴囊水肿。

（5）预防切口感染：切口感染是导致疝复发的重要原因，故术后要密切观察切口愈合情况。注意保持切口敷料干燥清洁，避免大小便污染，尤其针对婴幼儿患者更应加强切口护理，发现敷料脱落或污染应及时更换，必要时在切口上覆盖伤口贴膜，以隔离保护伤口。注意观察患者切口有无红肿、疼痛，一旦发现切口感染应尽早处理。

（六）健康教育

1 生活方式指导

避免生活和工作中可引起腹内压增高的因素，及时治疗咳嗽便秘排尿困难等，保持大便通畅，养成定时排便习惯，防止疝的复发。

2 病情自测指导

手术患者出院后注意休息，逐渐增加活动量，避免提重物，3个月内避免重体力劳动，若疝有复发，及时就诊。

三、急性化脓性腹膜炎

腹膜炎是发生在腹腔脏腹膜和壁腹膜的炎症，可由细菌感染、物理性或化学性（如胃液、胆汁、血液）损伤等引起。急性化脓性腹膜炎是最常见的外科急腹症，指由化脓性细菌（包括需氧菌和厌氧菌或两者混合）引起腹膜的急性化脓性炎症，病变范围可扩散到整个腹腔，又称为弥漫性腹膜炎。

（一）病因与分类

1 根据发病机制分类

（1）原发性腹膜炎：指一种腹腔内无原发病灶的腹膜炎，多见于营养不良或抵抗力下降的儿童。致病菌多为溶血性链球菌肺炎双球菌或大肠杆菌。感染途径：①血行播散；②上行感染，如女性生殖道细菌通过输卵管上行播散至腹腔；③直接扩散，多见于体质弱猩红热严重肝病、肾病、营养不良合并上呼吸道感染者。

（2）继发性腹膜炎：急性化脓性腹膜炎中最常见的一种，占所有腹膜炎的98%。常继发于腹内脏器炎症、穿孔破裂、外伤、手术污染等。主要致病菌是大肠杆菌，其次为厌氧菌、链球菌等，大多为混合感染。常见病因：①腔内脏器急性炎症如胆囊炎、急性阑尾炎等；②急性穿孔，如胃、十二指肠溃疡穿孔，胆囊壁破裂穿孔等；③实质或空腔脏器破裂，如创伤性胃肠破裂、肝脏破裂等；④肠管坏死，如绞窄性肠梗阻和肠系膜血管血栓形成引起肠坏死，细菌通过坏死的肠壁进入腹膜腔导致腹膜炎；⑤女性生殖器炎症或产后感染；⑥手术后造成的腹腔感染，如吻合口瘘、手术感染等；⑦脏器内容物流入腹腔首先引起化学性刺激，产生化学性腹膜炎，继发感染后成为化脓性腹膜炎。

2 根据受累范围分类

（1）局限性腹膜炎：炎症刺激仅局限于病灶处或腹膜腔的某一部分，如炎症时因大网膜包裹肠曲形成的局部脓肿，常见的有阑尾周围脓肿、膈下脓肿、盆腔脓肿等。

（2）弥漫性腹膜炎：炎症范围广泛而无明显界限，临床症状较重，若不及时治疗可造成严重后果。

3 根据炎症性质分类

（1）化学性腹膜炎：见于消化性溃疡穿孔、急性出血坏死性胰腺炎早期，胃酸、十二指肠液、胆盐、胆酸或胰液的强烈刺激引起的腹膜炎，此时腹膜腔渗液中尚无细菌繁殖。

（2）细菌性腹膜炎：由细菌及其毒素的刺激所引起的腹膜炎。当空腔脏器穿孔8小时后有多种细菌繁殖生长，可产生大量毒素。

（二）病理与病理生理

急性化脓性腹膜炎，是临床上较常见的外科急腹症。细菌或胃肠内容物进入腹腔后，腹膜受刺激而充血、水肿，失去原有光泽，并产生大量浆液性渗出液，以稀释腹腔内的毒素。渗出液中的巨噬细胞、中性粒细胞，以及细菌、坏死组织和凝固的纤维蛋白，使渗出液变混浊而成为脓液。脓液呈黄绿色，有粪臭味。病变轻者，被邻近肠管，其他脏器和大网膜包裹，形成局限性腹膜炎或脓肿。病变加重，腹膜严重充血和水肿，渗出大量液体，引起脱水和电解质紊乱，血浆蛋白降低，加之发热、呕吐、肠管麻痹后肠腔内大量积液，使血容量明显减少，细菌入血，毒素吸收，易导致感染性休克，肠管扩张，使膈肌抬高而影响血液循环和气体交换，可加重休克而导致死亡。

（三）临床表现

1 症状

（1）腹痛：是最主要症状。为持续性剧烈腹痛，深呼吸、咳嗽、体位改变时加重。疼痛先以原发病灶处最明显，随炎症扩散而波及全腹。

（2）恶心、呕吐：是早期常见症状，较轻微。起初腹膜受刺激引起的反射性恶心、呕吐，呕吐物为胃内容物；并发麻痹性肠梗阻时可发生持续性呕吐，呕吐物含有黄绿色胆汁，甚至呈棕褐色粪汁样。

（3）体温、脉搏：原有炎症病变者，初始体温已上升，继发腹膜炎后更趋增高，但年老体弱者体温可不升高。如果脉搏快而体温反下降，提示病情恶化。

（4）全身中毒表现：随病情发展，可相继出现高热、寒战、脉速、呼吸急促、面色苍白、口唇发绀、四肢发凉、血压下降、神志不清等感染中毒表现。

2 **体征**

（1）视诊：可见腹部膨隆、腹式呼吸运动减弱或消失。

（2）触诊：腹膜刺激征（腹部压痛、反跳痛腹肌紧张）是腹膜炎的重要体征，以原发病灶处最明显；腹肌紧张的程度与病因和患者的全身状况有关，胃、十二指肠溃疡穿孔时可呈"板状腹"。

（3）叩诊：腹胀加重是病情恶化的一个重要标志。因胃肠胀气叩诊呈鼓音，胃、十二指肠穿孔时肝浊音界缩小或消失，腹腔内积液较多时移动性浊音呈阳性。

（4）听诊：肠鸣音减弱或消失。

（5）直肠指检：若直肠前窝饱满并有触痛，提示盆腔感染或盆腔脓肿。

（四）辅助检查

1 **实验室检查**

（1）血常规示白细胞计数及中性粒细胞比例增高。病情危重或机体反应能力低下者，白细胞计数可不升高，但中性粒细胞比例增高，有中毒颗粒出现。

（2）尿常规示尿液因失水而浓缩，出现管型尿或蛋白尿，尿酮体可呈阳性。

（3）血生化提示酸中毒与电解质紊乱。

2 **诊断性腹腔穿刺抽液或腹腔灌洗**

抽出液或灌洗液的性质有助于判断病因。如结核性腹膜炎为草绿色透明腹水；急性重症胰腺炎时抽出液为血性，胰淀粉酶含量高；胃、十二指肠穿孔时抽出液为黄色、无臭味、含胆汁；腹腔内出血时抽出液为不凝血。

3 **影像学检查**

（1）X射线检查示腹部立位平片在肠麻痹时可见小肠普遍胀气并有多个液平面，在胃肠穿孔时可见膈下游离气体等。

（2）B超检查显示腹腔内有不等量的液体。

（3）CT检查对腹腔内实质性脏器的病变有诊断价值。

（五）护理诊断与护理措施

1 **急性疼痛**

与毒素吸收、腹膜受炎症刺激有关。

（1）体位护理：症状较轻、全身情况良好者取半卧位，使腹腔内渗出液流向盆腔，利于炎症局限和引流；同时利于膈肌下降，腹肌放松，减轻对呼吸和循环的影响。休克患者取中凹位，并尽量减少搬动，以减轻疼痛。术后全麻未清醒者给予去枕平卧，头偏向一侧，以保持呼吸道通畅；全麻清醒或硬膜外麻醉患者平卧6小时，血压平稳后取半卧位，并鼓励患者多翻身、活动，预防肠粘连。

（2）监测病情变化：定时观察生命体征和腹部症状、体征的变化，以判断病情进展和治疗效果。禁止灌肠以免肠穿孔，加重腹腔污染。尤其注意腹部压痛和腹胀有无加剧，若发现异常及时报告医师。对诊断不明或观察期间不宜用吗啡类镇痛剂，以免掩盖病情。

（3）禁食、胃肠减压：胃肠道穿孔患者持续胃肠减压，可吸出胃肠道内容物和气体，减轻胃肠道内容物对腹膜的刺激，减少胃肠道内积气，降低张力，改善胃肠壁血液循环，促进胃肠道蠕动功能恢复，以缓解腹胀、腹痛。待肠蠕动恢复，拔除胃管后逐步经口进食。严格遵医嘱补充水电解质，必要时输血，维持体液平衡。

（4）缓解疼痛：对已明确诊断、疼痛剧烈者，遵医嘱合理使用哌替啶类止痛剂，缓解患者的疼痛。若诊断未明或需进一步观察治疗时，须慎用止痛剂，以免掩盖伤情。腹膜内炎症较重或经保守治疗 6 ~ 8 小时后，腹膜炎症状不缓解反而加重者，应及时协助医师查明病因、处理原发病灶、彻底清洗腹腔、充分引流等。

② 体液不足

与炎症渗出、体液丢失过多有关。

（1）维持体液平衡：迅速建立静脉通路。严格遵医嘱补充水、电解质、纠正水、电解质和酸碱失衡。

（2）防治休克：密切观察生命体征并记录 24 小时出入液量，必要时监测患者血压和中心静脉压（CVP），酌情调整输液的量、速度、种类，保持尿量不少于 30 mL/h。一旦发现面色苍白、四肢厥冷、脉搏细弱、血压下降等休克迹象，应立即配合医师抢救处理。

③ 体温过高

与腹膜毒素吸收有关。

（1）降温护理：高热患者，给予物理降温。已明确诊断者，可及时用解热镇痛类药物，以减轻患者的痛苦。

（2）抗感染治疗：继发性腹膜炎多为混合性感染，应根据细菌培养及药敏试验结果，合理选用广谱抗生素控制感染。用药时注意药物配伍禁忌和不良反应。

④ 潜在并发症

腹腔脓肿、脓毒症、切口感染等。

（1）病情观察：术后继续监测生命体征、尿量及腹部体征的变化，并观察有无脱水、休克和代谢紊乱情况，了解有无膈下、肠间或盆腔脓肿等表现。一旦发现异常情况，及时通知医师，并协助处理。①膈下脓肿：表现为持续高热、呃逆，患侧上腹部疼痛，并向肩背部放射，局部有深压痛和季肋区叩击痛；X 线检查示患侧膈肌移动受限，被迫抬高，肋膈角模糊变钝。②盆腔脓肿：可有典型的直肠或膀胱刺激征，表现为腹泻、里急后重；尿急、尿频，甚至排尿困难；直肠指检可发现直肠前壁痛性肿块，有波动感。③若出现明显的发热、腹痛和不完全性肠梗阻表现，提示并发肠间脓肿。

（2）切口及引流管护理：观察切口愈合情况，伤口敷料有无渗液、渗血，有无切口感染征象。妥善固定引流管，并分别对引流管做好相关标记；及时清除双套管内的堵塞物，保持引流通畅，维持一定负压，检查引流管有无脱出、受压、折叠或扭曲；观察并记录引流液的性状，色泽和量。若患者的引流液呈非脓性，引流量 < 10 mL/d，且无发热和腹胀时表示腹膜炎已控制，可以拔除腹腔引流管。

（3）控制感染：术后遵医嘱持续使用有效抗生素，进一步控制腹腔内感染。

（六）健康教育

1 饮食习惯指导

向患者说明禁食、胃肠减压和半卧位的重要性；指导患者从流食、半流食、软食、普食过渡，并少量多餐、循序渐进，进食高蛋白、高能量及高维生素食物，以促进创伤修复和切口愈合。

2 活动方式指导

解释术后早期活动的重要性，如可以促进肠功能恢复，防止术后肠粘连，鼓励患者早期床上活动和尽早下床走动。

3 病情自测指导

有消化系统疾病者应及时治疗，若出现恶心、呕吐、腹痛、发热或原有消化系统症状加剧，应及时就诊。

四、急腹症

急腹症（acute abdomen）是一类以急性腹痛发作为突出表现，急需早期明确诊断和紧急处理的腹部疾病的总称。该病的主要表现形式为腹痛，具有发病急进展快、变化多、病情重等特点，其处置正确与否与患者安危有很大的关系。病因极为复杂，可由创伤、出血、穿孔、梗阻、炎症、肿瘤及功能障碍等因素所致。

（一）病因与分类

造成急腹症的疾病种类繁多，外科和妇产科疾病常为其发作的诱因，如腹部损伤和腹腔内脏病变导致的腹腔内急性感染，腹腔内脏器破裂、出血、穿孔、梗阻、扭转和缺血等。极少数患者由内科疾病、误服腐蚀性液体或异物等诱发。

（二）病理生理

急腹症的病理生理学基础：①脏腹膜受交感、副交感神经支配；②腹壁、壁腹膜由相应脊神经支配。

1 内脏痛

由内脏神经感觉纤维传入。内脏感觉神经纤维分布稀少，兴奋刺激阈值较高，传导速度慢，支配的范围不明显。其临床特点：①疼痛反应较迟钝，缓慢持续，痛觉弥散定位差；②疼痛感觉特殊，对刺、割、灼等刺激不敏感，但对压力、牵拉、膨胀、痉挛、缺血、炎症所致疼痛敏感；③常伴有恶心、呕吐等迷走神经兴奋症状。

2 躯体痛

即腹壁痛，主要是壁腹膜受腹腔病变（血液、尿液、消化液感染等）刺激躯体神经痛觉纤维传入所致。特点多为锐痛，反应迅速敏感，程度较剧烈，定位明确；局部可有肌紧张、压痛与反跳痛。

③ 牵涉痛

又称反射痛，内脏病变时在与病变内脏相当的脊髓节段所支配的体表部分发生的疼痛。因牵涉部位的痛觉神经内脏传入纤维与支配腹腔内病变器官的痛觉神经传入纤维通过同一脊髓段神经根进入脊髓后角而后一同上行至大脑，从而使大脑判断失误有关。

（三）临床表现

① 外科急腹症先有腹痛，后有发热

（1）胃、十二指肠穿孔：突发性上腹部刀割样疼痛且拒按，腹部凹陷呈舟状；十二指肠球部后壁穿透性溃疡者伴有T11～T12，右旁区域牵涉痛。

（2）胆道系统结石或感染：急性胆囊炎胆石症患者为右上腹持续性疼痛，伴右侧肩背部牵涉痛；胆管结石及急性胆管炎患者可有典型的查科（Charco）三联征，即腹痛、寒战高热和黄疸；急性梗阻性化脓性胆管炎患者除Charcot三联征外，还可伴精神神经症状和休克即雷诺（Reynolds）五联征。

（3）急性胰腺炎：为上腹部持续性疼痛，伴左肩或左侧腰背部束带状疼痛，发病早期患者可见恶心、呕吐和腹胀。急性出血坏死性胰腺炎患者可伴有休克症状。

（4）肠梗阻、肠扭转和肠系膜血管栓塞：肠梗阻、肠扭转时多为中上腹部阵发性绞痛。随着病情进展，可表现为持续性疼痛、阵发性加剧，伴呕吐、腹胀，以及肛门停止排便、排气；肠系膜血管栓塞或绞窄性肠梗阻时呈持续性胀痛，呕吐物、肛门排出物和腹腔穿刺液呈血性液体。

（5）急性阑尾炎：转移性右下腹痛伴呕吐和不同程度发热。

（6）内脏破裂出血：突发性上腹部剧痛，腹腔穿刺液为不凝固的血液。

（7）肾或输尿管结石：上腹部和腰部钝痛或绞痛，可沿输尿管向下腹部、腹股沟区或会阴部放射，可伴呕吐和血尿。

② 妇产科急腹症

常见于异位妊娠、卵巢巧克力囊肿破裂或蒂扭转。其特点为突发性下腹部撕裂样疼痛，向会阴部放射，伴恶心、呕吐和肛门坠胀感，亦可伴有阴道不规则流血或休克等其他症状。

③ 内科急腹症

其特点为先发热后腹痛，腹痛位置多不固定。

（1）急性胃肠炎：主要表现为上腹部或脐周隐痛、胀痛或绞痛，伴恶心、呕吐、腹泻和发热。

（2）急性心肌梗死：部分患者可见上腹部胀痛，伴恶心和呕吐，危重患者可出现心力衰竭、心律失常和休克。

（3）腹型过敏性紫癜：除皮肤型紫癜外，还可见脐周下腹或全腹阵发性绞痛，伴恶心、呕吐、呕血腹泻和黏液血便等。

（四）辅助检查

❶ 实验室检查

白细胞计数检查可提示有无炎症；红细胞、血红蛋白、血细胞比容的持续观察用以判断有无腹腔内出血；尿中大量白细胞提示泌尿系损伤或结石；尿胆素阳性表明患者存在梗阻性黄疸的可能；疑有急性胰腺炎时，血、尿或腹腔穿刺液淀粉酶显著增高；腹腔穿刺液涂片检查可协助诊断，如溶血性链球菌感染可能为原发性腹膜炎，革兰氏阴性杆菌常提示继发感染；人绒毛膜促性腺激素测定可为诊断异位妊娠提供帮助。

❷ 影像学检查

（1）X射线检查：是急腹症辅助诊断的重要项目之一。胸腹立位平片或透视可观察有无肺炎、胸膜炎、膈肌位置及运动情况、膈下有无游离气体，小肠有无积气、液气平面等。

（2）超声检查：B超或彩超检查是迅速，准确地评价肝、胆、胰、脾、肾、输尿管、阑尾及盆腔内脏器病变的首选方法。

（3）CT检查：在明确急腹症病变诊断中使用越来越频繁，其诊断速度与B超相似，且不受肠管内气体干扰，对某些急腹症的诊断及其鉴别具有重要的诊断价值。

（4）动脉造影：对疑有肝破裂出血胆道出血或小肠出血等的患者可采用选择性动脉造影明确

❸ 内镜检查

根据急腹症的临床特点，采用不同类别的内镜检查。

（1）胃镜：可及时发现屈氏韧带以上部分的胃、十二指肠病变。

（2）十二指肠镜：经内镜逆行胰胆管造影，有助于明确胆、胰疾病诊断。

（3）肠镜：可发现小肠和结、直肠病变。

（4）腹腔镜：能够协助部分疑难外科或妇科急腹症患者明确诊断。

❹ 诊断性穿刺

（1）腹腔穿刺：若抽出不凝固血性液体，多为腹腔内脏出血；若是混浊液体或脓液，多为消化道穿孔或腔内感染；若系胆汁性液体，常为胆囊穿孔；若穿刺液淀粉酶测定结果阳性即为急性胰腺炎。

（2）阴道后穹隆穿刺：女性患者疑有盆腔积液，积血时，可经阴道后穹隆穿刺明确诊断，异位妊娠破裂时经阴道后穹隆穿刺可抽出不凝血液。盆腔炎患者的阴道后穹液则为脓性。

（五）护理诊断与护理措施

❶ 疼痛（腹痛）

与腹腔内器官炎症，扭转，破裂损伤引起的出血、穿孔、痉挛，梗阻和手术。

（1）一般情况良好或病情许可，宜取半卧位，有助于减轻腹壁张力引起的疼痛；大出血有休克体征者，取头低脚高卧位。

（2）禁食和胃肠减压。对诊断不明或病情较严重者常需严格禁食。急性肠梗阻、胃肠道穿孔或破裂者，需做胃肠减压，抽吸出胃内残存物，减少胃肠内积气，积液，避免消化液和胃内容物自穿孔部位漏入腹膜腔引起腹膜炎，从而减轻腹胀和腹痛。

（3）严密观察病情变化：①生命体征，注意有无脱水、电解质紊乱及休克表现；②腹部症状和体征变化；③实验室及辅助检查结果；④记录液体出入量；⑤观察有无腹腔脓肿形成。

（4）疼痛护理：在病情观察期间慎用止痛剂。①物理镇痛：一般疼痛者，多采取松弛疗法，如冥想、按摩、指导患者有节律地深呼吸；或分散注意力法，如默念数字或听音乐；还可通过暗示疗法、催眠疗法和安慰疗法等缓解疼痛。②药物镇痛：凡诊断不明或治疗方案未定的急腹症患者应禁用吗啡、哌替啶等麻醉性镇痛剂，以免掩盖病情，使炎症扩散或加重病情。剧烈疼痛已确诊的急腹症或术后切口疼痛严重者，可遵医嘱应用强效镇痛剂；单纯性胆绞痛、肾绞痛患者可给予解痉剂和镇痛剂止痛。注意评估镇痛效果和观察用药后的不良反应。必要时行开腹探查术或腹腔镜手术治疗等。

（5）必要的术前准备：病情观察期间或非手术治疗时，若发现下列情况应考虑手术处理。全身情况不良或发生休克；腹膜刺激征明显；有明显内出血表现。经非手术治疗6~8小时，病情未缓解或趋恶化者做好必要术前准备，如药敏试验、配血、备皮、相关检查。但应注意禁止灌肠、禁服泻药，以免造成感染扩散或病情加重。

（6）其他治疗：在镇痛治疗的同时，还需协助医师做好抗感染、止吐、退黄等治疗。注意给药浓度、时间、途径及配伍禁忌。

（7）心理护理：主动关心、安慰患者，向患者介绍引起疼痛和治疗疼痛的有关知识；注意家属对患者病情的就医态度和行为，说明病情变化、有关治疗方法、护理措施的意义，尤其在做各项检查和治疗前耐心解释，使患者配合。

❷ 体液不足

与腹腔内脏破裂出血、腹膜炎症导致腹腔内液体渗出、呕吐或禁食、胃肠减压等所致的液体丢失有关。

（1）消除病因：有效防止体液的进一步丢失。

（2）输液或输血：建立2~3条有效静脉通路，防治休克，纠正水电解质、酸碱平衡失调和营养不良。

（3）补充血容量：严格执行医嘱，正确，及时和合理安排晶体和胶体溶液的输注种类和顺序。若有大量消化液丢失，先输注平衡盐溶液；有腹腔内出血或休克者，应快速补液甚至输血，以纠正血容量。

（4）准确记录出入水量：对神志不清或休克者，应留置导尿管，并根据尿量调整输液量和速度。

❸ 潜在并发症

腹腔内残余脓肿瘘和出血。

（1）腹腔内残余脓肿和瘘。①体位：腹部或盆腔疾病患者取斜坡卧位，使腹腔内炎性渗出液，血液或漏出物积聚并局限于盆腔，因盆腔腹膜组织吸收毒素的能力相对较弱，可减轻全身中毒症状，并有利于积液或脓液的引流和局限。②有效引流：腹腔内置引流管时，须保持引流管通畅，并观察引流物的颜色、性质和量。③加强观察：若引流物为肠内容物或混浊脓性液体患者腹痛加剧，出现腹膜刺激征，同时伴发热、白细胞计数及中性粒细胞比值上升，多为腹腔内感染或瘘，应及时报告医师妥善处置。④有效控制感染：遵医嘱合理、正确地选择和使用抗生素。⑤退热降温：对伴有高热的患者，可用物理或药物方法降温，以减少患者的不适感。

（2）出血。①加强观察：主要包括患者的呼吸、脉搏、血压、体温和尿量变化。若脉搏增快，面色苍白、皮肤湿冷，多为休克征象；若血红蛋白值及血压进行性下降，提示有腹腔内出血。②止血和补液：根据医嘱输液、输血、补充血容量和应用止血药物。③记录24小时尿量，防止失血性休克的发生。

（六）健康教育

向患者及家属介绍有关病变的病因、转归，目前处理原则及护理诊断与护理措施；解释相关检查的方法、意义和注意事项；强调饮食管理的重要性，争取患者和家属的支持，配合。

第九章

妇产科护理

第一节　不孕症的护理

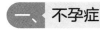

凡婚后未避孕、有正常性生活、同居12个月而未受孕者，称为不孕症。婚后未避孕而从未妊娠者称为原发性不孕；曾有过妊娠而后未避孕连续12个月不孕者称继发性不孕。

（一）病因及发病机制

1　女性不孕因素

（1）输卵管因素：占女性不孕因素的1/3。

（2）排卵障碍。

（3）子宫因素。

（4）子宫颈因素。

（5）阴道因素。

2　男性不育因素

主要有生精障碍和输精障碍，包括：①精液异常。②输精管道阻塞及精子运送受阻。③免疫因素。④性功能异常。

3　男女双方因素

（1）缺乏性生活的基本知识及精神因素。

（2）免疫因素：有两种免疫因素影响受孕。

1）同种免疫：精子、精浆或受精卵是抗原物质，被阴道或子宫内膜吸收后，通过免疫反应产生抗体物质，使精子与卵子不能结合或受精卵不能着床。

2）自身免疫：不孕妇女血清中存在透明带自身抗体，与透明带起反应后可阻止精子穿透卵子，因而影响受精。

（3）不明原因不孕约占总不孕人群的10%。

（二）辅助检查

通过检查找出不孕原因是诊断不孕症的关键。

1　男方检查

除全身检查外，应检查外生殖器有无畸形或病变。重点是精液常规检查。正常情况下，每次排出精液量平均为$3 \sim 4$ mL；pH $7.0 \sim 7.8$，在室温中放置30分钟内完全液化，总精子数$\geq 40 \times 10^{6}$，精子密度$（20 \sim 200）\times 10^{9}$；正常形态精子占66%～88%；射精12小时内向前运动数$\geq 50\%$。

2 女方检查

除妇科检查内外生殖器官的发育和病变情况外，还需进行以下检查：

（1）卵巢功能检查：排卵监测及黄体功能检查。

（2）输卵管通畅检查。

（3）宫腔镜及腹腔镜检查。

（4）性交后精子穿透力试验：上述检查未见异常时进行性交后试验。根据基础体温选择在预测的排卵期进行。在试验前3日禁止性交，避免阴道用药或冲洗。在性交后2～8小时内就诊检查。每高倍视野内有20个活动精子为正常。若子宫颈管有炎症，黏液黏稠并有白细胞时，影响性交后试验的效果。

（5）免疫检查：判断免疫性不孕的因素是男方的自身抗体因素还是女方的抗精子抗体因素。

（三）治疗原则

针对不孕症的病因进行处理；根据具体情况选择辅助生殖技术。

（四）护理措施

1.向妇女解释诊断性检查可能引起的不适。

2.指导服药。

3.教会妇女提高妊娠率的技巧

（1）保持健康状态，如戒烟、酒，注重营养、减轻压力，增强体质。

（2）在性交前、中、后勿使用阴道润滑剂或进行阴道灌洗，不要在性交后立即如厕，而应该卧床，并抬高臀部持续20～30分钟，以使精子进入子宫颈；选择适当的日期性交，注意性交次数适当，可以在排卵期增加性交次数。

4.帮助妇女分析和比较几种人工辅助生殖技术。

二、辅助生殖技术及护理

辅助生殖技术也称为医学助孕，包括人工授精、体外受精和胚胎移植、配子输卵管移植以及在这些技术基础上派生的各种新技术。

（一）辅助生育技术

1 人工授精

人工授精是用器械将精液注入宫颈管内或宫腔内取代性交使女性妊娠的方法。按精液来源不同分为丈夫精液人工授精（AIH）和供精者精液人工授精（AID）。人工授精的主要步骤是：①收集及处理精液；②促进排卵或预测自然排卵的规律；③选择人工授精时间：受孕的最佳时间是排卵前、后的3～4日。于排卵前和排卵后各注射一次精液为好。

② 体外受精与胚胎移植

体外受精与胚胎移植（IVF-ET），即试管婴儿。体外受精指从妇女体内取出卵子，放入试管内培养一个阶段与精子受精后，发育成早期胚泡。胚胎移植指将胚泡移植到妇女子宫腔内使其着床发育成胎儿的全过程。IVF-ET的主要步骤：促进与监测卵泡发育，取卵，体外受精，胚胎移植及移植后处理。

③ 配子输卵管内移植

配子输卵管内移植（GIFT）是直接将卵母细胞和洗涤后的精子移植到输卵管壶腹部，受精发生在输卵管内的一种助孕技术，是继IVF-ET之后发展起来的比较成熟的助孕技术之一。

④ 宫腔内配子移植配

子宫腔内移植（GIUT）是指将卵细胞和洗涤后精子直接移植入子宫腔内，从而使妇女受孕的一种助孕技术。

（二）并发症

① 卵巢过度刺激综合征（OHSS）

是一种由于诱发促排卵所引起的医源性并发症。轻度：主要表现为腹胀，卵巢增大；中度：有明显下腹胀痛，明显腹水，少量胸腔积液，双侧卵巢明显增大；重度：腹胀痛加剧，腹水明显增多，可因腹水而使膈肌上升或胸腔积液致呼吸困难，卵巢直径 $\geqslant$ 12 cm，严重者可出现急性肾衰竭、血栓形成及成人呼吸窘迫综合征，甚至死亡。

② 多胎妊娠

是由于促排卵药物应用及多个胚胎移植引起。多胎妊娠增加母体孕产期并发症，增加围生儿的病死率。

③ 流产和宫外孕

IVF-ET的流产率较高，宫外孕发生率为3%。

④ 卵巢反应不足

⑤ 卵巢或乳腺肿瘤

（三）护理措施

1.遵医嘱采取治疗措施

在用药过程中注意观察病情变化情况，中重度OHSS住院病人每4小时测量生命体征1次，记录出入液量，每天测量体重和腹围。注意识别继发于OHSS的严重并发症如卵巢破裂或蒂扭转、肝功能损害、肾功能损害甚至衰竭、血栓形成、成人呼吸窘迫综合征等。

2.若三胎及以上妊娠者教育其在早期进行选择性减胎术。加强多胎妊娠产前检查的监护，要求病人提前住院观察，足月后尽早终止妊娠。

3.健康教育

教育妇女采取各项预防措施如预防自然流产；合理用药；避免多胎妊娠；充分补充黄体功能；移植前进行胚胎染色体分析，防止异常胚胎的种植；预防相关疾病等。

第二节　产后出血的护理

产后出血是指产妇在胎儿娩出后24小时内失血量超过500 mL。它是分娩期的严重并发症，居我国产妇死亡原因首位。其发病率占分娩总数2%～3%，其中80%以上在产后2小时内发生产后出血。

一、病因

临床上产后出血的主要原因有子宫收缩乏力、胎盘因素、软产道裂伤及凝血功能障碍等，这些病因可单一存在，也可互相影响，共同并存。

（一）子宫收缩乏力

子宫收缩乏力是产后出血的最主要、最常见的病因，占产后出血总数的70%～80%。

❶ 全身因素

产妇对分娩有恐惧心理，精神高度紧张；产程过长，造成产妇体力衰竭；产妇合并慢性全身性疾病；临产后过多地使用镇静剂、麻醉剂或子宫收缩抑制剂。

❷ 局部因素

（1）子宫过度膨胀，肌纤维过度伸展：多胎妊娠、巨大儿、羊水过多等。

（2）子宫肌水肿或渗血：前置胎盘、胎盘早剥、妊娠期高血压、宫腔感染等。

（3）宫肌壁损伤：剖宫产史、子宫肌瘤剔除术后、急产等。

（4）子宫病变：子宫肌瘤、子宫畸形等。

（二）胎盘因素

❶ 胎盘滞留

胎盘大多在胎儿娩出后15分钟内娩出，如30分钟后胎盘仍不娩出，胎盘剥离面血窦不能关闭而导致产后出血。其常见于膀胱充盈，使已剥离的胎盘滞留宫腔；宫缩剂使用不当，使剥离后的胎盘嵌顿于宫腔内；第三产程时过早牵拉脐带或挤压宫底，影响胎盘正常剥离。胎盘剥离不全部位血窦开放而出血。

❷ 胎盘粘连或胎盘植入

胎盘绒毛仅穿入子宫壁表层为胎盘粘连。胎盘绒毛穿入子宫壁肌层为胎盘植入。部分性胎盘粘连或植入表现为胎盘部分剥离部分未剥离导致子宫收缩不良，已剥离面的血窦开放而致出血。完全性胎盘粘连或植入因胎盘未剥离而无出血。

❸ 胎盘部分残留

当部分胎盘小叶、胎膜或副胎盘残留于宫腔时，影响子宫收缩而出血。

(三) 软产道裂伤

急产、子宫收缩过强、产程进展过快、软产道未经充分扩张、软产道组织弹性差、巨大儿分娩、会阴助产不当、未做会阴侧切或会阴侧切切口过小等，在胎儿娩出时可致软产道撕裂。

(四) 凝血功能障碍

任何原因引起的凝血功能异常均可导致产后出血。

❶ 妊娠合并凝血功能障碍性疾病

该类疾病如血小板减少症、白血病、再生障碍性贫血、重症肝炎等。

❷ 妊娠并发症导致凝血功能障碍

该类疾病如重度妊娠期高血压疾病、胎盘早剥、死胎、羊水栓塞等均可影响凝血功能，从而发生弥散性血管内凝血（DIC），导致子宫大量出血。

二、护理评估

(一) 病史

评估产妇有无与产后出血相关的病史。例如，孕前有无出血性疾病，有无重症肝炎，有无子宫肌壁损伤史，有无多次人流史，有无产后出血史。孕期产妇有无妊娠合并妊娠期高血压疾病、前置胎盘、胎盘早剥、多胎妊娠，产妇有无合并内科疾病。分娩期产妇有无过多使用镇静剂，情绪是否稳定，是否产程过长或者急产，有无产妇衰竭，有无软产道裂伤等情况。

(二) 临床表现

产后出血主要表现为阴道大量流血及失血性休克导致的相关症状和体征。

❶ 症状

产后出血产妇会出现休克症状，面色苍白、冷汗淋漓、口渴、心慌、头晕、烦躁、畏寒、寒战，甚至表情淡漠、呼吸急促，很快会陷入昏迷状态。

胎儿娩出后立即出现鲜红色的阴道流血，应为软产道裂伤；胎儿娩出数分钟后出现暗红色阴道流血，可能是胎盘因素引起；胎盘娩出后见阴道流血较多，可能为子宫收缩乏力或胎盘、胎膜残留；胎儿娩出后阴道持续流血并且有出血不凝的现象，可能发生凝血功能障碍；如果产妇休克症状明显，但阴道流血量不多，可能发生软产道裂伤而造成阴道壁血肿，此类产妇会有尿频或明显的肛门坠胀感。

❷ 体征

产妇会出现脉压缩小、血压下降、脉搏细速，子宫收缩乏力和胎盘因素所致产后出血的产妇，子宫轮廓不清，触不到宫底，按摩后子宫可收缩变硬，停止按摩子宫又变软，按摩子宫时会有大量出血。如有宫腔积血或胎盘滞留，宫底可升高，按摩子宫并挤压宫底部等刺激宫缩时，可使胎盘或者积血排出。若腹部检查宫缩较好、子宫轮廓清晰，但阴道流血不止，可考虑为软产道裂伤或凝血功能障碍所致。

（三）身心状况

评估产妇产后出血所导致症状和体征的严重程度。产后出血发生初期，产妇有代偿功能，症状、体征可能不明显，待机体出现失代偿情况，可能很快进入休克期，并且容易发生感染。当产妇合并有内科疾病时，可能出血不多，也会很快进入休克状态。

（四）辅助检查

① 评估产后出血量

注意阴道流血是否凝固，同时估计出血量。通常有以下3种方法。①称重法：失血量（mL）＝[胎儿娩出后所有使用纱布、敷料总重（g）—使用前纱布、敷料总重（g）1/1.05（血液比重g/mL）]。②容积法：用产后接血容器收集血液后，放入量杯测量失血量。③面积法：可按接血纱布血湿面积粗略估计失血量。

② 测量生命体征和中心静脉压

观察血压下降的情况；呼吸短促，脉搏细速，体温开始低于正常后升高，通过观察体温情况来判断有无感染征象。

③ 实验室检查

抽取产妇血进行生化指标化验，如血常规，出、凝血时间，凝血酶原时间，纤维蛋白原测定等。

（五）治疗重点

针对出血原因，迅速止血，补充血容量，纠正失血性休克，同时防止感染。

三、护理诊断

（一）潜在并发症

潜在并发症有出血性休克。

（二）有感染的危险

其与出血过多、机体抵抗力下降有关。

（三）恐惧

恐惧与出血过多、产妇担心自身预后有关。

四、护理措施

（一）预防产后出血

1 妊娠期

加强孕前及孕期保健，如有凝血功能障碍等相关疾病的产妇，应积极治疗后再孕，定期接受产检，及时治疗高危妊娠。对有产后出血危险的高危妊娠者，应提早入院，住院待产。

2 分娩期

第1产程严密观察产妇的产程进展，鼓励产妇进食和休息，防止疲劳和产妇衰竭，同时合理使用宫缩剂，防止产程延长或急产，适当使用镇静剂以保证产妇休息。第2产程严格执行无菌技术，指导产妇正确使用腹压；严格掌握会阴切开的时机，保护会阴，避免胎儿娩出过快，胎儿娩出后立即使用宫缩剂，以加强子宫收缩，减少出血。第3产程时，不可过早牵拉脐带，挤压子宫，待胎盘剥离征象出现后及时协助胎盘娩出，并仔细检查胎盘、胎膜，软产道有无裂伤或血肿。若阴道出血量多，应查明原因，及时处理。

3 产后观察

产后2小时产妇仍于产房观察，80%的产后出血发生在这期间。注意观察产妇子宫收缩，恶露的色、质、量，会阴切口处有无血肿，定时测量产妇的生命体征，发现异常，及时处理。督促产妇及时排空膀胱，以免因膀胱充盈影响宫缩导致产后出血。尽可能进行早接触、早吸吮，可刺激子宫收缩，减少阴道出血量。重视产妇主诉，同时对有高危因素的产妇，保持静脉通畅。做好随时急救的准备。

（二）止血、防止感染

针对出血原因，积极止血，纠正失血性休克，防止感染。

1.子宫收缩乏力所致产后出血，可加强子宫收缩，通过使用宫缩剂、按摩子宫、宫腔填塞或结扎血管等方法止血。

（1）使用宫缩剂：胎儿、胎盘娩出后即刻使用宫缩剂促进子宫收缩。可用缩宫素肌内注射或静脉滴注，卡前列甲酯栓纳肛、地诺前列酮宫肌内注射等均可促进子宫收缩，用药前注意产妇有无禁忌证。

（2）按摩子宫：胎盘娩出后，一手置于产妇腹部，触摸子宫底部，拇指在前，其余四指在后，均匀而有节律地按摩子宫，促使子宫收缩，直至子宫收缩正常为止。如效果不佳，可采用腹部−阴道双手压迫子宫方法。一手在子宫体部按摩子宫体后壁，另一手戴无菌手套深入阴道握拳置于阴道前穹隆处，顶住子宫前壁，两手相对紧压子宫，均匀而有节律地按摩，不仅可以刺激子宫收缩，而且可压迫子宫内血窦，减少出血。

（3）宫腔填塞：一种是宫腔纱条填塞法，即应用无菌纱布条填塞宫腔，有明显的局部止血作用，适用于子宫全部松弛无力，以及经过子宫按摩，应用宫缩剂仍然无效者。术者用卵圆钳将无菌纱布条送入宫腔内，自宫底由内向外填紧宫腔。压迫止血，助手在腹部固定子宫。一般于24小时后取出纱条，填塞纱条后要严密观察子宫收缩情况，观察生命体征，警惕填塞不紧，若留有空隙，可造成隐性出血，以及宫腔内继续出血、积血而阴道不流血的假象。24小时后取出纱条，取出前应先使用宫缩剂。另一种是宫腔填塞气囊。宫腔纱布条填塞可能会造成填塞不均匀、填塞不紧等情况而造成隐性出血，纱条填塞无效时或可直接使用宫腔气囊填塞。在气泵的作用下向气球囊充气配合止血辅料对子宫腔进行迅速止血，它对宫腔加压均匀，并且止血效果较好，操作简单，便于抢救时能及时使用。

（4）结扎盆腔血管：如遇子宫收缩乏力、前置胎盘等严重产后出血的产妇，上述处理无效时，可经阴道结扎子宫动脉上行支或结扎髂内动脉。

（5）动脉栓塞：在超声提示下，行股动脉穿刺插入导管至髂内动脉或子宫动脉，注入吸收性明胶海绵栓塞动脉。栓塞剂可于2~3周自行吸收，血管恢复畅通，但需要在产妇生命体征平稳时进行。

（6）子宫切除：如经积极抢救无效者，危及产妇生命，根据医嘱做好子宫全切术的术前准备。

2.胎盘因素

怀疑有胎盘滞留时应立即做阴道检查或宫腔探查，做好必要的刮宫准备。胎盘已剥离者，可协助产妇排空膀胱，牵拉脐带，按压宫底，协助胎盘娩出。若胎盘部分剥离、部分粘连时，可徒手进入宫腔，协助剥离胎盘后取出。对胎盘部分残留者，徒手不能取出胎盘，使用大刮匙刮取残留胎盘；胎盘植入者，不可强行剥离，做好子宫切除的准备。

3.软产道裂伤

应及时准确地进行修复缝合。如果出现血肿，则需要切开血肿、清除积血、缝合止血，同时补充血容量，必要时可置橡皮引流。

4.凝血功能障碍

排除以上各种因素后，根据血生化报告，针对不同病因治疗，及时补充新鲜全血，补充血小板、纤维蛋白原，或凝血酶原复合物、凝血因子等。如果发生弥散性血管内凝血，应进行抗凝与抗纤溶治疗，积极抢救。

5.失血性休克

对失血量多的产妇，其休克程度与出血量、出血速度和产妇自身状况有关。在抢救的同时，尽可能正确地判断出血量，判断出血程度，并补充相同的血量为原则，止血治疗的同时进行休克抢救。建立有效的静脉通路，测量中心静脉压，根据医嘱补充晶体和胶体，纠正低血压。给予产妇安静的环境，平卧，吸氧并保暖，纠正酸中毒，同时观察产妇的意识状态、皮肤颜色、生命体征和尿量。根据医嘱使用广谱抗生素防止感染。

（三）健康指导

产后出血后，产妇抵抗力下降、活动无耐力，医护人员应主动给予产妇关心，使其增加安全感，并且帮助产妇进行生活护理，鼓励产妇说出内心感受，针对产妇的情况逐步改善饮食，纠正贫血，逐步增加活动量，促进预后。

指导产妇加强营养和适度活动等自我保健知识，同时宣教关于自我观察子宫复旧和恶露情况，自我护理会阴伤口、功能锻炼等方法，指导其定时产后检查，随时根据医师的检查结果调节产后自我恢复的方案。向产妇提供产后避孕指导，产褥期禁止盆浴，禁止性生活。晚期产后出血可能发生于分娩24小时之后，于产褥期发生大量出血。也可能发生于产后1~2周，应予以高度警惕。

第三节 妊娠期高血压的护理

妊娠期高血压疾病，是妊娠期特有的疾病。我国发病率9.4%~10.4%。多数病例在妊娠期出现一过性高血压、蛋白尿及水肿症状，分娩后即随之消失，严重时出现抽搐、昏迷，甚至母儿死亡。此病严重影响母儿健康，是孕产妇和围生儿病率及死亡率的主要原因。

妊娠期高血压疾病的基本病理生理变化是全身小血管痉挛、全身各系统各脏器灌流减少，对母儿造成危害。

一、病因

初产妇、孕妇年龄过小或大于35岁、多胎肥胖。慢性肾炎、慢性高血压、营养不良的孕妇或有妊娠期高血压疾病家族史者。

异常滋养层细胞侵入子宫肌层、免疫机制、血管内皮细胞受损、遗传因素、营养缺乏、胰岛素抵抗等。

二、护理评估

（一）身心状况

1 妊娠期高血压疾病分类及临床表现

（1）妊娠期高血压：妊娠期首次出现BP≥140/90 mmHg，并于产后12周恢复正常；尿蛋白（－）；患者可伴有腹上区不适或血小板减少。产后方可确诊。

（2）子痫前期：①轻度：孕20周以后出现BP≥140/90 mmHg；尿蛋白≥0.3 g/24小时或随机尿蛋白（＋）；可伴有上腹不适、头痛等症状。②重度：BP≥160/110 mmHg；尿蛋白≥2.0 g/24小时或随机尿蛋白≥（＋＋）；血清肌酐＞10^6 μmol/L，血小板＜$100×10^9$/L；血清LDH升高；血清ALT或AST升高；持续性头痛或其他脑神经或视觉障碍；持续性上腹不适。

（3）子痫：子痫前期孕妇抽搐不能用其他原因解释。

（4）慢性高血压并发子痫前期：高血压孕妇妊娠20周以前无尿蛋白，若出现尿蛋白≥0.3 g/24小时，高血压孕妇妊娠20周后突然尿蛋白增加或血压进一步升高或血小板＜$100×10^9$/L。

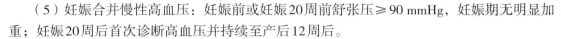

（5）妊娠合并慢性高血压：妊娠前或妊娠20周前舒张压≥90 mmHg，妊娠期无明显加重；妊娠20周后首次诊断高血压并持续至产后12周后。

通常正常妊娠、贫血及低蛋白血症均可发生水肿，妊娠期高血压疾病之水肿无特异性，因此不能作为妊娠期高血压疾病的诊断标准及分类依据。血压较基础血压升高30/15 mmHg，但低于140/90 mmHg时，不作为诊断依据，但须严密观察。

2 重度子痫前期的临床症状和体征

收缩压≥160～180 mmHg或舒张压≥110 mmHg；24小时尿蛋白＞5 g或随机尿蛋白（＋＋＋＋）以上；中枢神经系统功能障碍；精神症状改变和严重头痛（频发，常规镇痛药不缓解）；脑血管意外；视力模糊，眼底点状出血，极少数发生皮质性盲；肝细胞功能障碍，血清转氨酶至少升高2倍；腹上区或右上象限痛等肝包膜肿胀症状，肝被膜下出血或肝破裂；少尿，24小时尿量＜500 mL；肺水肿，心力衰竭；微血管病性溶血（血清LDH升高）；血小板＜100×10^9/L；胎儿生长受限，羊水过少，胎盘早剥。

3 子痫症状

子痫抽搐进展迅速，前驱症状短暂，表现为抽搐、面部充血、口吐白沫、深昏迷；随之深部肌肉僵硬，很快发展成典型的全身高张阵挛惊厥、有节律的肌肉收缩和紧张，持续1～1.5分钟，其间患者无呼吸动作；此后抽搐停止，呼吸恢复，但患者仍昏迷，最后意识恢复，但困惑、易激惹、烦躁。

4 水肿

体重异常增加是许多患者的首发症状，孕妇体重突然增加≥0.9千克/周，或2.7千克1月是子痫前期的信号。本病水肿的特点是自踝部逐渐向上延伸的凹陷性水肿，经休息后不缓解。水肿局限于膝以下为"＋"，延及大腿为"＋＋"，延及外阴及腹壁为"＋＋＋"。全身水肿或伴有腹腔积液为"＋＋＋＋"。水肿分为隐性水肿及显性水肿。

心理–社会状况：患者因担心自身和胎儿安危而焦虑，家属对本病缺乏足够认识而不够重视。

（二）辅助检查

1 尿液检查

尿蛋白定量＞0.3 g/24小时为异常，＞5 g/24小时则表示病情严重。

2 血液检查

测定血细胞比容、血浆黏度、全血黏度，以了解血液有无浓缩；测定血小板计数、凝血时间，以了解有无凝血功能异常等。

3 眼底检查

正常动静脉管径比例为2∶3，如变为1∶2甚至1∶4提示痉挛加重。

4 其他检查

其他检查有心电图、肝肾功能检查、超声波、胎盘功能。

（三）治疗要点

妊娠期高血压门诊治疗，加强产前检查，控制病情发展，以休息、饮食调节为主，必要时可予镇静药苯巴比妥或地西泮等。子痫前期、子痫需住院治疗，治疗原则为解痉、镇静、降压、合理扩容、必要时利尿，适时终止妊娠，以防并发症的发生。子痫前期积极治疗24~48小时无明显好转应及时终止妊娠。子痫患者应迅速控制抽搐，防止受伤，减少刺激，严密监护，抽搐控制2小时终止妊娠。

三、护理诊断

（一）有受伤的危险

子痫患者抽搐昏迷致坠地或舌咬伤、胎儿窘迫等。

（二）焦虑

担心自身和胎儿安危。

（三）体液过多

该症状与水肿有关。

（四）潜在并发症

潜在并发症有胎盘早剥、急性肾衰竭、心力衰竭、脑出血等。

四、护理措施

（一）加强子痫患者的护理，防止母儿受伤

1　避免刺激

将子痫患者置于单人暗室，避免声、光刺激。各项护理操作相对集中，动作轻柔。

2　专人特护

做好特别护理记录，详细记录病情、检查结果和治疗经过。

3　防止受伤

床边加床挡，防止抽搐或昏迷时坠地。不可用暴力强行制止抽搐，以免发生骨折。备开口器或纱布包裹的压舌板，抽搐时置于患者上、下臼齿之间，防止舌咬伤。

4　保持呼吸道通畅

将患者头偏向一侧，及时吸出呼吸道分泌物及呕吐物，以防窒息或吸入性肺炎。子痫患者昏迷或未完全清醒时禁食、禁水、禁口服药。吸氧，备好气管插管及吸引器。

5　密切观察病情

观察生命体征，记录24小时液体出入量，记录抽搐次数、昏迷时间。加强胎心监护，

注意观察有无宫缩及阴道流血等情况。必要时做好剖宫产术前准备。

6 及时送检

协助医生进行各项检查，及时送检。

7 防止压力性损伤及感染

做好皮肤、口腔、外阴部的护理。

8 密切观察药物不良反应

遵医嘱用药，密切观察药物不良反应。

（二）协助医师合理用药

1 解痉药物

硫酸镁是治疗子痫前期和子痫的首选药物。

（1）硫酸镁的药物知识：①镁离子能抑制运动神经末梢释放乙酰胆碱，阻断神经肌肉间的传导，从而使骨骼肌松弛，预防和控制子痫发作。②可使镁依赖的三磷酸腺苷酶恢复功能，有利于钠泵的运转，以消除脑水肿。③镁离子可使血管内皮合成有扩张血管作用的前列环素增多，使血管痉挛解除而血压下降。硫酸镁治疗对胎儿无不良影响。

（2）用药方法：①静脉给药，首次负荷量为25%硫酸镁20 mL加于25%葡萄糖20 mL中，缓慢静脉注射（不少于10分钟）。继以25%硫酸镁60 mL加于10%葡萄糖1000 mL中静脉滴注。1 g/h为宜，最快不超过2 g。②肌内注射25%硫酸镁20 mL加2%利多卡因2 mL，臀部深部肌内注射。连续数日，24小时总量不超过30 g。

（3）中毒反应：首先出现膝反射消失，随之出现全身肌张力减退、呼吸抑制、尿量减少，严重者出现心搏骤停。

（4）注意事项：①注意检测指标，每次用药前及用药过程中必须检测以下指标：膝反射必须存在；呼吸不少于16次/分钟，尿量不少于600 mL/24小时（不少于25 mL/h）。②备用解毒剂，一旦出现中毒现象，立即停用硫酸镁，并遵医嘱给解毒剂10%的葡萄糖酸钙10 mL静脉注射。镇静药物：常用地西泮口服，亦可肌内注射或缓慢静脉注射。临产后慎用。无效者遵医嘱用冬眠疗法，即用冬眠1号合剂（哌替啶100 mg，氯丙嗪50 mg，异丙嗪50 mg）加于10%葡萄糖500 mL内静脉滴注，紧急时用1/3量溶于25%葡萄糖液20～40 mL缓慢静脉注射，继之以2/3溶于5%葡萄糖液250 mL/L中静脉滴注。

2 降压药物

降压药物适用于血压过高时。首选降压药为肼屈嗪（肼苯哒嗪），口服或加入5%葡萄糖内静脉滴注。舒张压维持在90～100 mmHg为宜。用药期间，严密观察血压变化，如血压下降过快或过低，及时报告医生。

3 扩容药物

对于血液浓缩的孕妇，可改善组织血液灌注量，纠正缺氧。扩容必须在解痉的基础上进行。常用扩容剂有白蛋白、全血、血浆、葡萄糖酐。切忌对无血液浓缩的病例盲目扩容。

脑水肿、视网膜水肿、心负荷重、肺水肿及全身水肿者，禁用此法。用时严密观察脉搏、血压、呼吸及尿量，防止肺水肿及心力衰竭。

4 利尿药物

一般忌用利尿药物，只用于全身水肿、肺水肿、脑水肿血容量过高或有心力衰竭者。常用20%甘露醇或山梨醇250 mL，于30分钟内静脉滴注。心功能不全者不用此法，可遵医嘱用呋塞米20～60 mg肌内注射或静脉滴注。

（三）减轻焦虑

向患者及家属解释病情，提供相关信息，说明该病的可逆性，鼓励积极配合治疗及护理，增强信心。

（四）减轻水肿

指导患者摄入高蛋白、低盐饮食。每日测体重，记液体出入量，观察水肿变化。嘱患者左侧卧位睡眠，抬高下肢。必要时遵医嘱用利尿药。

（五）预防并发症

密切观察生命体征，平均动脉压≥140 mmHg或舒张压≥110 mmHg时，按医嘱用降压药，以防脑出血或胎盘早剥。观察水肿情况，测体重，记24小时液体出入量，及时按医嘱用利尿药，预防心力衰竭和急性肾衰竭。

（六）护理教育

1. 加强妊娠期保健，定期产前检查。
2. 补充蛋白质、维生素、铁和钙，妊娠20周后减少食盐摄入。
3. 保证充足睡眠，左侧卧位，抬高下肢。
4. 监测平均动脉压（MAP），MAP≥85 mmHg，有子痫前期倾向。

第四节　子宫破裂的护理

子宫破裂是指在分娩期或妊娠晚期子宫体部或子宫下段发生破裂，是产科严重的并发症，若不及时诊治，可随时威胁母儿生命。

根据子宫破裂发生的时间可分为妊娠期破裂和分娩期破裂，根据子宫破裂发生的部位可分为子宫体部破裂和子宫下段破裂，根据子宫破裂发生的程度可分为完全性破裂和不完全性破裂。完全破裂是指子宫壁的全层破裂，导致宫腔内容物进入腹腔，破裂常发生于子宫下段。不完全破裂是指子宫内膜、肌层部分或全部破裂，而浆膜层完整，常发生于子宫下段，宫腔与腹腔不相通，而往往在破裂侧进入阔韧带之间，形成阔韧带血肿。

病因

（一）梗阻性难产

它是引起子宫破裂最常见的原因。骨盆狭窄、头盆不称、软产道阻塞（发育畸形、瘢痕或肿瘤等）、胎位异常（肩先露、额先露）、胎儿异常（巨大胎儿、胎儿畸形）等，均可以导致胎先露部下降受阻，子宫上段为克服产道阻力而强烈收缩，使子宫下段过分伸展变薄超过最大限度，而发生子宫破裂。

（二）瘢痕子宫

剖宫产、子宫修补术、子宫肌瘤剔除术等都会使术后子宫肌壁留有瘢痕，于妊娠晚期或者临产后因子宫收缩牵拉及宫腔内压力增高而致子宫瘢痕破裂。宫体部瘢痕多于妊娠晚期发生自发破裂，多为完全破裂；子宫下段瘢痕破裂多发生于临产后，为不完全破裂。前次手术后伴感染或愈合不良者，发生子宫破裂概率更大。

（三）宫缩剂使用不当

分娩前肌内注射缩宫素或过量静脉滴注缩宫素，使用前列腺素栓剂及其他子宫收缩药物使用不当，均可导致子宫收缩过强，造成子宫破裂。多产、高龄、子宫畸形或发育不良、多次刮宫史、宫腔感染等都会增加子宫破裂的概率。

（四）手术创伤

多发生于不适当或粗暴的阴道助产手术，如宫颈口未开全时行产钳或臀牵引术，强行剥离植入性胎盘或严重粘连胎盘，行毁胎术、穿颅术时器械、胎儿骨片伤及子宫等情况均可导致子宫破裂。

二、　护理评估

子宫破裂多发生于分娩期，通常是个逐渐发展的过程，可分为先兆子宫破裂和子宫破裂两个阶段。其症状与破裂发生的时间、部位、范围、出血量、胎儿及子宫肌肉收缩情况有关。

（一）病史

收集产妇既往有无与子宫破裂相关的病史，如子宫手术瘢痕、剖宫产史；此次妊娠有无出现高危因素，如胎位不正、头盆不称等；临产期间有无滥用缩宫素。

（二）临床表现

① 先兆子宫破裂

子宫病理性缩复环形成、耻区压痛、胎心率异常、血尿，是先兆子宫破裂的四大主要表现。

（1）症状。常见于产程长、有梗阻性难产因素的产妇。产妇通常在临产过程中，宫缩愈强，胎儿下降受阻，产妇表现为烦躁不安、疼痛难忍、耻区拒按、呼吸急促、脉搏加快，同时膀胱受压充血，出现排尿困难及血尿。

（2）体征。因胎先露部下降受阻，子宫收缩过强，子宫体部肌肉增厚变短，子宫下段肌肉变薄拉长，在两者间形成环状凹陷，称为病理性缩复环。可见该环逐渐，上升至脐平或脐上，压痛明显。因子宫收缩过强过频，胎儿可能触不清，胎心率先加快后减慢或听不清，胎动频繁。

❷ 子宫破裂

（1）症状。产妇突感耻区撕裂样剧痛，子宫收缩停止，腹部稍感舒适。后因血液、羊水进入腹腔，出现全腹持续性疼痛，伴有面色苍白、冷汗淋漓、脉搏细速、呼吸急促等现象。

（2）体征。产妇全腹压痛、反跳痛，腹壁下可扪及胎体，子宫位于侧方，胎心胎动消失。阴道出血可见鲜血流出，下降中的胎儿先露部消失，扩张的宫颈口回缩，部分产妇可扪及子宫下段裂口及宫颈。若为子宫不完全破裂者，上述体征不明显，仅在不全破裂处有压痛、腹痛，若破裂口累及两侧子宫血管，可致急性大出血或形成阔韧带内血肿，查体时可在子宫一侧扪及逐渐增大且有压痛的包块。

（三）身心状况

评估产妇目前的临床表现和生命体征、情绪变化，如宫缩的强度、间隔时间、腹部疼痛的性质，有无排尿困难、有无血尿、有无出现病理性缩复环，同时监测胎儿宫内情况，了解有无出现胎儿窘迫征象。产妇精神状态有无烦躁不安、恐惧、焦虑、衰竭等现象。

（四）辅助检查

❶ 腹部检查

可了解产妇腹部疼痛的部位和体征，从而判断子宫破裂的阶段。

❷ 实验室检查

血常规检查可了解有无白细胞计数升高、血红蛋白下降等感染、出血征象，同时尿常规检查可了解有无肉眼血尿。

❸ 超声检查

可协助发现子宫破裂的部位和胎儿的位置。

（五）治疗要点

❶ 先兆子宫破裂

立即抑制宫缩，使用麻醉药物或者肌内注射哌替啶，即刻行剖宫产终止妊娠。

❷ 子宫破裂

在输血、输液、吸氧等抢救休克的同时，无论胎儿是否存活，都尽快做好剖宫产的准备，进行手术治疗。根据产妇全身状况、破裂的部位和程度、破裂的时间、有无感染征象等决定手术方法。

三、护理诊断

（一）疼痛

该症状与产妇出现强直性宫缩、子宫破裂有关。

（二）组织灌注无效

该症状与子宫破裂后出血量多有关。

（三）预感性悲哀

该症状与担心自身预后和胎儿可能死亡有关。

四、护理措施

（一）预防子宫破裂

向孕产妇宣教，做好计划生育工作，避免多次人工流产，减少多产。认真做好产前检查，如有瘢痕子宫、产道异常者提前入院待产。正确处理产程，严密观察产程进展，尽早发现先兆子宫破裂的征象并进行及时处理。严格掌握使用缩宫素的指征和禁忌证，避免滥用，滴注缩宫素时应有专人看护并记录，从小剂量起，逐渐增加，严防发生过强宫缩。

（二）先兆子宫破裂的护理

密切观察产程进展，注意胎儿心率变化。待产时，如果宫缩过强过频，耻区压痛明显，或出现病理性缩复环时，及时报告医师，停止缩宫素等一切操作，严密监测产妇生命体征，根据医嘱使用抑制宫缩药物。

（三）子宫破裂的护理

迅速开放静脉通路，短时间内补充液体、输血，补足血容量，同时吸氧、保暖，纠正酸中毒，进行抗休克处理，根据医嘱做好手术前各项准备，严密监测产妇生命体征、24小时出入量，各种实验室检查结果，评估出血量，根据医嘱使用抗生素防止感染。

（四）心理支持

协助医师根据产妇的情况，向产妇及家属解释病情治疗计划，取得家属的支持和产妇的配合。如果出现胎儿死亡的产妇，要努力开解其悲伤的心情，鼓励其说出内心感受，为其提供安静的环境，同时给予关心和生活上的护理，努力帮助其接受现实，调整情绪，为产妇提供相应的产褥期休养计划，做好关于其康复的各种宣教。

第五节　剖宫产术的护理

剖宫产术是经腹切开子宫取出胎儿及其附属物的手术。

一、手术方式

（一）子宫下段剖宫产术

子宫下段剖宫产术是目前临床上最常用的剖宫产术式。切口在子宫下段，术时出血少，伤口愈合较好，瘢痕组织少，大网、肠管粘连较少见，再次分娩时发生子宫破裂率低。

（二）子宫体部剖宫产术

子宫体部剖宫产术也称古典式剖宫产术。此法虽易掌握，但术中出血多，切口容易与大网膜、肠管、腹壁腹膜粘连，再次妊娠易发生子宫破裂，其适应证仅用于胎盘前置不能做子宫下段剖宫产术者。

（三）腹膜外剖宫产术

此术式虽较复杂，但不进入腹腔，可减少术后腹腔感染的危险，对有宫腔感染者尤为适用。但因此术式较费时，有胎儿窘迫、胎儿巨大者，技术操作不熟练者不适用。

二、适应证

1.产力异常、骨盆狭窄、软产道异常、头盆不称、横位、臀位、巨大儿、珍贵儿。
2.妊娠并发症和妊娠并发症不宜经阴道分娩者。
3.脐带脱垂、胎儿宫内窘迫者。

三、禁忌证

死胎及胎儿畸形，不应行剖宫产术终止妊娠。

四、术前评估

1.评估产妇心理状况，告知产妇剖宫产术的目的，耐心解答有关疑问，缓解其焦虑情绪。
2.评估并记录产妇生命体征及胎心率的变化。
3.评估产妇的手术史、药物过敏史等。
4.评估产妇的宫缩情况、胎先露下降程度、会阴情况等。

五、术前准备

（一）物品准备

剖宫产手术包1个，内有25 cm不锈钢盆1个，弯盘1个，卵圆钳6把，1、7号刀柄各1

把，解剖镊2把，小无齿镊2把，大无齿镊1把，18 cm弯血管钳6把，10 cm、12 cm、14 cm直血管钳各4把，组织钳4把，持针器3把，吸引器头1个，阑尾拉钩2个，腹腔双头拉钩2个，刀片3个，双层剖腹单1块，手术衣6件，治疗巾10块，纱布垫4块，纱布20块，手套6副，1、4、7号丝线各1根，可吸收缝线若干包。

（二）产妇准备

1.做药物过敏试验、交叉配血试验、备血（估计在术中出血超过1500 mL）等准备。

2.腹部准备同一般开腹手术。

3.术前禁用呼吸抑制剂，以防发生新生儿窒息。

4.做好新生儿保暖和抢救工作，如气管插管、氧气、急救药品等。

5.协助产妇取左侧卧位倾斜10°～15°，防止仰卧位低血压综合征的发生。

六、术中配合

1.密切观察并记录产妇生命体征及胎心音的变化。

2.若因胎头入盆太深致取胎头困难，助手可在台下戴无菌手套自阴道向宫腔方向上推胎头。

3.建立静脉通路、遵医嘱使用缩宫素等。

4.麻醉后行留置导尿，观察并记录尿液颜色、性状及量。

5.当刺破胎膜时，应注意产妇有无咳嗽、呼吸困难等症状，预防羊水栓塞的发生。

6.配合进行新生儿抢救与护理。

七、术后护理

1.密切观察并记录产妇生命体征变化。

2.评估产妇子宫收缩及阴道流血状况，术后24小时产妇取半卧位，以利恶露排出。

3.评估手术切口有无红肿、渗出。

4.留置导尿管24小时，拔管后指导产妇自行排尿。

5.鼓励产妇勤翻身并尽早下床活动，6小时后进流食，根据肠道功能恢复情况指导饮食。

6.指导产妇进行母乳喂养。

7.指导产妇出院后保持外阴部清洁；落实避孕措施，至少应避孕2年；鼓励符合母乳喂养条件的产妇坚持母乳喂养；做产后保健操，促进骨盆肌及腹肌张力恢复；若出现发热、腹痛或阴道流血过多等，及时就医；产后42天去医院做健康检查。

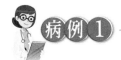

胎盘植入引产术后阴道大出血，行子宫动脉介入栓塞术患者的护理

一、案例介绍

（一）基本信息

患者，女，29岁，以"引产术后阴道出血14小时"为主诉入院。患者平素月经30~90天，量中，无痛经，于2022年2月17日因中孕在外院行引产术，于今晨4时左右胎儿娩出后胎盘未娩出，阴道出血较多，行清宫术，未见明显胎盘组织，阴道持续间断出血，具体量不详；于今日9时左右转入××人民医院，彩超提示前置胎盘伴胎盘前后壁植入，给予输血（B型RH阳性悬红3U，冷沉淀6IU，血浆600 mL）、抗炎、缩宫等对症治疗后，复查血常示：白细胞$1.44×10^9$/L；血红蛋白700 g/L；中性粒细胞比率10.73%；血小板$98.00×10^9$/L；急送我院，入院时生命体征平稳，血糖13.3 mmol/L，阴道出血少，急诊以"产后出血，胎盘植入，失血性贫血，妊娠合并瘢痕子宫，引产术后GDM"收入院。给予输血，宫动脉介入栓塞术。

（二）病史

既往史：否认心肝肾等病史，否认外伤、输血及药物过敏史，既往有妊娠期糖尿病，2015年、2018年分别行剖宫产术，无家族遗传病史。

个人史：生于原籍，久居本地，初中毕业，否认吸烟、饮酒史。

婚育史：已婚孕2。

家族史：父母健在，体健。否认家族遗传史。

（三）医护过程

入院体格检查，T 36.3 ℃，P 108次/分，R 21次/分，BP 129/75 mmHg，患者平车入院，精神及面色欠佳，贫血貌，双肺未闻及明显异常，腹软，肝脾肋下未及肿大，双下肢无水肿。完善相关检查，向患者及家属交代病情，立即输血、血浆及冷沉淀纠正休克和改善凝血功能；加强抗感染及支持对症治疗；告病危，密切监测生命体征、腹部体征、阴道出血及子宫收缩等情况。局麻下行子宫动脉介入栓塞术，术后生命体征平稳，阴道出血少，嘱患者术后卧床休息24小时，右下肢制动8小时，注意右足背动脉搏动。患者饮食睡眠良好，经评估，患者压疮评分为19分，无危险，跌倒坠床风险评分为35分，低度风险，生活自理能力评定为60分，轻度依赖。介入术后第一天，患者未诉特殊不适：查体：T 38℃，P 125次/分，R 22次/分，BP 117/70 mmHg，间断发热，给予双氯芬酸钠栓25 mg，肛塞，并急查血培养、电解质、降钙素。因患者入院后查钾3.09 mmol/L↓，白蛋白29.6 g/L↓，建议口服氯化钾缓释片1.0 g，一日两次，及补充白蛋白纠正低蛋白血症，密切观察患者生命体征及阴道出血情况。于术后三日行清宫术，患者一般情况良好，精神可，阴道出血量少，术后第五日办理出院。

二、护理措施

（一）治疗护理

1.补钾护理

遵医嘱给予药物补钾，告知患者及家属相关补钾食物，如香蕉、橙汁、海带、瘦肉等食物。

2.预防感染

严密观察体温变化并观察患者的神志、生命体征及饮食情况。做好生活护理，保持口腔、皮肤及床单位清洁。积极治疗并根据病情选择物理降温或药物降温，注意观察降温后体温的变化及药物作用。病室保持安静及适宜的温度、湿度并经常通风。给予合理的营养及水分。

3.留置管路护理

保持尿管引流通畅，妥善固定，防止受压、滑脱。定期更换引流袋，并记录引流液的量、性质；遵医嘱给予会阴擦洗。

4.潜在并发症——DIC（弥散性血管内凝血）

严密观察出血症状，如皮肤瘀斑、注射部位出血、鼻出血、便血等，并观察生命体征的变化，防治早期DIC。准备急救物品及药物，建立双静脉通道，一旦发生大出血，应积极配合医生抢救。注意观察肢端温度、甲床、口唇及皮肤色泽，周围静脉充盈情况及末梢循环情况等。应用利尿剂时，应注意观察利尿效果，根据患者情况调节输液速度；准确记录24小时出入量，预防肾功能衰竭。及时、准确地采集血标本，注意观察电解质及肾功能状况。向患者讲解严禁挖鼻孔及用硬牙刷刷牙，如刷牙后出血，可用棉签按压或用冷开水漱口。

（二）观察护理

严密观察神志、生命体征、阴道出血情况、患者有无出现感染指标，防止跌倒坠床事件发生，皮肤护理，预防DIC发生。

（三）生活护理

1.饮食护理

给予患者清淡优质蛋白饮食，避免辛辣刺激的食物，以防加重感染，同时又要补充机体抗感染所需要的能量，所以应食用优质蛋白的食物，如鸡蛋、牛奶等。

2.皮肤护理

患者行子宫动脉介入栓塞术后，需术后卧床休息24小时，右下肢制动8小时。护理患者过程中需协助患者床上活动，避免皮肤长时间受压，保持患者皮肤清洁、床铺平整。在日常维护过程中注意无菌操作，做到动态评估患者皮肤状况。

3.跌倒护理

教会患者使用呼叫器，日常用物放于可及处，指导患者及家属正确使用床挡及轮椅，嘱家属24小时留陪。床尾悬挂风险标识，护士严格交接班，并保持病房地面干燥无水渍。

（四）心理护理

尊重患者家属需求，保密患者病情，日常沟通注意方式方法，利用正念疗法开导患者，照顾患者情绪，解除患者担忧。帮助患者建立社会支持系统，耐心解答患者问题，建立良好的护患关系，满足患者的心理需求，建立自信心。

（五）健康教育

指导患者注意加强营养和活动，继续观察子宫复旧及阴道出血情况，明确复查时间、目的和意义，使产妇能够按时接受检查，指导患者产褥期禁止盆浴，禁止性生活。

三、小结

子宫动脉介入栓塞术疗效优良，与其他手术相比，技术操作简单，术后并发症发生率低，可保留子宫功能和正常子宫生育能力。应指导患者保持良好的心态，平时多注意饮食。

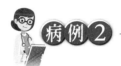

慢性高血压合并重度子痫前期剖宫产
术后患者的护理

一、案例介绍

（一）基本信息

患者，女，32岁。患者主诉现孕第二胎，平素月经不规律，4/28～35天，量中，无痛经，末次月经（LMP）2020-03-12，预产期（EDC）2020-12-19。孕期前半年体检发现血压高140～150 mmHg/90～100 mmHg，未行进一步检查及治疗。停经1月余自查尿HOG（＋）示妊娠，早孕反应轻，2020年5月来我院产检测BP 140～150 mmHg/90～100 mmHg，口服苯磺酸左氨氧地平片，每日1片口服至今，血压控制不理想（自行监测血压130～149/90～100 mmHg）。孕4月余感胎动至今，孕期定期产检，NT、唐筛、无创DNA、系统彩超、口服葡萄糖耐量试验（OGTT）、甲功均无异常。我院产检查BP 170/100 mmHg，胎儿B超示：单活胎，羊水偏少（平段2.5 cm，指数6.7 cm）；心脏彩超示：左室舒张功能减低。孕期无心慌、胸闷及皮肤瘙痒不适。现停经33^{+2}周，近4日来发现双下肢水肿，遂来我院，以"慢性高血压合并重度子痫前期、羊水偏少、孕2产0、孕33^{+2}周待产"收入院。

（二）病史

既往史：2019年10月份行宫腔镜检查。否认心肝肾等病史，否认外伤、输血及药物过敏史。预防接种史不详。

个人史：生于原籍，久居本地，本科毕业，否认疫区居留史，否认14天内与新型冠状病毒感染者（核酸检测阳性）有接触史，否认吸烟、饮酒史。

婚育史：初潮12岁，周期28天，经期5天，经量中等，色暗，有血块，偶有痛经。已婚，有性生活，孕2产0，自然流产一次。配偶健康状况良好。

家族史：其母患高血压病10余年，其父死于高血压疾病。

（三）医护过程

入院查体：T 36.7 ℃，P 103次/分，R 20次/分，BP 171/120 mmHg，神志清楚，心肺未及异常，腹隆，未及宫缩，双下肢轻度水肿。

专科检查：宫高27 cm，腹围101 cm，先露头，半定，胎儿胎心率（FHR）148bpm。内诊：宫颈居中，质中，宫颈管消30%，宫口未开S-3。

于2020年10月31日17：02，予硝苯地平片10 mg口服，20分钟后再次口服硝苯地平片10 mg降压治疗，急诊行剖宫产术，以LOA位助娩一男活婴，新生儿无窒息，胎盘胎膜娩出完整，子宫收缩较差，按摩后仍无好转，静脉加用卡贝缩宫素100U促进子宫收缩。术中血压约110/80 mmHg，心率89bpm，SpO$_2$：99%，术中补液1000 mL。

术中出血200 mL，尿量200 mL，色清。术后转ICU治疗。术后第二日患者意识清楚，生命体征平稳，BP 129/78 mmHg，心率80次/分，R 18次/分，血氧饱和度96%。伤口敷料干燥，持续心电监护，持续低流量吸氧2 L/分，持续导尿，阴道出血少。遵医嘱转回产科继续治疗。

辅助检查：

B超示：单活胎，羊水偏少（平段2.5 cm，指数6.7 cm）；心脏彩超示：左室舒张功能减低EF% 60%、BP 171/120 mmHg；血细胞分析（全血细胞计数＋五分类）：白细胞9.99×10^9/L↑；尿液常规分析（11项）：尿蛋白（－）；生化全套（门诊32项）：总胆固醇5.39 mmol/L↑；甘油三酯3.36 mmol/L↑；血凝五项：纤维蛋白原5.87 g/L↑。

术前血常规：白细胞10.89×10^9/L↑；红细胞3.69×10^{12}/L↓；中性粒细胞比率91.40%↑。血凝五项：纤维蛋白原4.30 g/L↑；D-二聚体1.51 μg/mL↑。胸痛四项：肌红蛋白118.30ng/mL↑。生化全套（住院36项）：丙氨酸氨基转移酶5 U/L↓；前白蛋白188.1 mg/L↓；总蛋白56.5 g/L↓；白蛋白32.3 g/L↓；单氨氧化酶13.8 U/L↑；肌酐76.0 μmol/L↑。

复查血细胞分析：中性粒细胞比率79.70%↑；降钙素原0.10 ng/mL。肝功能：白蛋白32.8 g/L↓；D-二聚体0.70 μg/mL。尿蛋白定量：1038.72 mg/24小时尿↑。

二、护理措施

（一）治疗护理

1.用药治疗

（1）解释本病常见治疗药物用法、注意事项及不良反应。

（2）使用硫酸镁解痉治疗时应密切注意患者生命体征变化，注意神志、呼吸、尿量等。用药前及用药途中检查膝腱反射情况。

（3）用药时备10%葡萄糖酸钙10 mL，一旦发现中毒，即行静脉注射解救。

（4）遵医嘱及时准确应用硫酸镁。

2.疼痛护理

（1）给予心理护理。

（2）使用疼痛评估量表：评估疼痛的性质、程度、持续时间。

（3）遵医嘱给予止痛栓缓解疼痛。

（4）适当运动、改变姿势和体位等有助于缓解疼痛。

3.乳房护理

（1）行挤奶健康宣教，告知患者挤奶重要性，指导挤奶。

（2）指导患者注意休息，保证充足睡眠，保持愉快情绪，加强营养。

4.焦虑护理

安慰患者及家属，增加患者安全感。在治疗过程中给予患者适当的信息，使其对病情有所了解。保持环境安静，减少感官刺激。

5.预防感染的护理

（1）评估产妇有无产后感染的可能。

（2）保持室内清洁，空气新鲜。

（3）保持全身清洁，每日温水擦浴。

（4）每日会阴擦洗二次，及时更换会阴垫，观察恶露量、颜色、气味并教会产妇如何观察。

（5）进高蛋白饮食，增强抵抗力。

（6）严密观察腹部伤口渗血渗液情况，保持敷料清洁干燥。

（7）遵守无菌操作，指导合理用药。

（8）遵医嘱应用抗生素预防感染。

6.留置管路护理

（1）患者转运过程中应严密观察患者管道情况，进行严格交接。

（2）及时进行二次固定。嘱患者活动翻身时注意避免牵拉导管。下床活动时妥善处置各类导管。

（3）每班查看导管固定是否妥善，如有异常立即重新固定。

（4）患者及家属掌握导管护理注意事项。

7.潜在并发症——抽搐

（1）保持呼吸道通畅，维持呼吸功能稳定。

（2）减少刺激，置患者于单人暗室，保持绝对安静，适当限制探视。

（3）集中操作及治疗，避免干扰。

（4）绝对卧床休息，加强生活护理。

（5）积极治疗原发病。

（6）做好抢救准备，床头柜放置压舌板。

（7）密切观察生命体征变化。

8.潜在并发症——心力衰竭

（1）加强病情观察，识别早期心力衰竭的征象。

（2）充分休息，避免劳累及情绪激动。

（3）限制过度营养，避免体重过重。

（4）预防诱发心衰的因素，如出现心衰，相应治疗。

（5）指导产妇及家属掌握妊娠合并心脏病的相关知识。

（6）在保证满足机体需要的前提下严格输液量及输液速度。

（7）正确处理产程，减少产妇体力消耗。

（8）给予生理及情感支持，降低产妇焦虑情绪。

（二）观察护理

严密观察神志和生命体征（体温、脉搏、呼吸、血压）以及病情变化和各种情绪。观察伤口愈合的程度，还有感染预防及伤口恢复的情况。

（三）生活护理

1.饮食护理

监测患者有无肛门排气，根据胃肠功能恢复情况进行饮食宣教及调整。术后6小时后饮少量清水；术后未排气前流质饮食；肛门排气后进食半流质饮食，增加蒸水蛋等易消化优质蛋白摄入；指导进高蛋白、高热量营养饮食，宜少量多餐，避免进食过量。每日监测并记录患者的进食量、种类。保证睡眠，鼓励适当活动，促进营养物质的代谢和消化吸收。

2.跌倒护理

（1）告知患者用药后不良反应，指导患者用药后半小时方可下床，严密观察用药后不良反应。

（2）指导患者下床活动时穿防滑鞋，遵循"3个30秒"原则（平躺30秒、坐起30秒、站立30秒）。

（3）指导保持地面干燥、走道畅通。

（4）指导患者如厕、下床活动时寻求护士帮助。

（5）指导家属正确使用床位摇柄，及时归位。

（6）指导患者正确使用床护栏，不得翻越床护栏。

3.皮肤护理

（1）落实翻身护理，严格床边交接班制度，评估患者皮肤有无发红、反应性充血、疼痛、瘙痒等，如有异常及时采取护理措施。

（2）注意皮肤清洁干燥，每日温水擦浴，及时更换汗湿、污染的衣服。

（3）保持床铺的平整、松软、清洁、干燥、无皱褶、无渣屑，使患者舒适。

（4）应防止患者身体滑动，一定要抬起患者躯体，避免拖、拉。

（5）对早期受压皮肤发红者，可保护皮肤并悬空。

（四）心理护理

1.建立彼此的信任，消除陌生感，多倾听患者主诉，帮助患者解决问题，常沟通，用聊天的方式为患者心理疏导。

2.关注患者情绪变化，在患者相对放松的情况下进行相关知识的宣教，提高依从性，有利于患者身心康复。

3.告知家属患者的病情变化，取得家属的配合和同意。

4.鼓励患者以积极向上的态度面对一切。

5.增加患者战胜疾病的信心，工作人员用乐观的态度去照顾患者，并引领其快速康复。

（五）健康教育

1.尽可能将患者安排在整洁、舒适、安全的单间，保持室内空气流通，绝对安静，避免各种不良刺激，各种操作动作要轻柔，尽量集中进行，不要轻易打扰患者睡眠。

2.指导进高蛋白、高热量营养饮食，宜少量多餐，避免进食过量。

3.严密观察生命体征及病情变化，密切注意早期心衰的症状。

4.注意观察患者疼痛是否能耐受，积极正确使用镇痛方法。

5.密切观察患者有无自觉症状，若发生头晕眼花等自觉症状，应警惕子痫发生的可能，积极配合医生进行抢救。

6.术后嘱患者注意卫生，勤换卫生垫，避免上行感染。

三、小结

妊娠期高血压疾病是妊娠期特有的疾病，在我国分辨率为9.4%。本病强调生育年龄妇女发生高血压、蛋白尿症状与妊娠之间的因果关系。子痫是妊娠期高血压疾病最严重的阶段，严重危害孕产妇及新生儿的生命安全。因此，做好对子痫预防和治疗的工作显得非常重要。子痫前期是指孕20周之后，出现血压升高和蛋白尿，并可出现头痛、眼花、恶心、呕吐、上腹不适等症状。子痫是由子痫前期发展而成的更严重的症状，引起抽搐发作或昏迷。早发现早治疗，可以预防子痫的发生。

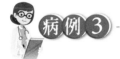

子宫下段剖宫产术 + 子宫捆绑术患者的护理

一、案例介绍

（一）基本信息

患者，女，29岁，以"孕34^{+5}周，无诱因出现下腹部疼痛3小时"为主诉入院。现孕第2胎，平素月经规律，4/26，量中，有痛经，LMP：2018-02-09，EDC：2018-11-16。停经1月余自查尿HCG（＋）示妊娠，早孕反应轻，孕早期因彩超示宫内积血，口服黄体酮、维生素E，肌注HCG保胎治疗。孕4月余感胎动至今，孕期定期产检无异常，孕期无皮肤瘙痒不适，偶有心慌、胸闷不适，孕期有贫血，未做处理。3小时前无诱因出现下腹部疼痛，随120急诊送入我院，急诊彩超显示：胎死宫内，胎盘早剥。以"孕2产0孕34^{+5}周死胎，胎盘早剥，失血性休克，DIC？"收入院。入院后完善相关检查。向患者及家属讲明病情及风险，急诊剖宫产术，备血，下病危通知书。

（二）病史

既往史：否认心肝肾等病史，否认外伤、输血及药物过敏史，无家族遗传病史，预防接种史不详。

个人史：生于原籍，久居本地，本科毕业，否认疫区居留史，否认14天内与新型冠状病毒感染者（核酸检测阳性）有接触史，否认吸烟、饮酒史。

婚育史：初潮12岁，周期28天，经期5天，经量中等，色暗，有血块，偶有痛经。已婚，有性生活，孕2产0，自然流产一次。配偶健康状况良好。

家族史：父母健在，体健。否认家族遗传史。

（三）医护过程

入院体格检查，T 36.5 ℃，P 95次/分，R 21次/分，BP 105/75 mmHg。

患者平车入院，精神及面色欠佳，患者诉下腹疼痛，呈持续性，无阴道出血。查体：神志清楚，痛苦面容，生命体征平稳，板状腹，压痛明显，未及胎心胎动。门诊胎儿彩超提示：胎死宫内，胎盘早剥可能。立即完善相关检查，向患者及家属交代病情，急诊剖宫产术，备血，下病危通知书。依病情变化进一步调整治疗。立即行急诊"子宫下段剖宫产术＋子宫捆绑术"，术中血性羊水，约1000 mL（含羊水），以LOA位助娩一死婴，胎盘完全剥离漂浮于宫腔内，宫腔内大量血块，约500 g，清理宫腔，子宫肌层厚薄不均，左侧宫底部明显增厚，全子宫呈弥漫性紫蓝色伴水肿。术中输冷沉淀10U，血浆800 mL，红细胞3U，术中出血共约1500 mL，尿量100 mL，色清。术后再次输血O型RH阳性血浆800 mL，少白红细胞3U，冷沉淀10治疗量，给予预防感染，促进子宫收缩，支持对症治疗，术毕转ICU病房。于术后第二天转入产科，引流袋引流出暗红色血液约300 mL。

急查血常规示：血细胞分析（全血细胞计数＋五分类）：血红蛋白84.00 g/L↓；中性粒细胞比率92.30%↑；白细胞11.57×10⁹/L↑。继续输注O型RH阳性去白红细胞1.5单位，以及O型血浆300 mL。输血后复查血常规示：血细胞分析（全血细胞计数＋五分类）：血红蛋白85.00 g/L↓；血小板121.00×10⁹/L↓；红细胞压比容25.80%↓。于术后第7天办理出院，生命征平稳，腹软，腹部伤口愈合良好。宫缩好，产露少，一般情况可。

二、护理措施

（一）治疗护理

1.用药治疗

遵医嘱给予头孢呋辛钠预防感染，缩宫素促进子宫收缩。告知患者及家属用药时不良反应和注意事项，得到患者及家属的配合与支持，用药过程中注意观察患者症状，及时倾听患者主诉，防止用药期间发生不良反应。

2.乳房护理

指导患者退奶，减少汤汁实物，任乳房胀满，忍受疼痛，穿戴合身或较紧的内衣，食用可抑制乳汁分泌的食物，使乳汁分泌逐渐减少以至全无。

3.疼痛护理

预防性用药：术后48小时内，持续使用"自控式镇痛泵"。在下地活动前、咳嗽前，预防性自控单次给予小剂量镇痛药，防止出现剧烈疼痛。

4.焦虑护理

密切观察患者生命体征变化，指导患者转移注意力，以减轻其对伤口疼痛的敏感性，必要时则可遵医嘱给予止痛药物治疗。主动与患者沟通交流，对其疾病知识进行健康宣教。关注患者主诉，给予精神安慰和精神疏导。

5.预防感染的护理

每日观察生命体征，遵医嘱运用抗生素，定期复查血常规、感染指标。倾听患者的主诉，观察患者是否出现异常症状、体征。动态观察伤口及周围皮肤情况，保持局部清洁干燥，发生污染/渗液时及时更换敷料。加强手卫生，严格无菌操作。

6.留置管路护理

告知患者及家属引流管的作用及护理要点，外固定，低位悬挂，勿压、拉、折管，保持通畅，及防脱管的应急处理方法。

（二）观察护理

严密观察神志和生命体征（体温、脉搏、呼吸、血压）以及各种情绪。观察伤口愈合的程度，还有感染预防及伤口恢复的情况。

（三）生活护理

跌倒护理。教会患者使用呼叫器，日常用物放于可触及处，指导患者及家属正确使用床挡及轮椅，嘱家属24小时留陪。床尾悬挂风险标识，护士严格交接班，并保持病房地面干燥无水渍。

（四）健康教育

讲解疾病相关知识，并告知患者有利于疾病康复的饮食、活动，及防跌倒、防脱管、防术后并发症的方法及康复知识。

三、小结

睡眠在疾病康复中有至关重要的作用，当患者出现焦虑、睡眠不足、易醒、多梦、入睡困难时，应高度引起重视，提前干预，让患者参与自己的康复中，并践行有利的非药物治疗方法，提高药物治疗的依从性，用最快的方法、最短的时间，得到更好的结果。

第十章

急危重症的护理

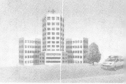

第一节　院前急救的护理

　概述　

院前急救（pre-hospital care）又称院外急救，是指急、危重症患者进入医院前的医疗救护，包括患者在发病现场对医疗救护的呼救、第一反应者或医护人员实施的现场救护、途中监护和转运等环节，是急诊医疗服务体系的一个重要组成部分，被视为医疗服务体系的首要环节。快速、有效的院前急救在维持患者生命、防止再损伤、减轻患者痛苦、提高抢救成功率、降低致残率及为进一步诊治创造条件等方面均具有极其重要的意义。

院前急救有广义与狭义之分，广义上是指医疗人员或目击者在伤病现场对患者进行的相关急救，以维持其基本生命体征，减轻痛苦的医疗行为。狭义上则专指从事急诊急救医疗工作的医务人员为急、重、危患者提供的现场急救、分诊分流、转运和途中救护服务等。

（一）院前急救的特点

院前急救的服务对象和工作特点均有别于医院急诊科救护。明确院前急救的特点在急救工作的组织及急救效率的提高方面具有重要的意义。院前急救的特点大致可归纳为以下几个方面。

❶ 社会性及随机性较强

院前急救活动涉及社会的各个方面，不单涉及医学领域，还需与公安、消防、铁路交通、建筑、运输等政府部门或相关行业密切合作，共同解决事发现场的医疗和非医疗性问题，这是其社会性强的主要表现。院前急救随机性强的特点则主要表现在患者呼救没有时间的限制，病情种类多样化，重大事故或灾害的发生时间及地点往往也是未知的。

❷ 时间紧急

院前急救的时间紧急体现在急救工作的行动急和患者及其家属的心情急。急救工作要求一有"呼救"必须立即出动，一到现场必须迅速实施抢救，抢救后根据病情判断是否需立即运送或就地监护治疗。同时必须充分体现"时间就是生命"的理念。多数患者及其亲属在伤病现场往往备感焦虑和恐惧，要求迅速送往医院进行紧急抢救的心理十分迫切。

❸ 流动性大

院前急救系统一般是在急救医疗服务的区域内活动，而院前急救事件发生的地点、时间等不可预测，救护地点可以分散在区域内任何地方，患者可流向区域内任意一家医院，如遇有突发灾难事故发生，也可能超越行政医疗区域分管范围，到邻近省、市、县开展救护工作。

4　急救环境条件差

现场救护的条件大多比较差，主要表现在急救人员、设备仪器均受限制；环境恶劣、患者病史收集不全，缺乏客观资料；运送时道路情况、天气状况等常给一些检查和治疗工作带来困难，有时甚至因为险情未除造成人员的再度伤亡。

5　病种复杂多样

院前急救服务对象的病种多、病情复杂，有的还涉及传染病、中毒或不明原因的疾病等情况。因此，要求院前救护人员不但要有扎实的跨学科、跨专业的医学知识，还应具有敏锐、细致的观察能力及较强的鉴别诊断能力。

6　以对症治疗为主

在院前急救现场，通常没有足够的时间和良好的条件给医护人员进行患者伤（病）情的鉴别诊断。医护人员的主要任务是对症急救，即做好针对生命指征的问题，尤其是对心、肺、脑功能衰竭者进行心肺脑复苏，以及对外伤的止血、包扎、固定和搬运等各种对症急救工作。

7　体力强度大

院前急救医护人员从接到急救指令、迅速反应、抢救患者到转运监护，其中每个环节都要付出大量的体力劳动。同时，由于院前急救的现场环境大多艰难险阻，医护人员不仅需要随身携带急救箱，还要救治患者，同时又要指导和帮助搬运患者，运送途中还需密切观察患者的病情变化。因此，在急救的整个过程中，体力消耗较大，这就要求救护人员需具备良好的身体素质。

（二）院前急救的任务及工作范围

院前急救作为社会保障体系的重要组成部分，是基本医疗服务和公共卫生服务的提供者，其主要任务及工作范围如下。

1　平时呼救患者的院前急救

这是院前急救的主要和经常性的任务，包括现场急救和运送监护。一般情况下呼救患者可分为三种类型：第一类是短时间内有生命危险的患者，如急性心肌梗死、猝死、大面积烧伤、气管异物等，占呼救患者总数的10%～15%。对此类患者必须实施现场急救，目的在于挽救患者生命或维持其生命体征。第二类是病情紧急但短时间内尚无生命危险的患者，如急腹症、骨折、支气管哮喘等，占呼救患者的70%～80%。对此类患者也需要进行现场处理，目的在于稳定病情、减轻患者在运转过程中的痛苦和避免并发症的发生。第三类是慢性病患者，占呼救患者的10%～15%，对此类患者不需要现场急救，只需提供救护车转运服务。

2　突发公共卫生事件或灾害性事故发生时的院前急救

在自然灾害和人为灾害中，由于伤病员多、伤情重、情况复杂，除了做好现场医疗急救外，还需要与现场其他救灾队伍如消防、交通、公安等部门密切配合，并做好自身安全

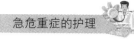

防护。遇到由于特大灾害或战争产生大批伤病员时，应结合实际情况执行有关抢救预案，无预案时需加强现场伤病员分类和现场救护，并根据不同情况及时分流。不能转送的危重患者可就地搭建手术棚进行紧急手术并于术后转运。

❸ 执行特殊任务时的救护值班

特殊任务指当地的大型集会、重要会议、体育活动、外国元首来访等救护值班。执行此项任务要加强责任心，严禁擅离职守，随时应对可能出现的各种意外事件。

❹ 急救知识和技能的普及

急救知识和技能的普及工作可以实现非医护人员和专业医护人员救护的紧密衔接。院前培训机构一方面可通过广播、电视、报刊等向公众普及急救知识，开展有关现场救护及心肺复苏的全民教育；另一方面可针对特殊人群，如红十字会成员、司机、警察、导游等进行专项培训。向广大群众普及急救知识，增强群众的急救意识和急救能力，提高全民的自救和互救服务能力。

❺ 急救通信网络的枢纽任务

院前急救的通信网络在整个急救过程中不仅承担着急救信息的接收任务，还承担传递信息、指挥调度及与上级领导、救灾急救指挥中心、急救现场、急救车、医院急诊科的联络功能，起到承上启下、沟通信息的枢纽作用。通信网络一般由三方面组成：

（1）市民与急救中心的联络。

（2）急救中心与救护车、急救医院即EMSS内部的联络。

（3）急救中心与上级领导、卫生行政部门和其他救灾系统的联络。

（三）院前急救的原则

有效及时的院前急救，对于维持患者的生命、防止再损伤，为进一步诊治创造条件，对提高抢救成功率、减少伤残率，均具有重要的意义。因此，院前急救总的原则是"先救命后治病，先重后轻"。具体原则如下。

❶ 立即使伤（病）员脱离危险区

救护人员在伤病现场实施救护前应先对周围环境进行安全评估，排除危险后再实施救护。

（1）先复苏后固定：遇有心搏呼吸骤停合并骨折者，应首先用心肺复苏术对患者进行心肺复苏，直至心跳、呼吸恢复，患者基本生命体征趋向平稳后，再固定骨折。

（2）先止血后包扎：遇有大出血合并创口者，首先立即用指压、止血带、药物等方法进行止血，防止因持续性失血而导致失血性休克，然后再进行消毒、包扎创口。

（3）先重伤后轻伤：遇到群伤事故时，救护人员应遵循"先急后缓、先重后轻、先近后远"的原则。分清轻重缓急，优先抢救急、危、重患者，后抢救伤势较轻的患者。

❷ 先救命后治病，先救治后运送

在伤病现场，应先争取时间现场抢救患者的生命，待病情稍稳定后再进行运送。在运送途中，应尽可能减少颠簸，必要时注意保暖，同时密切观察患者的病情变化；转运中确保患者在严密的医疗监护下安全转送至医院。

3 急救与呼救同时进行

如有成批伤员，又有多人在场时，要具备良好的心理素质，利用熟练的急救处理经验，做到忙而不乱、紧张而有序地分工合作，急救和呼救同时进行；只有一人在场时应先施救，后呼救，争取在最短时间内得到急救外援。

4 争分夺秒，就地取材

大量的急救实践证明，救护人员越早接近伤病者，受伤后所需的急救时间就越短，伤病者的存活率也就越高。这就要求救护人员在达到现场的第一时间要快速反应，就地取材，实施综合的急救措施，争分夺秒地开展一系列的救治工作，挽救患者的生命。

5 保留离断肢体和器官

发生断肢后，尽快使伤者连同伤肢（指）离开现场，以抢救生命为主。准确记录断肢（指）的时间和伤后处理情况，了解致伤原因及损伤程度。

6 搬运与医护一致性

避免因协调不够而使途中抢救无保障，以及车辆颠簸等增加伤员不应有的痛苦和死亡。要做到医护和抢救运送的任务要求一致、协调步调一致、完成任务的指标一致。

7 加强途中监护并记录病情

对患者进行现场急救处理后，要快速充分利用车上装备对患者进行生命支持与监护。强调在搬运及转送途中确保患者不会因此而危及生命或使其病情急剧恶化，同时应认真填写规定的医疗文件，并妥善保管，做好交接班工作。

二、院前急救模式

院前急救模式是建立与发展EMSS的基础。全球院前急救模式有英美模式和法德模式，英美模式的主要特征是将患者运往医院治疗，而法德模式的主要特征是将医院带到患者身边。我国院前急救模式总体上位于国外这两种模式之间，院前急救人员一般是具有执业资格的医护人员，但现场救治深度又不及法德模式。由于经济水平、急救量、急救资源等多方面因素，各地区在原有医疗体系的基础上，形成各具特色的院前急救模式，可归纳为独立型、指挥型、院前型、依托型、附属消防型等模式。但就院前急救组织质量管理内容而言，其共性的环节包括通信、运输、医疗（急救技术）、急救器材装备、急救网络、调度管理等。而其中通信、运输和医疗（急救技术）被认为是院前急救的三大要素。

（一）国外院前急救模式

20世纪60年代以后，世界各国特别是欧美等发达国家对急诊医学十分重视。1966年美国心脏协会提倡在公众中普及心肺复苏术。20世纪70年代以来，空中急救事业发展迅速，执行50～70 km半径的急救任务，医务人员于5～20分钟可抵达灾害或事故现场，20～45分钟将伤病员送到医院，已成为日常急救的重要力量。目前，全球范围内存在着多种急救医护模式，主要有英美模式和法德模式。

1 英美模式

英美模式突出"急"字，其核心理念是以最快的速度和最短的时间将患者送到就近医院进行抢救。强调以医院急诊为中心，主张伤病员的院前快速转运，即急救员一旦接到呼救，立即直接奔赴伤病现场，进行现场简单的医疗处置后将患者迅速转送医院急诊科或急救中心，由急诊医生或相关专业医生进行急诊治疗。该模式采用统一的应急电话号码，集消防、警察和医疗急救于一体。采用这种院前急救工作模式的国家主要有美国、英国、澳大利亚等。

2 法德模式

法德模式突出一个"救"字，其核心理念是把救护车打造成"流动医院"，即强调在最短的时间里把"医院"送到患者的身边。强调伤病员的院前救治，救护车上一般配有经验丰富的医生和齐全的检查工具、救护设备及药品，类似一个移动的ICU病房。救护车上的救护人员必须配备执业医生和护士，救护人员现场给予危重患者实施急救治疗及护理，稳定患者病情后再送往相关医院。该急救系统模式一般有专用的医疗急救电话号码。采取这种急诊急救医护模式的国家和地区主要有法国、德国、俄罗斯、瑞士等。

此外，法国紧急医疗救助体系（SAMU）对消防部门等救助机构具有调度指挥权和协同权，私人救护车公司、红十字会、公民保护协会、家庭医生等也是法国院前急救系统的辅助组成部分。

（二）中国院前急救模式

中国模式目前仍处于发展阶段，其特点是救治与运送相结合，强调以医院为中心，以医院的急诊科为职能核心。院前急救强调伤病员的快速转运，根据求救电话情况迅速判断需要派出的救护车种类，而患者的检伤分类、辅助检查、诊断与鉴别诊断等主要在医院急诊室完成，这点和英美模式相似，强调院前转送，院内救治；中国的院前急救，每辆救护车上配备1名医生和1名护士，医生根据现场情况决定立即转运或是首先给予一定的医疗干预稳定伤情，并有权决定将患者送往就近急诊室或适合病情的医院，这与法德模式很接近，强调患者的院前救治。按照急救任务承担主体和地域的不同，国内院前急救模式主要有以下模式。

1 广州模式（指挥型）

广州市"120"急救指挥中心负责全市急救工作的总调度，以若干医院的急诊科为相对独立的急救单位，按医院专科性质和区片划分出诊。急救指挥中心与各医院无行政上的隶属关系，但具有全市院前急救工作的调度指挥权。设立急诊科的医院按照卫生健康委员会的要求出资设置急救站，配备急救人员、车辆、设备，承担主要急救任务；市急救中心仅设置少量急救站点，配备少量救护车，承担少量急救任务。其特点主要是投资少，充分利用医疗资源，但在各医院急诊科的协调方面具有一定的困难。

2 重庆模式（依托型）

重庆市医疗急救中心主要依托于一家综合性医院（重庆市第四人民医院），拥有现代化的急救设备和救护车。经院前处理后可送入附近医院或收入附属医院，形成了院前急救、医疗监护转运、院内急救ICU等完整的急救医疗功能。其特点是院前、院内急救有机结合，有效提高伤病员的抢救成功率，投资少，对院前患者的处理能力较强，但指挥权威性的建立有一定困难，医院的医护人员随车出诊存在专业技术人员的浪费。

❸ 上海模式（院前型）

上海的院前急救采取的是独立性专职从事院前急救服务的运行模式，拥有独立的院前急救医疗机构、人员、急救装备及指挥调度运作系统。市医疗急救中心和各郊区县急救中心分别负责区域性日常急救工作，院前急救任务由市急救中心和区县急救中心承担，医院不承担院前急救任务。一旦发生重大灾害性事件，全市院前急救资源由市医疗急救中心实行统一指挥调用。其特点是管理起来较容易，院前反应快。市区急救半径为3～5 km，平均反应时间为10分钟。

❹ 北京模式（独立型）

北京急救中心是北京市院前急救和重大急救医疗任务的统一指挥、调度和抢救中心。由院前急救、急诊科、重症监护室构成，拥有现代化的调度通信设备，可以和市政府、卫健委以及北京各大医院直接进行通信联系。其特点是具有院前、院内、重症监护和住院部，实行院前—急诊科—ICU急救一条龙的急诊医疗体系，是个"大而全"的模式。但由于未能充分利用其他医院的急救资源，需要巨额资金和大量人力来完善急救指挥系统和急救网络，目前已经进行了改进。

❺ 香港模式（附属消防型）

香港特区的院前急救机构由政府消防署管辖，采用医疗救护与消防、司警统一的通信网络，报警电话为"999"。消防署负责日常的医疗急救任务，现场急救后，将患者送往所管辖的医院或患者指定的医院。其特点是附属于消防机构，共同使用一个报警电话号码，总部下设有多个救护站，形成急救网络，其纪律严明，反应迅速。

中国的院前急救模式受经济发展水平等的影响，各有特色，但也存在一定的局限性。在未来的几年里，中国的院前急救模式将得到进一步的完善和发展，会更加突出急救的时效性。

三、院前急救流程

院前急救的目的是提高抢救患者的生存率，降低伤残。护理人员必须掌握急救护理的基本流程和基本抢救技能，才能快捷、准确、有效、安全地做好现场救护。

（一）院前急救评估

院前急救评估包括环境评估和病（伤）情评估，在对急危重症患者进行病情评估的过程中，必须树立"挽救生命第一"的观点，应强调边评估边救治的原则。

①现场环境评估

急救人员首先应进行现场环境的评估，重点观察现场环境中现存的和（或）潜在的危险因素及可利用资源，快速评估造成事故、伤害及发病的原因，现场是否存在对伤病员、救护者继续造成伤害的环境危险因素及周围环境中可利用的资源。如现场仍有危险因素存在，切不可盲目行事，应先去除危及在场人员生命或影响救治的因素，再进行救治，确保伤者和救援人员的安全。

②病（伤）情的评估

无论现场伤病员的病情如何，对伤病员的评估过程和方法大致是相同的。快速评估目的在于及时发现危及生命的危重病（伤）情并及时处理。紧急情况下主要是对生命重要器官或系统进行快速评估，包括意识、气道、呼吸和脉搏。只有在威胁患者生命的危险因素去除后，才能有系统地进行详细的检查及处理其他情况。

（1）快速评估

1）意识：通过声音和拍打的刺激观察患者有无反应，判断患者的意识是否存在。如对患者大声呼唤、轻拍肩部，患者会睁眼或有肢体运动等反应；轻拍婴儿足跟或掐捏其上臂会出现啼哭。如对上述刺激无反应，说明患者意识丧失，已处于危险状态。一旦初步确定患者神志昏迷，应立即呼救，请求援助。

2）气道：检查伤病员是否有呼吸困难症状存在，并查明原因，必要时清除伤病员口腔等部位的异物，有义齿者需取出，保持伤病员气道的通畅，如伤病员昏迷，但没有颈椎骨折的可能时，可用仰头抬颌法（或仰头抬颈法）；如伤病员昏迷，又有颈椎骨折的可能时，应指导其他人员协助固定伤员的头部及颈椎，并用双手托颌法。

3）呼吸：判断患者呼吸情况之前要确保呼吸道的畅通，检查者将自己的面颊部靠近患者的口鼻处，通过一看（胸廓有无起伏），二听（有无呼吸音），三感觉（有无气流感）的方法判断，判断时间为5～10秒。对呼吸存在的患者要评估呼吸的频率、节律、深浅度有无异常，有无呼吸困难、发绀及三凹征等。如出现呼吸变快、变慢、变浅乃至不规则，呈叹息样提示病情危重。如呼吸已停止，应立即进行人工呼吸。

4）判断循环：成人可通过触摸桡动脉或颈动脉来判断有无搏动及搏动的强弱；儿童触摸颈动脉或股动脉判断有无搏动及其强弱。如触不到桡动脉搏动，提示收缩压降至80 mmHg以下；如触不到颈动脉搏动，提示收缩压下降到70 mmHg以下。缺氧、失血、疼痛、心力衰竭、休克时脉率加快、变弱，心律失常出现脉搏不规则。同时评估患者皮肤的温度、颜色，有无发热或湿冷，有无苍白或发绀出现，了解末梢循环，判断血液循环情况。对没有呼吸脉搏及微循环者需立即进行心肺复苏。

（2）全身评估：在快速评估完危重病（伤）情后，对发现的危及生命的病（伤）情实施及时、有效的干预措施后，应进一步进行全身评估，目的在于发现患者所有的异常情况或损伤的指征。全身评估主要是对患者进行"从头到足"的全身系统检查，以全面评估患者的病情和（或）潜在的病情（或危险）。包括体表评估、头颈部评估、脊柱评估、胸部评估、腹部评估骨盆评估、四肢评估和周围神经评估等。检查时尽量减少移动或不移动患者。

1）体表评估：检查患者体表有无出血，组织完整性是否受损。如有大面积出血要立即止血。

2）头、颈部评估：检查患者头颅大小、形状；头皮、颅骨、面部有无外伤或骨折，有无脑脊液漏和挫伤等，防止颅内高压的出现；观察眼球和晶状体是否正常，有无结膜出血、角膜异物等；检查耳、鼻有无出血或液体流出；观察口唇有无发绀、口腔内有无异物或牙齿脱落；检查颈部有无损伤、出血、僵直或活动受限，如果怀疑有颈椎损伤，应立即用颈托固定或就地取材固定颈部。

3）胸部评估：检查胸部有无创伤、出血或畸形；呼吸时有无异常胸廓起伏，是否对称用手轻轻在胸部两侧施加压力，检查有无肋骨骨折；如果出现压痛、肿胀、血气胸等情况，可给予加压包扎固定或闭式胸腔引流等。

4）脊柱评估：在未确定是否存在脊髓损伤的情况下，切不可盲目搬动患者。检查时用手平伸向患者后背，自上向下触摸，检查有无肿胀或形状异常、有无疼痛和活动受限等情况；对脊柱损伤患者要特别注意转运过程中的搬运方法和监护生命指征。

5）腹部评估：观察腹部外形有无膨隆、凹陷、腹式呼吸情况；有无创伤、出血，腹部有无压痛、反跳痛或肌紧张，有无移动性浊音，肠鸣音是否消失等。通过检查，判断患者腹部有无出血、穿孔及其他损伤的脏器及其范围。

6）骨盆评估：用双手分别放在患者髋部两侧，轻轻施加压力，检查有无疼痛或骨折存在，同时检查外生殖器有无损伤。

7）四肢评估：检查四肢有无形态异常、骨折、出血、压痛、肿胀及肌张力情况；关节活动是否正常；观察肢体皮肤颜色、触摸皮肤温度，注意末梢循环情况。检查下肢时注意不要随意抬高双腿，以免加重损伤。

8）周围神经评估：检查时通过询问患者是否存在感觉缺失、感觉异常、疼痛和麻痹等判断周围神经是否受损。周围神经受损要尽早诊断和治疗，否则易导致肢体残疾。

（3）院前急救患者分检：患者分检是现场救护工作的重要组成部分，做好患者的分检工作，可以充分利用现场救护的人力及物力，使现场需要急救的各类伤患者各得其所，从而保证救护和运送工作有条不紊地进行，最终达到提高患者的存活率和降低病死率的目的。

1）伤情分类：根据患者的受伤部位、生命体征及出血量等来判断伤情的轻重。判断病情要迅速，应做到快速、准确，一般1~2分钟完成一个患者评估。伤情一般可分为轻伤、重伤、危重伤、死亡四类，常用相应颜色卡片表示病情并置于颈部、前胸或手腕等易见处。卡片上的项目应包括：患者的姓名或编号、初步诊断、是否需要现场紧急处理等。①轻伤：绿色标记，表示受伤程度较轻，患者意识清醒，生命体征也比较正常，一般对症处理后可延期转运，如轻度烧伤、软组织损伤、扭伤等。②重伤：黄色标记，表示虽病情严重，但尚未危及生命者，短时间内给予及时处理后不会危及生命，否则伤情将加重，如脑外伤、骨折、挤压伤等。③危重伤：红色标记，表示病情严重，随时都有生命危险，出现一些危及生命的症状变化，如窒息、大出血、昏迷等。④死亡：黑色标记，表示伤病员已死亡，出现意识丧失、颈动脉搏动消失、心跳呼吸骤停等症状。

2）现场急救区划分：在现场有大批伤病员时，最简单、有效的急救区划分应分为以下四个区，以便有条不紊地进行救护。①收容区：伤病员集中安置区，在此区进行分类并挂上分类标签，并提供必要的抢救工作。②急救区：用来接收红色和黄色标志的危重患者，提供进一步的抢救工作，如对休克者建立静脉通道，扩充血容量；对呼吸、心搏骤停者实施心肺复苏等。③后送区：主要接收能自己行走或病情较轻（绿色标记）的患者。④太平区：停放已死亡的患者。

（二）现场救护

根据对病（伤）情的评估结果，医护人员应立即对需急救的患者给予现场救护措施，其主要包括紧急呼救、安置患者体位、伤病员现场分类、采取必要的急救护理措施等。

❶ 紧急呼救

现场对患者进行迅速评估及病情初步判断后，需立即对危重患者进行抢救，同时及时向相关的专业急救机构、医疗部门等求救，拨打急救电话"120"或大声呼救，启动救援系统。有效的呼救系统对危重患者获得及时的救治至关重要。电话呼救时应清楚说明：

（1）患者姓名、性别、年龄、住址、接车地点及联络电话号码。

（2）患者所在的确切地点，尽可能指出周围的显著标记等。

（3）患者目前最危急的情况，如大出血、意识不清、呼吸困难等。

（4）灾害事件、突发事件，要说明伤害性质、严重程度、发生的原因、受伤人数等，以及现场所采取的救护措施，以便医务人员能够迅速准备急救药品并及时赶到伤病现场。

❷ 安置患者的体位

急救人员需根据患者病情的轻重不同，为其采取相适应的体位。原则上是在不影响急救处理的情况下，将患者放置为安全舒适的体位。

（1）无意识，无呼吸、无心跳者：给予复苏体位即仰卧位，并将患者置于坚硬的平面上，如硬木板床等。

（2）神志不清有呼吸及循环者：给予患者恢复体位即侧卧位，以防止呕吐物进入气管而产生窒息；急性左心衰竭给予坐位。

（3）特殊体位要求：胸腹部外伤给予半坐卧位；毒蛇咬伤患者将患肢放低；咯血者给予患侧卧位；腹痛者给予屈双膝于腹部；脚扭伤者抬高患肢等。

注意：勿用力拖拉或随意移动患者，以免造成再次损伤；对脊柱损伤者应2~3人同时进行轴线翻转，做好头部固定，防止脊柱、脊髓再次损伤。

❸ 安全松解或去除患者衣物

根据患者受伤部位和具体情况，采用合适的方法松解或去除患者衣物、头盔等。整个动作应稳妥，尽量不要有粗暴动作，以免加重患者的伤情。

（1）去除头盔法：头部受伤患者因其所戴头盔会妨碍呼吸，故应及时摘除头盔。去除头盔时应一人支撑住患者颈部、托住下颌，保持头和脊柱在一条直线上，另一人在患者头侧解开或剪断头盔带，用力将头盔的边向外侧扳开，解除夹头的压力，再小心向上、向后移动头盔，缓慢脱出。动作应稳妥、轻柔，以免加重伤情。

（2）脱上衣法：解开衣扣，将衣服尽量推向肩部，背部衣服向上平拉。如为一侧上肢受伤，应注意先健侧后患侧。患者生命垂危、情况紧急，或穿有套头式衣服较难脱去时，为避免医患纠纷，应快速征得患者或其家属同意后用剪刀剪开衣袖。

（3）脱长裤法：患者取平卧位，解开腰带及裤扣，从腰部将长裤推至髋下，保持双下肢平直，不可随意抬高或屈曲，将长裤拉下脱出。如确知患者无下肢骨折，可抬高小腿拉下长裤。

（4）脱鞋袜法：托起并固定患者踝部，解开鞋带，先向下、再向前顺足趾方向脱下鞋袜。

④ 现场救护措施

根据初步判断，急救人员应立即对患者实施救护措施，包括心脏按压、人工呼吸、心脏电击除颤、心电监护、气管内插管、气胸减压、止血、骨折固定等。这些救护措施可穿插在评估和体检过程中。

（1）维持呼吸功能：保持呼吸道通畅是急救过程中最基础、最重要的措施。及时清除患者口、咽和气管内的异物或痰液，保持呼吸道畅通。对呼吸停止者建立人工气道，如行环甲膜穿刺术或气管插管术，应用简易人工呼吸器等。对昏迷者采用口咽通气管或用舌钳拉出舌头固定，以防止舌后坠。对呼吸困难患者及时给予氧气吸入等。

（2）维持循环系统功能：院前急救时创伤患者比较多，且多伴有出血甚至出现低血容量性休克，因此尽快恢复有效循环血容量是关键。对呼吸、心搏骤停者应立即行心肺复苏，建立有效的循环、呼吸。对创伤出血、休克等危重患者应快速建立静脉通道，按医嘱给予药物，静脉输液时尽量选用静脉留置针。有条件时应对高血压急症、心力衰竭、急性心肌梗死或各种休克患者进行心电监护，必要时配合医生进行电除颤或胸外心脏按压。

（3）维持中枢神经系统功能：包括对急性脑血管病、癫痫发作以及急性脑水肿患者的护理，进行头部重点降温，以提高脑细胞对缺氧的耐受性，保护血脑屏障、减轻脑水肿、降低颅内压、减少脑细胞的损伤。对于心搏骤停的患者，在现场急救实施基础生命支持的同时，开始采取脑复苏的措施，可采取冷敷（冰帽、冰袋等）降温措施。

（4）对症处理：协助医生进行止血、包扎、固定及搬运等。应用药物或用其他方法进行降温、引流、解毒、解痉、止痛、止吐、止喘等对症处理。

（三）转运与途中监护

经现场实施相应的抢救措施后，在患者病情允许的情况下，应尽快、安全地将患者转送到合适的医院，进行进一步的专科诊疗和护理。转送伤病员时，要根据伤病员的具体情况选择合适的搬运方法、搬运工具，遵循及时、迅速、平稳、安全的原则实施转运。

① 转运前准备

转运前要评估患者病情情况，妥善准备运输车辆及通信设备后方可出发。

（1）患者准备：患者经过紧急处理后病情稳定或相对稳定，经评估患者各项生命体征、病情得到有效控制或基本控制的情况下可考虑进行转运。转运前必须认真检查患者，做好解释工作，取得家属及患者的理解和配合。并注意记录患者生命体征、确定气道通畅情况、静脉通道的可靠性、骨折临时固定的牢固情况等。

（2）物资准备：转运前需要根据患者的伤情，急救人员检查急救车上的急救物资并选择合适的运输工具，运输工具要具有可靠性、适用性和稳定性，确保顺利转运。

（3）通信准备：安全转运患者的另一个重要因素是通信联络必须通畅、可靠，转运中利用现代通信工具与急救中心或医院取得联系，报告病情，及时做好接收准备。

❷ 搬运方法

安全、科学的搬运方法可以减轻患者痛苦，快速帮助患者转移到救护车。因此，要根据患者的病情特点，因地制宜地选择合适的搬运法。院前急救常见的搬运方法包括徒手搬运法、椅托法、担架法等。

（1）徒手搬运法：适用于路程较短、病情较轻、无骨折的患者。

1）拖拉法：现场环境危险，必须立即将患者转移。救护者位于患者的背后，将患者的双侧手臂交叉放于胸前，救护者双手放于患者腋下，紧紧抓住患者手，缓慢向后拖行。

2）扶行法：适用于伤势较轻并能自己行走的患者。救护者位于患者一侧，患者靠近救护人员一侧的手臂抬起，绕过救护者的颈部。救护者外侧手紧抓患者的手臂，另一只手扶其腰部。

3）抱持法：适用于体重较轻、不能行走的患者。救护者位于患者一侧，一手自患者腋下伸至对侧肩部，另一手托住大腿，将患者抱起。若患者清醒，可将双手交叉于救护人员颈部。

4）三人搬运法：适用于脊柱骨折和骨盆骨折的患者。三名救护者位于患者一侧，一人托住肩胛部，一人托住臀部和腰部，另一人托住双下肢，将患者同时水平抱起，齐步向前搬运。

5）四人搬运法：适用于颈椎受伤的患者。一名救护者牵引患者头部，其余三名救护者位于患者未受伤一侧，分别抱起颈肩部、腰臀部和双下肢，同时用力抱起向前搬运。

（2）椅托法：适用于老年人短途搬运。将患者放置于椅子上，一名救护者抬椅子前腿并将患者双腿置于救护者双前臂外侧，另一救护者抬起椅背，并固定患者双肩。

（3）担架法：适用于脊柱骨折或多发性骨折的患者。该方法需要 2～4 人进行。搬运时注意患者的头部在后，双腿在前，以便救护者在搬运过程中观察患者的病情变化。注意步调一致，抬往高处时，前者要将担架放低，后者抬高。

❸ 转运工具及其特点

（1）担架转运：是灾难急救转运伤者最常用的工具。其优点是转运平稳、舒适，一般不受道路、地形的限制；缺点是运送速度较慢，人力消耗大，而且易受气候条件的影响。

（2）救护车转运：是救护、转运患者最常用的工具，是院前急救的基本保障。其优点是速度快，受气候条件的影响较小；缺点是在遇到道路、地形、路况不好时，颠簸较严重，某些伤病员易晕车，出现恶心、呕吐的症状，途中的救护易受到影响。

（3）轮船、汽艇转运：一般常作为沿海、岛屿等水域环境伤病员的转运或海难、洪涝灾难时的运输工具。其优点是轮船速度慢，较平稳，缺点是受风浪影响较大，极易引起晕船反应；汽艇速度较快，一般适用于洪涝灾害时的转运。

（4）飞机转运：其优点是速度快，平稳，效率高，不受道路、地形的影响；缺点是随着飞行高度的上升，空气中的含氧量会下降，会对肺部疾病、腹部手术等患者造成不利影响。

4 转运途中的监护

（1）根据病情安置体位，一般患者采取平卧位，恶心、呕吐患者采取侧卧位或头偏向一侧，颅脑损伤者应将头部垫高，并用沙袋固定头部，以减少震荡和损伤等。

（2）担架在行进途中，注意保持患者的下肢在前，头部在后，以便于在转运途中观察病情。

（3）脊柱受伤者应身下垫硬板，并保持脊柱轴线固定，对已确定颈椎创伤的患者最好用颈托保护颈椎，骨折患者应先固定并在转运中注意观察肢体远端的末梢循环情况，避免并发症的发生。

（4）护送人员在运送前要评估道路状况，救护车尽量保持平稳，在上下坡、拐弯时要防止颠簸，以免患者病情加重或发生坠落。

（5）使用止血带的患者，要特别注意定时松解，松解止血带时要用力按住伤口，以防发生大出血，并及时记录上止血带及松解止血带的时间。

（6）转运途中要加强生命支持性措施，如输液、吸氧、吸痰、气管插管、心肺复苏等；妥善固定各种管道，保持输液管、气管导管、胸腔引流管等的通畅；做好心理护理，与清醒患者交流，了解患者的意识状态，帮助缓解紧张情绪。

（7）严密观察和监测患者生命体征的变化情况、意识、面色变化、出血等情况，途中一旦病情突变，如出现窒息、呼吸停止、抽搐等紧急情况，应停止搬运，立即配合医生进行急救。

（8）转运途中做好抢救、观察、监护等有关医疗文件的详细记录。对医生下达口头医嘱的执行要坚持"三清一复核"的用药原则。三清即听清、问清、看清；一复核即与医生复核药物名称、剂量、浓度，无误后方可用药。用药后的安瓿应暂时保留，以便核对。记录要客观、真实、准确、及时，以备交班查询。

第二节　心搏骤停与心肺脑复苏术的护理

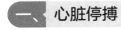 **一、心脏停搏**

　　心搏骤停是指心脏有效射血功能的突然终止，是临床上最危重的急症，也是心脏性猝死的最主要原因。心脏性猝死是指急性症状发作后1小时内发生的以意识突然丧失为特征、由心脏原因引起的死亡。因此，尽早进行高质量的心肺脑复苏是提高复苏成功率的关键。

（一）概述

　　心脏停搏（cardiac arrest，CA）即心搏骤停，是指心脏在严重致病因素下引起的心脏突然停搏，有效泵血功能丧失，引起全身组织器官严重缺血、缺氧和代谢紊乱。我国心脏性猝死发生率为41.84/10万，男性高于女性。

心搏骤停后，心泵的功能完全丧失，血液因失去推动循环的动力而停止流动，血氧浓度显著降低，全身组织器官均处于缺血缺氧状态，导致细胞内线粒体功能障碍和多种酶功能失活，造成组织器官损伤。正常体温时，中枢神经系统对缺氧、缺血的耐受程度最差。脑组织重量占体重的2%，但它对氧摄取量和血供的需求却很大。所以在缺血缺氧时，最先受到损害的便是脑组织。脑组织对缺血、缺氧最敏感，一般心搏骤停后的3~5秒，患者可出现头晕、黑蒙；停搏10秒左右可引起晕厥，随即意识丧失，或发生阿-斯综合征，伴有局部或全身性抽搐，同时出现大小便失禁。心搏骤停发生20~30秒，由于脑组织中尚存的少量含氧血液可短暂刺激呼吸中枢，呼吸可呈叹息样或短促痉挛性呼吸，随后呼吸停止。停搏60秒左右可出现瞳孔散大。停搏4~6分钟，脑组织即可发生不可逆的损害，数分钟后即可从临床死亡过渡到生物学死亡。

（二）心搏骤停的病因

导致心搏骤停的常见病因包括心源性和非心源性因素。心源性病因为心脏本身的病变所致，而非心源性病因是其他疾患或因素影响心脏所致。

1 心源性心搏骤停

（1）冠状动脉粥样硬化性心脏病（冠心病）：冠心病是导致成人心搏骤停的最主要病因，约80%心脏性猝死由冠心病及其并发症引起，绝大多数心脏性猝死发生在有器质性心脏病的患者。在急性心肌梗死早期或严重心肌缺血时，心室颤动是冠心病患者猝死的最常见原因。

（2）各种心肌病：急性病毒性心肌炎及原发性心肌病常并发室性心动过速或严重的房室传导阻滞，易导致心搏骤停，各种心肌病引起的心脏性猝死占5%~15%，是冠心病易患年龄前（<35岁）心脏性猝死的主要原因。

（3）其他：先天性心脏病、严重缓慢性心律失常和心室停搏也可导致心源性心搏骤停。

2 非心源性心搏骤停

（1）各种原因所导致的呼吸停止：如气道异物、烧伤和窒息等原因引起气道组织水肿导致的气道阻塞；中枢神经系统疾病、巴比妥类等药物过量或代谢性脑病等原因引起通气不足导致的呼吸停止；慢性阻塞性肺疾病、肺水肿、肺栓塞等引起心肌严重缺氧，均可导致呼吸停止而发生心搏骤停。

（2）各种意外事件：如电击、雷击或溺水，电击、雷击可因强电流通过心脏而引起心搏骤停。强电流通过头部，可引起生命中枢功能障碍，导致呼吸和心搏停止。溺水多因氧气不能进入体内进行正常气体交换而引发窒息，淹溺常引起心室颤动。

（3）严重的电解质与酸碱平衡失调：体内严重低血钾、高血钾、高血钠、高血钙均可致心搏骤停；高镁血症、低镁血症也可引起心脏停搏；严重酸中毒可影响心脏的自律性和心肌的收缩性，最终引发心搏骤停。

（4）各种药物中毒或过敏反应：如洋地黄类药物、抗心律失常药物、β受体阻滞剂等可引发心搏骤停；青霉素、链霉素等使用不当引起的严重过敏反应均可引起心搏骤停。

（5）麻醉和手术意外：如麻醉或手术过程中麻醉药量过大、硬膜外麻醉药物误入蛛网膜下腔、术中大量出血、低温麻醉温度过低及心脏手术等可引起心搏骤停。

（6）其他：诊断性操作（心导管检查、血管造影）、严重创伤导致低血容、某些疾病（脑血管病变、急性胰腺炎）等均可引发心搏骤停。

无论何种病因所致的心搏骤停，最终都直接或间接影响心脏电活动和生理功能，或引起冠状动脉灌注不足；或引起心肌收缩力减弱，心输出量降低；或导致心律失常，成为导致心搏骤停的病理生理学基础。

（三）心搏骤停的临床表现与诊断

❶ 心搏骤停的临床表现

心搏骤停后，血流立即停止，脑血流急剧减少，可引起明显的神经系统和循环系统症状。心搏骤停的典型"三联征"包括突发意识丧失、呼吸停止和大动脉搏动消失。具体临床表现为：

（1）清醒患者突然意识丧失，伴有阵发性抽搐，皮肤苍白或发绀。

（2）大动脉搏动消失，摸不到颈动脉和股动脉搏动。

（3）自主呼吸消失。

（4）听诊心音消失、血压测不到。

（5）双侧瞳孔散大，对光反射消失。

（6）可伴有因脑缺氧引起的抽搐和大、小便失禁。

如果呼吸先停止或严重缺氧，则表现为进行性发绀、意识丧失、心率逐渐减慢，随后心跳停止。

❷ 心搏骤停的判断

意识丧失伴大动脉搏动消失是心搏骤停时最可靠的临床征象。其中大动脉搏动的判断应在10秒内完成，切勿反复听诊心音或等待测血压结果，以免延误抢救时间。通常成人检查颈动脉，婴儿检查肱动脉。

❸ 引发心搏骤停常见的4种心律失常

根据心脏活动情况和心电图表现，心搏骤停时最常见的心律失常有四种。

（1）心室颤动：简称室颤，是心搏骤停最常见的类型。心室肌发生快速、不规则、不协调的颤动。心电图表现为QRS波群消失，代之以大小不等、形态各异的颤动波，频率可为200~400次/分。室颤多见于急性心肌梗死早期或严重心肌缺血患者，也可见于外科心脏手术，复苏成功率高。

（2）无脉性室性心动过速：因室颤而猝死的患者常先有室性心动过速，可为单形性或多形性室速表现。心电图特征为QRS波群形态畸形，时限超过0.12秒，ST-T波方向与QRS波群主波方向相反，心室率通常为100~250次/分，心律基本规则，但大动脉没有搏动。

（3）心室停搏：又称心室静止，是指心肌完全失去机械收缩能力。心室没有电活动，可伴或不伴心房电活动。心电图表现为一条直线，无心室波（QRS波群消失），或偶有P波。多在心搏骤停3~5分钟时出现，复苏成功率较低。多见于麻醉、外科手术及缺氧、酸中毒、休克等。

（4）无脉性电活动：又称心电－机械分离，是指心脏有持续的电活动，但失去有效的机械收缩功能。心电图可表现为振幅小、宽大畸形QRS波群，频率为20~30次/分，因心脏已经丧失排血功能，往往摸不到大动脉搏动，且患者死亡率极高。

二、心肺脑复苏术

心肺复苏（cardio-pulmonary resuscitation，CPR）是针对心脏、呼吸停止所采取的抢救措施，即应用胸外按压或其他方法形成暂时的人工循环并恢复心脏自主搏动和血液循环，用人工通气代替自主呼吸并最终恢复自主呼吸，达到促进苏醒和挽救生命的目的。

通过机械、生理和药理学方法使心搏和呼吸停止患者恢复生命体征的急救医疗措施称为心肺脑复苏（cardio-pulmonary-cerebral resuscitation，CPCR）。脑复苏是在心肺复苏的基础上，加强对脑细胞损伤的防治和促进脑功能的恢复，此过程决定患者的生存质量。完整的CPCR包括基础生命支持（basic life support，BLS）、高级心血管生命支持（advanced cardiovascular lifesupport，ACLS）和心搏骤停后的综合治疗。时间就是生命，为成功挽救心搏骤停患者的生命，1992年10月，美国心脏协会（American Heart Association，AHA）正式提出"生存链"（chainof survival）概念。成人生存链（adult chain of survival）是指对突然发生心搏骤停的成人患者所采取的一系列规律有序的步骤、规范有效的救护措施，将这些抢救环节连接起来，就构成了一个挽救生命的"生命链"。《2020 AHA心肺复苏及心血管急救指南更新》在院内和院外出现心搏骤停的生存链增加了第六个环节"康复"。生存链中各个环节必须环环相扣，中断任何一个环节都可能影响患者的预后。

（一）基础生命支持

基础生命支持，又称现场心肺复苏，是指在患者发生心搏骤停的现场通过采用徒手和（或）辅助设备来维持心搏骤停患者的循环和呼吸的最基本抢救方法。其目的是尽快帮助患者恢复自主呼吸和循环，保证重要脏器的供血供氧，为高级生命支持争取有利的时机。最终达到脑神经功能良好的存活。基础生命支持包括胸外心脏按压、开放气道、人工通气（即C-A-B），有条件时，可考虑实施电除颤。

①基础生命支持的基本步骤

（1）快速判断并启动应急反应系统

1）综合评估环境：发现患者突然晕倒，首先要确定现场及周围环境是否安全，若存在危险，应先脱离危险再实施抢救，伤情不明时移动患者需谨慎，以免造成二次损伤。

2）快速判断意识、大动脉搏动及其呼吸：救护者采取轻拍患者双肩的方法，凑近患者双耳并大声呼叫："喂，你怎么了"，判断患者有无反应，同时立即检查呼吸和大动脉搏动。判断有无有效呼吸时，可"一听二看三感觉"，即一听患者有无呼吸音，二看胸廓有无呼吸起伏，三感觉患者鼻孔有无气体流出。检查其颈动脉方法是示指和中指的指尖平齐并拢，从患者的气管正中部位向旁滑移2~3 cm，在胸锁乳突肌内侧轻触颈动脉搏动。婴儿检查其肱动脉。检查时间为5~10秒。

3）启动急救反应系统（EMSS）：如果患者无意识并伴有大动脉搏动消失，应立即实施心肺复苏并呼叫帮助，院外请他人或通过手机拨打"120"，启动急救反应系统，有条件的尽快获取体外自动除颤仪（automatic external defibrillator，AED）；院内应立即呼叫医护团队或紧急快速反应小组，获取除颤仪等急救设备和物品。

（2）安置复苏体位：使患者仰卧在坚实的地面或硬板床上，头、颈、躯干保持在同一轴线上，双手放在躯干两侧，松解衣领及裤带，暴露胸部。如患者头向下，应在呼救的同时调整患者体位，应一手托住患者颈部，另一手扶着患者的肩部，沿其躯体纵轴整体翻转到仰卧位。

（3）胸外按压：胸外按压又称循环支持（circulation，C）。胸外按压是指通过按压的方式挤压心脏产生血液流动，为心脏和脑等重要器官提供一定含氧的血流。有效的胸外按压可产生60~80 mmHg的收缩期动脉峰压。对倒地至第一次电击的时间超过4分钟的患者，胸外按压更为重要。

1）胸外按压的部位：成人胸外按压的部位是在胸骨的中下1/3处（胸部正中位），相当于男性两乳头连线之间的胸骨处，婴儿按压部位在两乳头连线之间稍下方的胸骨处。

2）胸外按压的方法：救护者站立或跪于患者身旁，将一只手的掌根部放在胸骨按压部位，另外一只手平行叠加其上，两手手指交叉紧扣，下方的手指尽量翘起，不得接触胸壁，保证手掌根部用力在胸骨上，避免发生肋骨骨折。按压时身体稍前倾，肩、肘、腕于同一轴线上，与患者身体平面垂直，以髋关节为支点，依靠肩部和背部的力量垂直向下用力按压。

3）按压频率和按压深度：按压的频率为100~120次/分（15~18秒完成30次按压），按压深度至少为5 cm，但不超过6 cm，应避免过度按压和按压深度不足。8岁以下患儿按压深度至少达到胸廓前后径的1/3，婴儿大约为4 cm，儿童大约为5 cm。

4）注意事项：①按压和放松时间相等，保证胸廓完全回弹，按压放松时，手掌根部既不要离开胸壁，也不要倚靠在患者胸壁上施加任何压力。②应尽量减少胸外按压中断的次数及尽可能将中断控制在10秒内，或按压分数至少能达到60%。③人工通气的目的是维持足够的氧合和充分清除二氧化碳，但不应给予过多的通气。④按压与通气比为30∶2。对儿童和婴儿单人心肺复苏时，按压与通气比同成人，因为儿童和婴儿发生心搏骤停多由于呼吸因素所致，所以当双人心肺复苏时，按压与通气比例为15∶2，高质量的胸外按压有利于使冠状动脉和脑动脉得到灌注，最终提高复苏的成功率。

（4）开放气道（airway，A）：患者意识丧失后，易发生舌后坠和异物阻塞造成气道梗阻，因此开放气道以保持呼吸道通畅，是进行呼吸的首要步骤。具体方法如下：

1）清理口鼻分泌物及呕吐物：将患者头偏向一侧，检查口腔、鼻腔内有无分泌物，有无活动性义齿，若有则需要取出义齿，清除口腔分泌物以保持呼吸道通畅。

2）开放气道方法：①仰头抬颌法：患者取仰卧位，救护者站在患者一侧，将一手置于患者前额部用力使头后仰，另一手示指和中指置于下颌骨部向上抬，使下颌角、耳垂连线与地面垂直（图10-1）。此方法适用于没有头和颈部创伤的患者。注意抬颏骨的手不要压到软组织，以免引起损伤。②仰头抬颈法：患者去枕平卧，救护者一手从颈下托住颈部往上抬，另一手将小鱼际置于患者前额部用力使头后仰，打开气道（图10-2）。疑似头、颈部创伤者禁用。③托颌法：患者仰卧，救护者位于患者头侧，两手拇指置于患者口角旁，其余四指托住患者下颌部位，在保证头部和颈部固定的前提下，用力将患者下颌向上抬起（图10-3）。此方法适用于疑似头、颈部创伤者。

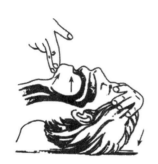

图10-1 仰头抬颌法

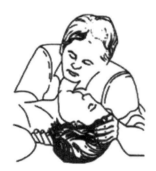

图10-2 仰头抬颈法

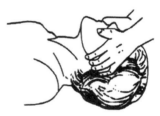

图10-3 托颌法

（5）人工呼吸（breathing，B）：人工呼吸是用人工手法或机械，借外力推动肺、膈肌或胸廓的活动，使气体被动进入或排出肺，以保证机体供氧和排出二氧化碳。常用的人工呼吸方法有：口对口（鼻）人工呼吸和口对面罩人工呼吸。

1）口对口（鼻）人工通气：打开患者呼吸道后，救护者用置于患者前额的手的拇指与示指捏住患者鼻孔，另一手抬起下颌骨使头后仰，救护者吸一口气，用口唇把患者的口唇完全罩住，然后缓慢将气体吹入，注意观察患者胸廓起伏情况。吹气完毕，救护者应立即脱离患者口部，同时松开捏闭患者鼻部的手指，使患者能从鼻孔呼出气体。若患者牙关紧闭或口唇受伤，可采用口对鼻吹气，吹气时要保持口唇闭合。

2）口对面罩通气：将面罩置于患者口鼻部，将靠近患者头顶的手的示指和拇指放在面罩的两侧边缘，将另一只手的拇指放在面罩的下缘固定，其余手指置于下颌骨边缘，提起下颌，开放气道。救护者经面罩通气至患者胸廓抬起，然后将口离开面罩，使患者呼出气体。

3）注意事项：按压和通气比为30∶2；每次通气时间为1秒，每次吹入气量为500～600 mL，使胸廓明显起伏；如果患者有脉搏无呼吸，则需每5～6秒给予人工通气1次。婴儿和儿童的通气频率为12～20次/分。

（6）早期除颤（defibrillation，D）：心搏骤停最常见和最初发生的心律失常是心室颤动，而除颤是终止室颤最迅速、最有效的方法。同时除颤具有时间效应，每延迟除颤1分钟，复苏成功率下降7%～10%，故尽早除颤可显著提高复苏成功率。心肺复苏的关键起始措施是胸外按压和早期除颤。

当救护者在院外目睹心搏骤停并且现场有除颤仪或AED可用时，应尽快使用除颤仪。高能量的除颤一次即可消除90%以上的室颤。如果除颤不能消除室颤，则应先进行2分钟（5个循环30∶2的CPR）的心肺复苏，使心肌恢复供氧后再分析心律决定是否除颤。

❷ 心肺复苏效果的判断及终止标准

（1）心肺复苏效果的判断

1）大动脉搏动：停止按压后，触摸颈动脉（股动脉）有搏动，说明患者自主循环已恢复。如按压期间每一次按压可以摸到一次大动脉搏动，停止按压搏动亦消失，说明按压有效，则应继续进行胸外按压。

2）自主呼吸：患者恢复自主呼吸，说明复苏有效。

3）瞳孔：患者瞳孔由散大开始回缩，出现对光反应，说明复苏有效。

4）面色及口唇：可见面色、口唇由发绀转为红润。复苏有效时若变为灰白，则说明复苏无效。

5）神志：可见患者有眼球活动，睫毛反射与对光反射出现，甚至手脚开始抽动、挣扎等。

（2）心肺复苏的终止标准

1）心肺复苏成功。

2）医生确认已死亡。

3）心肺复苏30分钟后心脏自主循环仍未恢复，心电图呈一条直线（3个以上导联）。

4）施救者如果继续复苏将对自身产生危险或将其他人员置于危险境地时。

（3）脑死亡判断标准

1）患者对任何刺激无知觉，无反应。

2）无自主呼吸，无运动。

3）无反射，主要是诱导反射消失。

4）脑电波（EEG）平坦。

❸ 高质量心肺复苏的要点

高质量心肺复苏的要点包括准确判断并尽早启动应急反应系统，以足够的速度频率和幅度进行按压，保证每次按压后胸廓完全回弹，尽可能减少按压中断并避免过度通气等。

（二）高级心血管生命支持

高级心血管生命支持（advanced cardiovascular life support，ACLS）是在基础生命支持的基础上，应用辅助设备、特殊技术和药物等建立和维持更为有效的通气和循环功能，识别及治疗心律失常，建立静脉通路并应用必要的药物治疗，改善并维持心、肺功能及治疗原发疾病的一系列救治措施。可归纳为高级 A、B、C、D，即 A（airway）—开放气道；B（breathing）—氧疗和人工通气；C（circulation）—循环支持；D（differential diagnosis）—寻找心搏骤停原因。

① 开放气道（airway，A）

（1）口咽气道（oropharyngeal airway，OPA）：主要应用于意识丧失、无咽反射的患者，不可用于清醒或半清醒的患者。口咽气道为 J 形装置，可置于舌上方，从而将舌和咽下部软组织从咽后壁分开。目的是防止舌或上呼吸道肌肉松弛所造成的气道梗阻。

（2）鼻咽气道（nasopharyngeal airway，NPA）：适用于有气道堵塞，或因牙关紧闭或颌面部创伤等不能应用 OPA 但有气道堵塞危险的清醒或半清醒（咳嗽和咽反射正常）的患者。鼻咽通道有助于应用球囊-面罩装置提供足够的通气。但严重颅面部外伤疑有颅底骨折的患者应慎用，防止其误置入颅内。

（3）气管插管（endotracheal intubation）：建立人工气道的主要手段。其优点是能保持气道通畅，便于清除气道内的分泌物，能输送高浓度的氧气，提供选择性途径给予某些药物，防入异物和胃内容物，并可与球囊-面罩通气装置或呼吸机相连给予选择性的潮气量。

（4）环甲膜穿刺或气管切开：适用于插管困难而严重窒息的患者。通过环甲膜穿刺针或其他锐器刺入环甲膜，建立人工气道，缓解严重缺氧情况。气管切开适用于需长期进行呼吸支持的患者，切开气管前壁，插入气管套管，建立新的通道进行呼吸。

（5）其他可选择的声门上部高级气道（supraglottie airways）：包括食管-气管导管、喉罩气道、喉导管等，在心肺复苏过程中可作为选择性替代气管插管的通气方法。

② 氧疗和人工通气（breathing，B）

对心搏骤停患者，心肺复苏时置入高级气道（气管插管）后，应每6秒进行1次通气（10次/分），同时持续进行不间断的胸外按压。如果有氧气，应给予高浓度或100%氧。患者自主循环恢复后，再根据动脉血气分析情况调节氧浓度，维持血氧饱和度大于或等于94%，避免体内氧气过剩。心肺复苏时，可选择如下人工通气方法。

（1）球囊-面罩通气法（bag-mask ventilation）：又称简易呼吸器通气法，球囊-面罩通气装置是紧急情况下最常用的正压通气工具。

（2）机械通气（mechanical ventilation）：机械通气可以增加或代替患者自主通气，是目前临床上所使用的确切而有效的呼吸支持手段。

③ 循环支持（circulation，C）

（1）明确病因：迅速进行心电和血流动力学监测，应及时发现并准确辨认心律失常，以采取相应的急救措施，监测中还应注意任何心电图的表现均应与患者的临床实际情况紧密相联系。

（2）注意监测：监测有创动脉压、动脉舒张压和中心静脉氧饱情况，指导血管活性药物的治疗和监测自主循环恢复。

（3）建立给药途径：心搏骤停时，在不中断CPR和快速除颤的前提下，应迅速建立给药通路。

1）静脉通路：首选静脉通道给予药物和液体。常选用肘前静脉（如肘正中静脉或贵要静脉）、颈外静脉，尽量不用手部或下肢静脉。对已建立中心静脉通路者，优选中心静脉给药，因中心静脉给药比外周静脉给药的药物峰浓度更高、循环时间更短、起效更快。

2）骨髓通路：如果无法建立静脉通路，可建立骨髓通路进行液体复苏、给药和采集血液标本。其给药效果相当于中心静脉通道。

3）气管内给药：如果无法建立静脉或骨髓通路，某些药物可经气管插管注入气管。其剂量应为静脉给药的2～2.5倍，使用5～10 mL生理盐水或蒸馏水稀释后，将药物直接注入气管。常用药物有肾上腺素、阿托品、利多卡因、纳洛酮和血管升压素等。

4）常用药物：在不中断CPR和除颤的前提下、在胸外按压过程中和检查心律后，尽快遵医嘱给予下列复苏药物。①肾上腺素：是CPR的首选药物。可用于电击无效的室颤、无脉性室速、心室停搏或无脉性电活动。尽早给予肾上腺素可以增加自主循环恢复、存活出院率和神经功能完好存活率。②胺碘酮：胺碘酮是一种抗心律失常药物，可影响钠、钾和钙通道的合成。当给予2～3次除颤加CPR及给予肾上腺素后仍然是室颤和无脉性室速时，应给予胺碘酮。③利多卡因：利多卡因可降低心室肌传导纤维的自律性和兴奋性，相对延长心室有效不应期，提高室颤阈值。室颤、无脉性室速导致的心搏骤停，在出现自主循环恢复后，应准备立即开始或继续使用利多卡因。④硫酸镁：能有效终止尖端扭转型室速。发生尖端扭转型室速时应立即进行高能量电击治疗，硫酸镁仅是辅助药物，用于治疗或防止尖端扭转型室速复发时，不建议心搏骤停时常规使用。⑤碳酸氢钠：心搏骤停或复苏时间过长者，或早已存在代谢性酸中毒、高钾血症、三环类药物过量患者可适当补充碳酸氢钠。⑥阿托品：是副交感神经拮抗剂，可作为救治血流动力学不稳定的心动过缓的措施之一。⑦类固醇：在治疗院内心搏骤停时，尽管不建议常规使用类固醇，但类固醇与肾上腺素一起使用可能有益于治疗院内心搏骤停。

4 寻找心搏骤停原因（differential diagnosis，D）

在救治心搏骤停过程中，应尽可能迅速明确引起心搏骤停的病因，以便及时对可逆性病因采取相应的救治措施。引起心搏骤停的原因可归纳为"5H's"和"5T's"。5H's为低氧血症（hypoxemia）、低血容量（hypovolemia）、低钾血症/高钾血症（hypo/hyperkalemia）、氢离子酸中毒（hydrogenion acidosis）和低温（hypothermia）；5T's为张力性气胸（tension pneumothorax）毒素（toxins）、心脏压塞（tamponade，cardiac）、肺动脉血栓形成（thrombosis，pulmonary）和冠状动脉血栓形成（thrombosis，coronary）。应通过描记12导联心电图、及时检验相关生化指标、放射线检查等措施尽早明确心搏骤停原因，及时对症治疗。

（三）心搏骤停后的综合治疗

心搏骤停患者出现自主循环后，应立即开始心搏骤停后的综合治疗，防止再次发生心搏骤停，提高入院后长期生存的概率。

❶ 脑复苏

心搏骤停后最常发生脑损伤，是引起死亡的最常见原因，脑损伤的临床表现包括昏迷、抽搐、肌阵挛、不同程度的神经认知功能障碍和脑死亡。心肺复苏最主要的是脑复苏，目的是防治脑缺血缺氧、减轻脑水肿、保护脑细胞、恢复脑功能到心搏骤停前水平的综合措施。

（1）脑复苏的主要措施

1）维持血压：心搏骤停后，脑部组织缺氧，脑血流的自主调节功能丧失，脑血流主要靠脑灌注压来维持，故应维持正常或稍高于正常水平的血压，以保证良好的脑灌注。

2）目标温度管理（TTM）：就是应用物理方法把体温快速降到既定目标水平，并维持在恒定温度一段时间后缓慢恢复至基础体温，并且避免体温反弹的过程。所有心搏骤停后恢复自主循环的昏迷（即对语言缺乏有意义的反应）成年患者都应采用目标温度管理，目标温度选定为32～36 ℃，并至少维持24小时。常用物理降温法，如冰袋、冰毯、冰帽降温，或诱导性低温治疗。但在TTM后应注意积极预防昏迷患者的发热。

3）防治脑缺氧和脑水肿：①脱水剂：应用渗透性利尿药脱水，配合降温。以减轻脑组织水肿和降低颅压，促进大脑功能恢复。通常选用20%甘露醇静脉注射或快速静脉滴注。在脱水治疗时，应注意防止过度脱水，以免造成血容量不足，难以维持血压的稳定。②促进早期脑血流灌注。③激素：首选地塞米松。肾上腺皮质激素能维持毛细血管的通透性，修复血脑屏障的完整性，改善脑循环，稳定溶酶体膜，防止细胞自溶和死亡，有脑保护作用。④高压氧（HBO）治疗：通过增加血氧含量及其弥散功能，提高脑组织氧分压，改善脑缺氧，降低颅内压。有条件者可早期应用。

（2）脑复苏的结果不同程度的脑缺血、缺氧，经复苏处理后可能有四种结果：

1）意识、自主活动完全恢复。

2）意识恢复，遗留智力减退、精神异常或肢体功能障碍等。

3）去大脑皮质综合征：即患者无意识活动，但仍保留呼吸和脑干功能，亦称"植物人"状态。

4）脑死亡。

（3）器官捐献：所有心搏骤停患者应接受复苏治疗，但继而死亡或脑死亡的患者都可被评估为可能的器官捐献者。

❷ 心搏骤停后的其他治疗措施

心搏骤停后的治疗目标是优化全身灌注，恢复代谢平衡，支持器官系统功能，以增加完整无损神经功能幸存的可能性。心搏骤停后的治疗措施包括维持有效的循环、呼吸与神经系统的功能，特别是脑灌注，及时提供目标温度管理和积极预防各种并发症等。

（1）加强呼吸管理：自主循环恢复后，心搏骤停患者可存在不同程度的肺功能障碍。因此，应注意呼吸管理和吸氧，促进自主呼吸，及时监测动脉血气分析结果和二氧化碳波形图，预防肺部并发症。

（2）维持有效的循环功能：自主循环恢复后，往往伴有血压不稳定或低血压、血容量不足或过多、周围血管阻力增加或降低、心力衰竭、心率过快或过慢引起灌注不足以及急性肺水肿等临床问题。应注意避免低血压，处理可逆性病因，维持有效循环功能，可采取如下措施：

1）建立或维持静脉通路：如尚未建立静脉通路或应用紧急骨髓通路，应建立静脉通路或保证已插入静脉导管的位置合适和通畅。

2）心电、血压监测：注意监测脉搏、心率和心律，及时识别心律失常，如室性期前收缩、室速等。密切监测血压，维持正常血压和全身灌注。

3）有创血流动力学监测：监测有创血流动力学情况，评估全身循环血容量状况和心室功能。

（3）纠正酸中毒和电解质紊乱密切观察患者出现烦躁不安、呼吸急促、皮肤潮红、多汗和二氧化碳潴留而致酸中毒的表现，及时采取防治措施，维持水、电解质和酸碱平衡，防止感染，及时纠正酸中毒，血糖过高者注意控制血糖。

（4）维持肾功能注意监测尿量及各项生化改变，防止肾衰竭的发生。

（5）加强基础护理，积极预防并发症。

（6）积极协助患者在出院前进行生理、神经、心肺和认知障碍方面的多模式康复评估和治疗。

3　复苏后的监测

护士应配合医生进行各项抢救治疗的进行、药品器械的供应，同时应密切观察患者病情的变化。尤其在复苏成功后病情尚未稳定时，更需严密监测各脏器功能、妥善护理，预防各种并发症。

4　注意事项

（1）尽早识别异物梗阻表现，做出判断是抢救成功的关键。如超过4分钟就会危及生命，即使抢救成功也可能因脑部缺氧过久而出现失语、智力障碍等后遗症，超过10分钟，其造成的损伤几乎不可恢复。

（2）实施腹部冲击法，定位要准确，不要把手放在胸骨的剑突下或肋缘下，否则会造成肝脾损伤或者肋骨骨折。

（3）饱餐后实施海姆立克法，应及时清理口腔，注意胃反流导致的误吸。

（4）注意观察患者的意识、呼吸和瞳孔变化，若患者意识由清醒转为昏迷或颈动脉搏动消失，呼吸心跳停止等，应立即停止排除异物，迅速采取心肺复苏急救。

（5）进行急救的同时应及时呼叫"120"，或请别人帮忙，配合抢救。

（6）各种手法无效时，应根据现场条件采用合适的方式打开气道，可选用环甲膜穿刺或者气管切开后用小管插入呼吸道解决通气障碍，并尽快送医。

第三节 环境因素所致急症的救护

中暑是指在暑热天气、湿度大和无风的高温高湿环境下，由于体温调节中枢功能障碍、汗腺功能衰竭和水电解质丧失过多而引起的以中枢神经和（或）心血管功能障碍为主要表现的急性疾病，又称急性热致疾病。高温环境下，特殊人群尤其是患有其他基础疾病（基础代谢障碍疾病、免疫功能低下或慢性消耗性疾病）的人群，中暑发病率增高数倍，且重症中暑可以引起死亡。

临床上根据中暑症状的程度将中暑分为先兆中暑、轻度中暑和重度中暑。根据发病机制及临床表现不同，重度中暑又可分为热痉挛（heat cramp）、热衰竭（heat exhaustion）和热射病（heat stroke），但临床上可多种类型混合发生。

（一）病因与发病机制

❶ 病因

（1）产热增加：在高温或在强热辐射下从事长时间劳动（如炼钢工人）、某些代谢性疾病（如甲状腺功能亢进症）、服用使产热增加的药物（如苯丙胺）等原因，使机体产热增加，发生热能蓄积。如果没有进行及时、有效地防暑降温，就容易发生中暑。

（2）散热减少：在环境相对湿度较高（＞60%）且通风不良的情况下，从事重体力劳动也可发生中暑。皮肤是人体散热的主要器官，当存在皮肤广泛性瘢痕、先天性无汗症、系统性硬化症或使用抗胆碱能药物时可造成汗腺功能障碍，散热减少，引起中暑。

（3）体温调节障碍：正常情况下，人体可通过体温调节中枢对产热和散热进行调控，以维持正常的生命活动，但某些疾病发生时可造成体温调节障碍（如脑血管疾病或感染）。另外，伴有基础疾病（如糖尿病、帕金森病或营养不良者）或年老体弱、肥胖、疲劳人群的体温调节功能较弱，易因代谢紊乱而发生中暑。

❷ 发病机制

下丘脑为人体的体温调节中枢，正常情况下体内产热与散热处于动态平衡，体温在37℃左右。当外界环境温度低于人体温度时，人体热量的70%通过辐射、传导、对流散发。当机体产热大于散热或散热受阻时，体内就有过量热蓄积，产生高热，引起组织损害和器官功能障碍。

机体在外界环境高温时，大量出汗导致失水、失盐从而引起水电解质平衡紊乱。当机体以失盐为主或仅补充大量水而补盐不足时，造成低钠、低氯血症，导致肌肉痉挛，发生热痉挛。

大量液体丧失会导致失水、血液浓缩、血容量不足，若同时发生血管舒缩功能障碍，则易发生外周循环衰竭。

当外界环境温度增高，机体散热绝对或相对不足，汗腺疲劳，引起体温调节中枢功能障碍，致体温急剧增高，产生严重的生理和生化异常而发生热射病。当体温高于42 ℃时可导致蛋白质变性，体温高于50 ℃会引发细胞死亡，机体可表现为多个系统功能障碍。

（二）病情评估

❶ 病史

评估患者有无高温接触史或在烈日下头部暴晒史，防暑措施不充分，易导致中暑。评估患者是否存在中暑高发因素，诱因包括慢性病史（心血管疾病、糖尿病、下丘脑疾病）、肥胖、过度疲劳、睡眠不足，以及用药史（如阿托品、巴比妥）等。

❷ 临床表现

（1）先兆中暑：该阶段患者会出现多汗、口渴、头晕、头痛、耳鸣、注意力不集中、目眩、胸闷、心悸、恶心、四肢无力、体温正常或略高，但体温总体不超过38 ℃。

（2）轻度中暑：较先兆中暑而言，轻度中暑患者体温升高且超过38.5 ℃，患者会出现面色潮红或苍白、大汗淋漓、四肢湿冷、血压下降、心率增快、脉搏细速等早期循环系统功能障碍的表现。

（3）重度中暑：包括热痉挛、热衰竭和热射病。

1）热痉挛：多发生于健康的青壮年，患者无明显体温升高，神志清醒，热痉挛也可为热射病早期表现。多因大量丢失水和盐且盐补充不足，患者表现为低钠血症和低氯血症，肌肉出现痉挛性、对称性和阵发性疼痛，疼痛数分钟后可缓解。多发生在四肢肌肉、背部肌和腹肌，也可发生于肠道平滑肌，但腓肠肌最常见。

2）热衰竭：是重度中暑最常见的类型，患者体温可轻度升高，但不超过40 ℃。多见于老年人、儿童和慢性病患者。由于水和盐的大量丢失，患者可出现脱水、电解质紊乱及周围循环容量不足的表现，但无明显中枢神经系统损伤表现。患者可有虚脱或晕厥，具体可表现为多汗、疲乏、无力、头痛、眩晕、面色苍白、皮肤湿冷、脉搏细速、心律失常、恶心、呕吐和肌痉挛等。热衰竭未及时治疗可进展为热射病。

3）热射病：是重度中暑最严重的类型，体温骤升导致中枢神经系统以及循环功能障碍，从而引发死亡。患者具体表现为高热、无汗、意识障碍"三联征"，体温短时间内急剧升高，直肠温度可达42 ℃以上，各系统均出现功能不全，累及器官依次为脑、肝、肾和心脏。其病死率与温度的上升相关，老年人和有基础疾病的患者病死率高于普通人群。

❸ 辅助检查

（1）血常规：白细胞总数可增加，以中性粒细胞增高为主，血小板减少。热衰竭可见血细胞比容减少。

（2）尿常规：检查尿肌酸增高，可出现不同程度的蛋白尿、血尿和管型尿。

（3）生化检查：可有血钠和血氯降低，血尿素氮、血肌酐升高，谷草转氨酶（AST）、谷丙转氨酶（ALT）、乳酸脱氢酶（LDH）、肌酸激酶（CK）和淀粉酶（AMY）增高。

（4）电解质检查：可有高钾血症、低钠血症和低氯血症。

（5）动脉血气分析：动脉血氧分压降低和动脉血二氧化碳分压升高。

（6）凝血功能测定：监测凝血酶原时间（PT）、纤维蛋白原和纤维蛋白降解产物，结果异常应考虑弥散性血管内凝血（DIC）。

（7）心电图：检查可见ST段降低。

（8）其他：怀疑患者颅内出血或感染时，可行CT和脑脊液检查。

（三）救治与护理

1 救护原则

（1）消除中暑因素，脱离中暑环境。

（2）迅速降温。

（3）保护重要脏器功能，预防并发症和后遗症。

2 院前急救

一般先兆中暑和轻度中暑的患者经现场救护后均可恢复正常，但对疑为重度中暑的患者应边降温边转运。

（1）脱离中暑环境：迅速将患者转移到阴凉通风处或移至20～25 ℃房间内休息，松解或去除衣物。

（2）补充水分、电解质：症状较轻的患者可口服淡盐水或含盐清凉饮料。

（3）降温：通常对轻症中暑患者可采取物理降温，用冷水擦浴全身或将冰袋置于大血管处，促进体温降至38 ℃。可用空调、电风扇降低室温。

3 院内急救

（1）先兆中暑及轻度中暑：立即脱离高温环境，在安静凉爽处休息并补充含盐溶液。有循环衰竭倾向时，可静脉补充葡萄糖生理盐水。

（2）重度中暑

1）热痉挛：症状轻的患者可采取口服补液盐，症状重的患者可通过建立静脉通道补充生理盐水。

2）热衰竭：迅速降温，建立静脉通道补充血容量。静脉滴注生理盐水或乳酸林格溶液补充血容量。血压降低者可静脉滴注异丙肾上腺素，尽量避免使用促使血管收缩的药物，以免影响散热。补液在48小时内缓慢输入，避免过快纠正高钠血症引发水中毒，导致脑水肿。

3）热射病：降温速度决定患者的预后，降温速度越快，时间越短，患者的生存率越高。治疗的关键点为：迅速降低体核温度、净化血液、预防DIC。①迅速降温：应在10～40分钟内将体核温度降至低于39 ℃，2小时内降至低于38.5 ℃。尤其是热射病患者，可根据患者情况采取物理降温和药物降温。物理降温可采用环境降温、体表降温（头部降温和全身降温）和体内降温。药物降温必须与物理降温同时使用，药物降温可防止肌肉震颤，减少机体分解代谢，减少机体产热，扩张周围血管利于散热。可以给予氯丙嗪静脉滴注，以缓解由于快速降温引起的寒战。②血液净化：具备以下一条可考虑行持续床旁血滤，如有以下两条或两条以上者应立即行血滤治疗：一般物理降温法无效且体温仍然高于40℃超过2小时；血钾＞6.5 mmol/L；CK＞5000 U/L，或上升速度超过每12小时增加1倍；少尿、无尿患者；Cr每日递增值＞44.2 μmol/L；电解质和酸碱平衡紊乱难以纠正；血流动力学不稳定；严重感染者；合并多脏器损伤或出现多器官功能障碍综合征（MODS）。如仅肾功能不能恢复，其他器官均恢复正常的患者，可考虑行血液透析或腹膜透析维持治疗。③防治并发症：保持呼吸道通畅，必要时进行气管插管或使用呼吸机；对颅内压高者可静脉滴注甘露醇，另外还可以使用一定量的糖皮质激素和白蛋白；对抽搐患者可使用地西泮。给予呋塞米、地塞米松和去乙酰毛花苷C（西地兰）等药物防止肺水肿。应用H2受体拮抗药或质子泵抑制剂预防和治疗应激性溃疡。防治急性肾功能不全、肝功能不全、心功能不全、脑水肿、DIC等并发症。

针对热射病患者务必做到"九早一禁"：早降温、早扩容、早镇静、早气管插管、早抗感染、早血液净化、早肠内营养、早免疫调节、早纠正凝血功能紊乱，禁止紊乱期手术。

4　预期目标

（1）患者体温恢复正常。

（2）患者水、电解质、酸碱保持平衡。

（3）患者无并发症的发生，如休克、心力衰竭、肺水肿、脑水肿、肾衰竭、弥散性血管内凝血。

（4）患者能够复述预防中暑的相关知识。

5　护理措施

（1）迅速降温

1）环境降温：将患者置于20～25℃的房间内，使用空调或风扇加快散热速度。

2）患者降温：①物理降温：a.体外降温：去除患者衣物，进行局部降温和全身降温。可采用冰帽或冰槽进行头部降温；采用冰袋包裹毛巾后置于颈动脉、腋窝和腹股沟等部位，冰袋应及时更换位置，避免同一部位长时间直接接触，以免发生冻伤；持续用冷水、冰水或乙醇溶液全身擦浴，应沿着动脉走行方向进行不断擦拭，大动脉处应适当延长时间，以增强降温效果，避开枕后、耳郭、心前区、腹部、阴囊及足底等冷疗禁忌部位；对冷水浸浴或冰水浸浴的患者，护士应用力按摩患者四肢及躯干，以防止周围血管收缩影响散热；使用冰毯全身降温，注意监测肛温和检查机器连接情况。b.体内降温：可采用4℃冰生理盐水200 mL注入胃内或直肠；4℃的5%葡萄糖盐水溶液1000～2000 mL静脉滴注，开始时应控制滴速为30～40滴/分，根据患者情况逐渐增快，应密切观察患者情况，避免出现肺水肿。②药物降温：根据医嘱给予降温药物，联合使用冬眠合剂，给药时应注意避免快速推注，并控制降温速度，以免引起体温骤降和大量出汗，导致虚脱或休克。

（2）密切观察病情变化

1）观察降温效果：①密切监测生命体征：尤其是体温的变化，每15～30分钟测量一次肛温，根据生命体征的变化调整治疗和护理措施。当肛温降至38℃左右可考虑停止降温。②预防冻伤：使用冰袋降温时，应注意观察局部皮肤的情况及反应，以防发生冻伤。

③灌肠过程中的病情观察：若患者出现脉搏细速、面色苍白、呼吸急促和心律失常等表现，须立即停止操作，报告医生并及时处理。④特殊情况的观察：降温过程中患者若出现呼吸抑制、深昏迷或血压下降等情况，应及时抢救，对症治疗。⑤观察末梢循环：以确定降温效果。

2）监测其他指标：①严密监测患者的神志、瞳孔、呼吸、心率、心律、血压、中心静脉压、尿量、尿色、尿比重、血氧饱和度等指标的变化。②动态监测血常规、尿常规、凝血功能、肝功能、肾功能、心肌酶谱和电解质的变化，以及早发现并发症，及时进行治疗和护理。

（3）对症护理

1）保持气道通畅：根据病情给予氧气吸入，清除口腔内分泌物，对伴有恶心或呕吐的患者应将其头偏向一侧，避免误吸。

2）体位安置：心力衰竭患者取半卧位，血压低时患者取平卧位，休克患者取平卧或中凹卧位。

3）口腔护理：高热患者口腔自净能力降低，容易发生口腔感染，应加强口腔清洁，昏迷患者由护士进行口腔护理。

4）皮肤护理：中暑患者由于多汗及降温过程中降温设施产生的冷凝水会沾湿衣裤及被服，应及时予以更换，保持床单位干燥、平整，定时翻身、拍背和按摩，防止压疮。

5）高热惊厥护理：应加床栏预防坠床和继发性损伤，发生惊厥时注意保护舌，以防舌咬伤。

6）安全护理：病情危重患者可表现为烦躁不安，易发生坠床，应使用床栏和约束带，以保证患者的安全。

（4）心理护理护士应以热情、亲切的态度对待患者，帮助患者疏导恐惧和焦虑等负面情绪，介绍病情及医院环境，帮助患者树立信心。

6 健康教育

介绍中暑相关知识，做好自我保护；中暑恢复期间避免接触高温环境和暴晒或者剧烈运动；有高温作业的患者应改善工作环境，做好防暑降温工作；选择健康的生活方式，保证充足的睡眠及休息，防止过度劳累；老弱人群、幼儿、患有基础代谢障碍疾病、免疫功能低下和慢性消耗性疾病者应改善居住环境，注意通风。

二、淹溺的救护

淹溺（drowning）又称溺水，是人淹没于水或其他液体中呼吸道和肺泡被液体、污泥、杂草等物堵塞，或因咽喉、气管发生反射性痉挛，肺泡失去通气、换气功能，引起急性缺氧和窒息，使机体陷入危急状态。淹溺后窒息合并心脏停搏者又称为溺死，淹溺是意外死亡的常见原因之一。我国伤害致死排名的第三位原因是淹溺，约90%淹溺者发生于河流湖泊的淡水水域，其中50%发生在游泳池，多发生在夏季，是儿童伤害死亡的首要死因。

（一）病因与发病机制

❶ 病因

（1）意外事故：在水上作业或水边玩耍不慎掉入水中；交通意外掉入水中；未做好运动准备或水温过低引起的肢体痉挛；水中运动时间过长引起身体疲劳或遇到水草等障碍物未能解救；被海浪或水流卷走或冲走；过量饮酒及服用损害脑功能的药物后意外落水；跳水时损伤头颈部意外受伤。

（2）自然灾害：水灾、暴雨、泥石流、海啸、龙卷风或飓风灾害等。

（3）自杀事件：放弃生命，投水自杀。

❷ 发病机制

根据发生机制，淹溺可分两大类：干性淹溺和湿性淹溺。淹溺后患者因紧张、恐惧，主动屏气避免水进入呼吸道，但无法坚持屏气而主动呼吸，则大量液体伴随泥沙、杂草等涌入口鼻，使喉头、气管阻塞而加重窒息。

（1）干性淹溺：干性淹溺是指人入水后，因受强烈刺激（惊慌、恐惧、骤然寒冷等）引起喉痉挛导致窒息，呼吸道和肺泡很少或无水吸入，干性淹溺占淹溺者的10%～20%。

（2）湿性淹溺：湿性淹溺是指人入水后，喉部肌肉松弛，吸入大量水分，充塞呼吸道和肺泡，阻塞气体交换，引起全身缺氧和二氧化碳潴留。水大量进入呼吸道数秒钟后神志丧失，发生呼吸停止和心搏停止。湿性淹溺占淹溺者的80%～90%。

根据浸没的介质不同，分为海水淹溺和淡水淹溺两种类型（表10-1）。

1）海水淹溺：海水是高渗性液体，其中含3.5%的氯化钠以及大量钙盐、镁盐。其中钠的含量是人体血浆的3倍以上。因此，当肺泡吸入海水后，其高渗压使血管内的液体或血浆大量进入肺泡，引起急性肺水肿，海水对肺泡上皮细胞和肺毛细血管内皮细胞的化学损伤作用更易促使肺水肿的发生。机体出现有效循环血容量降低、血液浓缩、低蛋白血症、高钠血症、低氧血症。同时，海水中的钙盐和镁盐还可导致高钙血症和高镁血症。高钙血症可引发心律失常，重者心脏停搏。高镁血症可抑制中枢和周围神经，导致横纹肌无力、扩张血管和血压降低。

2）淡水淹溺：指发生在江、河、湖、池水域中的淹溺。淡水吸入最重要的临床意义是肺损伤，低渗性液体经肺组织渗透迅速渗入肺毛细血管，损伤气管、支气管和肺泡壁的上皮细胞，使肺泡表面活性物质灭活，肺顺应性下降，肺泡表面张力增加，肺泡容积急剧减少，肺泡塌陷萎缩，进一步阻滞气体交换，造成全身严重缺氧。

淡水渗透压较血浆渗透压低。当吸入大量淡水经呼吸道和胃肠道进入体内后，低渗性的淡水迅速进入血液循环可稀释血液，引起低钠、低氯和低蛋白血症。导致血容量剧增可引发肺水肿和心力衰竭。

低渗液使红细胞肿胀、破裂、发生溶血，造成高钾血症和血红蛋白尿。高钾血症可使心搏骤停，过量的血红蛋白堵塞肾小管可引起急性肾衰竭。

表10-1　淡水淹溺与海水淹溺病理变化的比较

项目	淡水淹溺	海水淹溺
血容量	增加	减少
血液性状	稀释	浓缩
红细胞损伤	大量	较少
电解质变化	低钠血症、低氯血症、低蛋白血症、高钾血症	高钠血症、高钙血症、高镁血症
心室颤动	常见	少见
死因	急性肺水肿、急性脑水肿、心力衰竭、室颤	急性肺水肿、急性脑水肿、心力衰竭

（二）病情评估

❶ 病史

有溺水史，应向淹溺者的陪同人员详细了解淹溺的发生地点、水源性质、发生的时间，以及现场施救情况，从而确定抢救措施。

❷ 临床表现

（1）症状淹溺的临床表现与溺水持续时间长短、吸水量多少、吸入介质性质和器官损伤严重程度有关。缺氧是淹溺者最主要的临床表现，可出现意识丧失，呼吸、心搏微弱或停止，多器官功能衰竭等。具体表现为：

1）神经系统：头痛、视觉障碍、烦躁不安、昏睡、昏迷、抽搐及肌张力异常等。

2）呼吸系统：剧烈咳嗽、胸痛、呼吸困难和咳粉红色泡沫痰。

3）循环系统：脉搏细速、心率异常、心室颤动、血压升高或降低。

4）消化系统：胃扩张、恶心或呕吐。

5）泌尿系统：血红蛋白尿、少尿或无尿。

6）其他：海水淹溺患者口渴感明显，淡水淹溺后短期内还可出现迟发型肺水肿及凝血障碍，患者还会出现寒战、发热症状。

（2）体征患者口、鼻腔内充满泡沫或泥污，颜面肿胀，皮肤发绀，球结膜充血，呼吸表浅、急促或停止；肺部可闻及干、湿啰音；心律失常、心音微弱或心搏停止；腹部膨隆，四肢厥冷，部分伴有头颈及其他部位损伤。

❸ 辅助检查

（1）血常规：淹溺者常有白细胞、中性粒细胞轻度增高，红细胞正常或减少。

（2）血生化：淡水淹溺者可出现低钠血症、低氯血症、高钾血症；海水淹溺者出现血液浓缩，可有高钠血症、高氯血症、高钙血症、高镁血症。

（3）尿常规：尿中出现游离血红蛋白。

（4）心电图检查：常有窦性心动过速，非特异性ST段和T波改变，病情严重时出现室性心律失常、完全性心脏传导阻滞。

（5）动脉血气分析：溺水患者都有不同程度低氧血症，约75%的患者有明显混合型酸中毒。

（6）X线检查：绝大多数溺水患者胸片显示肺野有绒毛结节密度增高影，有时出现典型肺水肿和肺不张征象。仅约20%病例胸片无异常发现。如患者疑有颈椎损伤，应尽早进行颈椎X线检查。

（三）急救护理

1 急救原则

迅速将患者救离水面、保持呼吸道通畅，尽早恢复有效通气、实施心肺复苏、根据病情对症处理。

2 院前急救

淹溺的死亡原因主要为缺氧，预后取决于溺水导致缺氧的时间和程度。有效的现场急救能尽早纠正缺氧，促进自主呼吸和患者意识的恢复，反之则会因缺氧导致心跳、呼吸骤停，多器官功能衰竭。淹溺生存链是根据2015版欧洲《特殊场合的心肺复苏指南》制定的现场救护的五大步骤。

（1）脱离淹溺环境：淹溺患者缺氧时间和程度是决定预后的关键因素，抢救应争分夺秒，迅速展开。应立刻将淹溺者安全地从水中救出，置于地面或硬质平面上。对于牙关紧闭者，可先捏住两侧颊肌，然后用力将口启开，迅速清除口鼻腔中的分泌物及污水、污物，取下义齿，松解领口和紧裹的内衣与腰带，拍打背部促使气道液体排出，保持呼吸道通畅。

（2）倒水：湿性淹溺患者胃肠内和呼吸道内有大量液体，有条件者可使用吸引器帮助患者排水。无吸引器时可采取以下方法迅速倒出淹溺者呼吸道、胃内积水。倒水时注意使淹溺者头、胸部保持下垂姿势，以利于积水的流出。

1）膝顶法：施救者一腿屈膝，另一腿跪地，将患者腹部置于施救者屈膝的大腿上，使头处于低位，用手平压其背部，将水倒出。

2）肩顶法：施救者抱起患者，将患者腹部放置于施救者的肩上，使患者头、胸下垂，施救者快步奔跑，使积水倒出。

3）抱腹法：施救者从患者背后双手抱住其腰腹部，使患者背部在上，头、胸部下垂，摇晃患者，以利于倒水。

注意倒水时间不宜过长（一般不超过1分钟），若患者已有心搏和呼吸停止，应立即实施心肺复苏，避免因倒水时间过长而延误心肺复苏等措施的进行。

（3）心肺复苏：对于经呼叫无意识、心搏和呼吸停止者，立即现场施行心肺复苏术，溺水患者心肺复苏步骤为"ABC"，应注意患者有无颈椎损伤，选择适宜的开放气道方法，直到患者心搏和呼吸恢复或"120"急救人员到场。有条件者可行气管内插管、电除颤和吸氧。

（4）迅速转运：转运途中应密切观察病情变化，保持气道通畅，持续吸氧，注意保暖。对呕吐的患者应将其头部偏向一侧，以防误吸。若心搏、呼吸未恢复，转运过程中继续进行心肺复苏。检查有无其他部位损伤，若伴有颈部损伤，应使用颈托保护。

③ 院内急救

（1）吸氧：保持呼吸道通畅，高浓度吸氧或高压氧治疗。

（2）机械通气：对严重或进行性呼吸窘迫、缺乏气道反射保护或合并头胸部损伤的患者应行气管内插管或气管切开。对意识不清、呼吸急促、全身发绀、血压下降、肺水肿、$SPO_2 < 85\%$、$PaCO_2 > 50$ mmHg病情严重的患者采用机械通气。当患者意识恢复，血气分析数值正常，呼吸功能和循环功能恢复后可撤机。必要时可静脉注射呼吸兴奋剂，如尼可刹米、洛贝林。

（3）维持循环及水、电解质与酸碱平衡

1）淡水淹溺：淡水淹溺伴有血液稀释的患者，需控制水的入量，应该使用脱水剂，适当补充氯化钠、血浆和白蛋白，纠正高钾血症及酸中毒。

2）海水淹溺：海水淹溺患者多伴有低血容量，应及时补充血容量，给予葡萄糖溶液、低分子右旋糖酐、血浆等液体，因患者伴有高钠血症或高氯血症等，应限制氯化钠入量。

（4）肺损伤的治疗：应用糖皮质激素（如甲泼尼龙），还可以使用东莨菪碱、纳洛酮进行治疗。

（5）脑损伤的治疗：颅内压增高时给予甘露醇、甘油果糖和白蛋白等进行治疗。若发生抽搐，可给予地西泮、苯巴比妥或水合氯醛等进行治疗。

（6）恢复体温：低温液体淹溺可导致患者体温过低，可通过加盖被子、电热毯及饮用热水等方法进行复温。对于体温过高者，可采用物理或药物进行降温。

（7）抗感染治疗：对污水淹溺、有感染体征或脓血症的淹溺患者应使用抗生素。

（8）对症治疗：针对血红蛋白尿、少尿、无尿、低血压、心律失常、急性呼吸窘迫综合征（ARDS）、溶血、应激性溃疡伴出血及多器官功能障碍等进行相应处理。

④ 预期目标

（1）患者意识障碍减轻或消失。

（2）患者情绪反应正常，无恐惧。

（3）患者呼吸困难、发绀减轻。

⑤ 护理措施

（1）吸氧：将患者安置于抢救室内，保证呼吸道通畅，给予高流量吸氧。

（2）气管插管和机械通气的护理：定期检查气管插管的固定和呼吸机的连接，保证患者的有效呼吸。根据患者情况进行吸痰，吸痰前后应给予吸氧，并观察患者的心率和血氧饱和度的变化，患者出现明显低氧血症时应避免频繁的吸痰操作。

（3）建立静脉通路：使用留置针建立有效的静脉通路，以保证液体的快速输入。对出现休克的患者则应建立两条以上静脉通路，保证抢救的顺利实施。

（4）病情监测：加强对生命体征的测量。

1）给予床旁心电监测，密切观察心率、心律、血压及血氧饱和度的变化。

2）观察患者意识障碍的程度及瞳孔变化，观察其是否出现各种病理反射。

3）动态监测中心静脉压、肺毛细血管楔压，严格记录患者的出入量。

4）观察尿液的颜色和量。

5）观察有无咳嗽和咳痰，痰液的颜色、性状。

6）听诊肺部是否存在干、湿啰音。

7）根据医嘱及时、有效地留取各项标本，为治疗提供更有效的依据。

8）有条件者行中心静脉压（CVP）监测，将CVP、动脉压和尿量三项结合，用于分析、指导输液治疗。

（5）体温过低的护理：复温过程中应保证患者安全，避免烫伤。对重度低温者复温速度应加快。

1）环境温度：将室温调节至22～24 ℃。

2）体表复温：脱去患者湿冷的衣物、鞋袜进行全身保暖，通过加盖毛毯和应用电热毯、给予热饮等方法进行复温。冻伤者可浸泡温水中复温，水温从34～35 ℃开始，5～10分钟后逐步提高到42 ℃，当患者生命体征平稳，肛温达到34 ℃时，可停止复温。

3）体内复温：如采用加温加湿给氧、加温静脉输液（加温到43 ℃后静脉输入）。还可采取体外循环血液加温以及腹膜透析等方式复温。

（6）静脉输液的护理：淹溺患者多数伴有肺水肿，输液过程中应严格控制输液种类、量及速度，防止因输液而加重肺水肿。

（7）基础护理：保证室内环境安静、整洁、通风，每日进行消毒，护士严格执行无菌操作，以降低患者感染的概率；对清醒患者加强口腔清洁，昏迷患者由护士进行口腔护理，动作应轻柔，避免损伤口腔黏膜；保持床单位平整、干燥，定时帮助患者翻身、拍背，以预防压疮和肺内感染。

（8）后遗症的护理：约20%淹溺者恢复后遗留不同程度的脑功能障碍、中枢性四肢瘫痪、锥体外系综合征和外周神经或肌肉损伤，应对症进行护理。

（9）心理护理：经历淹溺的患者大多处于恐惧的情绪中，缺乏安全感。护士应做好患者的心理护理。关注患者的精神及性格变化，耐心倾听患者的诉说，稳定患者情绪，鼓励患者，帮助其树立战胜疾病的信心。对有自杀倾向的患者应多巡视，多沟通交流，开导患者，帮助患者树立正确的人生观和价值观，使其放弃自杀念头，避免再次发生意外事故。

⑥ 健康教育

（1）讲解淹溺的相关知识，教育水上作业的工人下水作业前不饮酒，并应定期检查身体，有基础疾病的患者尽量避免水中运动，以防意外，下水前要做好充分的准备活动。宣教淹溺的自救和互救知识与技能，配备水上救生器材。

（2）对少年儿童宣教谨记防溺水"六不"：不私自下水游泳，不擅自与他人结伴游泳，不在无家长或教师带领的情况下游泳，不到无安全设施、无救援人员的水域游泳，不到不熟悉的水域游泳。不熟悉水性的未成年人不擅自下水施救。

三、电击伤的救护

一定强度的电流或电能量（静电）通过人体引起组织不同程度损伤或器官功能障碍甚至死亡称为电击伤（electric shock injury），俗称触电。

（一）病因与发病机制

1 病因

电击伤常见原因是人体直接接触电源，或在高压电和超高压电场中电流或静电电荷经空气或其他介质电击人体。意外电击伤常发生于缺乏电学知识或违反用电操作规程者，以及风暴、地震、火灾使电线断裂、雷雨天气在树下避雨或使用铁杆伞等。触电致死者约60%发生在工作场所，30%在家中；雷击常见于农村旷野。

2 发病机制

电击通过产热和电化学作用引起人体器官生理功能障碍，可导致机体出现充血、水肿、出血、坏死、呼吸中枢麻痹、心室颤动和心搏骤停和组织损伤等。电击伤对人体的危害与损伤程度和很多因素有密切的关系，具体如下。

（1）电压高低：电压越高，流经人体的电流量越大，机体的损伤程度也越高。1000 V以上电压可使呼吸中枢麻痹，导致患者死亡。另外，高压电还可引起机体的深部灼伤，导致严重烧伤。220 V的低压电可造成心室颤动等心功能障碍，患者由于心脏停搏导致死亡，死亡率较高。

（2）电流类型：电流包括直流电和交流电两种。500 V以下的交流电对人体的危害是直流电的3倍，因为交流电可以促使肌细胞膜去极化导致肌肉持续收缩，出现痉挛状态，使触电者不能自行脱离电源。另外，人体对交流电的敏感性要高于直流电3~4倍。

（3）电流频率：不同频率的交流电对人体损伤程度不同，低频交流电较高频交流电危险，50~60Hz低频家用交流电更易引发心室颤动。

（4）电流强度：一般通过机体的电流越强，对机体造成的损伤就越严重。

（5）触电部位：机体不同组织的电阻不同，一定电压下，皮肤电阻越低通过的电流越大，机体的损伤就越严重。人体电阻由小到大依次为血管、神经、肌肉、皮肤、脂肪、肌腱、骨骼。皮肤干燥时电阻高，出汗、潮湿时低。电流在体内一般沿电阻小的组织前行，进而引起损伤。

（6）通电时间：一般通电时间越长，损伤越严重。

（7）电流途径：电流通过人体的途径不同，其损伤程度也不同。若电流从头顶或上肢进入体内，纵贯身体由下肢流出，或由一手进入，另一手流出，可致心室颤动或心搏骤停，损伤较严重。若电流从一侧下肢进入，由另一侧下肢流出，则损伤较小。

（8）环境及气象：潮热或下雨的天气可以降低皮肤的电阻，电击损伤程度加大。

（二）病情评估

1 病史

有直接或间接接触电流或被雷电或高压电击中史。

2 临床表现

轻者可有瞬间的感觉异样，严重者可当场死亡。

（1）全身症状

1）轻型：触电时患者可出现痛性肌肉收缩、头痛、头晕、惊恐、心悸、面色苍白、四肢松软、表情呆滞、心动过速、皮肤灼伤处疼痛等。

2）重型：高压电击，尤其是雷电击时患者可出现意识丧失，心搏、呼吸骤停。根据电流损伤的组织器官和程度不同，患者可出现：①损伤心肌和传导系统时，患者可出现心室颤动或心肌梗死，其中心室颤动是低压电击后常见的表现，也是患者致死的主要原因；②大面积烧伤或机体损伤导致大量液体丢失，患者可出现低血容量性休克；③中枢神经系统受损时可出现呼吸暂停、意识丧失和癫痫发作；④肾损伤和组织肌肉坏死产生的肌球蛋白尿、肌红蛋白尿、血红蛋白尿都可引起急性肾衰竭。

（2）局部症状：电流直接接触部位接收到的电流最强，其损伤程度最为严重，而周围皮肤一般损伤较轻，若电击引起衣物燃烧，抢救不及时则可导致电击周围皮肤出现大面积烧伤。

1）高压电引起电烧伤的典型特点：①烧伤面积大、伤口深（可深达血管、神经和骨骼），有"口小底大，外浅内深"的特征；②有一处进口和多处出口；③伤口呈干性创面，可有水疱或坏死、炭化，肌肉组织常呈夹心性坏死；④电流可造成血管壁变性、坏死或血管栓塞，从而引起继发性出血或组织的继发性坏死。

2）低压电引起电烧伤的典型特点：伤口呈椭圆形或圆形，直径小，无痛干燥，边缘整齐，创面中央凹陷，呈焦黄或灰白色，与正常皮肤分界清楚，一般不损伤内脏。

（3）并发症：电击伤后24～48小时易引发心律失常、心肌损伤、心功能障碍、可有短期精神异常、听力障碍、视网膜剥离、视力障碍、肺水肿和吸入性肺炎、肝功能障碍和胃肠道功能紊乱、急性肾衰竭、溶血或弥散性血管内凝血、关节脱位，孕妇被电击后常导致死胎、流产或胎儿宫内发育迟缓等。

3 辅助检查

（1）尿液检查：尿液呈浓茶色或酱油色，可见肌球蛋白尿、血红蛋白尿、肌红蛋白尿。

（2）心电图检查：可出现传导阻滞或房性、室性期前收缩，心室颤动等心律失常和心肌损伤的表现。

（3）血生化检查：早期可出现肌酸磷酸激酶（CPK）、乳酸脱氢酶（LDH）、谷丙转氨酶（ALT）、谷草转氨酶（AST）等心肌生化标志物活性增高，血淀粉酶增高，血肌酐、尿素增高，高血钾。

（4）动脉血气分析：低氧血症、酸中毒。

（5）X线检查：可有骨折和肺水肿的表现。

（6）动脉血管造影：用于肢体被电击后怀疑深部组织损伤者。

（三）急诊救护

1 急救原则

施救者的救护原则为迅速脱离电源，脱离危险的环境。分秒必争地实施有效的心肺复苏及心电监护。

2 院前急救

（1）迅速脱离电源：根据触电现场情况，采用最安全、最迅速的办法脱离电源。

1）断开电源：拔除电源插头或拉开电源闸刀。

2）挑开电线：应用绝缘物或干燥的木棒、竹竿、扁担等将电线挑开。

3）切断电线：如在野外或远离电源闸以及存在电磁场效应的触电现场，施救者不能接近触电者，不便将电线挑开时，可用干燥绝缘的木柄刀、斧或锄头等物将电线斩断，中断电流，并妥善处理残端，使触电者脱离电源再抢救。

4）拉开触电者：急救者可穿胶鞋站在木凳上，用干燥的绳子、围巾或干衣服等拧成条状套在触电者身上拉开触电者。

应注意：避免给触电者造成其他伤害。如人在高处触电时，应采取适当的安全措施，防止脱离电源后从高处坠下造成骨折或死亡。抢救者必须注意自身安全，严格保持自己与触电者的绝缘，未断离电源前绝不能用手牵拉触电者。脚下垫放干燥的木块、厚塑料块等绝缘物品，使自己与地面绝缘。

（2）心肺复苏

1）轻型触电患者：触电者就地卧床休息1~2小时，严密观察；保持呼吸道通畅，维持有效呼吸。

2）重型触电患者：患者呼吸停止、心搏骤停的患者应立即行心肺复苏术，必要时行气管插管、呼吸机辅助通气。电击伤常引起心肌损伤和心律失常，出现心室颤动时应立即进行电除颤。盐酸肾上腺素是触电导致心搏骤停时的首选药物。一般采取静脉注射或气管内滴入，每次1~5 mL，可反复使用。

（3）创面保护：保护好烧伤创面预防二次损伤，用清洁包布或无菌敷料覆盖，防止感染。

3 院内急救

（1）补液：对低血容量性休克和组织严重电烧伤的患者，应迅速予以静脉补液，补液量较同等面积烧伤者要多。

（2）防治心律失常：电击伤常引发心肌损伤及心律失常，最严重的心律失常为心室颤动，对此类患者需尽早给予除颤。

（3）烧伤创伤治疗：清除电击烧伤创面的坏死组织，预防性使用破伤风抗毒素及抗厌氧菌药物，预防创面污染和感染。对于深部组织的损伤、坏死，伤口常采用开放治疗。

（4）对症治疗：触电后若伴有骨折、烧伤或创伤，应立即给予包扎、固定等对症处理；若有肢体筋膜间隔综合征出现，应立即行筋膜间隔切开减压，以免引起肢体坏死；若患者有伤口存在，应常规应用破伤风抗毒素、大剂量抗生素，以防止厌氧菌感染；如皮肤缺损较大，可给予植皮，对肢体发生坏死无法挽救者需进行截肢。

（5）防治并发症

1）防治脑水肿：可用冰帽、冰袋以降低脑部温度，减少耗氧量，给予甘露醇、肾上腺皮质激素以预防或减轻脑水肿。

2）预防肾衰竭：如果出现肌红蛋白尿，用5%碳酸氢钠碱化尿液，输入大量液体的同时静脉滴注25%甘露醇125 mL，每6小时重复一次，使尿量保持在50 mL/h，促进肌红蛋白随尿液排出，防止沉积于肾小管引起急性肾衰竭。

3）纠正电解质紊乱：电击后电流的直接影响及组织损伤后产生的高血钾和缺氧可引起心脏损害，导致心律失常，应及时对症处理。

❹ 预期目标

（1）意识障碍程度减轻或消失。

（2）皮肤损伤减轻，痛苦减少。

（3）患者及家属了解安全用电常识。

❺ 护理措施

（1）常规急救护理：保持呼吸道通畅，去除口腔内分泌物，对无呼吸者应尽早使用人工气道和机械通气，高浓度吸氧。对于呼吸、心搏未恢复者，应将患者置于硬板床上，以便继续进行心肺复苏。

（2）用药护理：尽快建立静脉通路，按医嘱及时给药，恢复循环血量。遵医嘱应用抗生素，以预防和控制电击伤损害深部组织造成厌氧菌感染，注射破伤风抗毒素预防破伤风。

（3）严密观察病情变化

1）监测生命体征：密切监测呼吸、脉搏、血压、瞳孔、意识变化，以及血氧饱和度、末梢循环情况。

2）心电监测：进行床旁心电监护，动态观察心电图变化，及时发现心律失常。

3）肾功能监测：观察尿的颜色和量的变化，准确记录尿量。

4）心肌损伤监测：根据心肌酶学检查、肌钙蛋白测定来判断有无心肌损伤。

（4）合并伤的护理：应注意观察患者有无其他合并伤存在，因触电后弹离电源或自高空跌下患者常伴有颅脑损伤、气胸、血胸、内脏破裂、四肢与骨盆骨折等。搬运患者过程中应注意有无头、颈部损伤和其他严重创伤，颈部损伤者用颈托保护，对可疑脊柱骨折患者使用硬板床。

（5）并发症的护理

1）肾衰竭的护理：无尿期应严格限制水和蛋白质的入量，每天补液量应为显性失液量与非显性失液量之和减去内生水量，应坚持"量出为入"的原则，控制液体入量。减少钠、钾的摄入，选择清淡、易消化的食物。对进行血液透析的患者应加强巡视，预防低血压和体外循环凝血，做好动、静脉的护理。

2）低血容量性休克的护理：采取中凹卧位，建立两条以上静脉通路，按医嘱迅速扩充血容量，保持呼吸道通畅，给予氧气吸入，保暖，观察病情变化，准确记录出入量。

3）心功能的护理：卧床休息，按医嘱给予高浓度吸氧和药物治疗，控制输液速度和输液量。对出现心室颤动的患者应准备好除颤器，配合医生进行除颤治疗。

（6）基础护理：对病情严重者应加强口腔清洁和皮肤护理，定时对患者进行翻身、拍背、吸痰，预防口腔感染和压疮的发生。保持患者伤口敷料的清洁、干燥，防止脱落。

（7）消毒与隔离：电击伴有烧伤的患者免疫力低，易发生感染，护士应严格执行无菌操作，每日对病房进行消毒，并对患者进行保护性隔离，以预防感染的发生。

（8）心理护理：出现电击伤，患者及家属都非常惊恐，特别是危重电击伤会危及生命，治疗缓慢且常有不同程度的后遗症。护士应安抚危重患者及家属的情绪，耐心做好鼓励工作，提供心理支持。

⑥ 健康教育

大力宣传和普及安全用电知识，定期检修各种电气设备，雷雨天气不在树下躲雨或使用金属柄伞在外行走，应远离折断的高压电线至少10m，避免形成跨步电压等。

进行触电急救知识技能培训，指导现场急救人员，发现触电者应立即切断电源，如拉开电闸，用不导电的木棒、竹竿等拨开电线，使患者尽速脱离电源。在未脱离电源前不可用手接触患者。

第四节　急诊中毒患者的救护

 概述

中毒（poisoning）指的是一定量的某种毒物（toxicant）进入人体导致神经、体液的调节功能异常，造成组织、器官功能性或器质性损害，进而引发一系列临床症状和体征的疾病状态。中毒可分为急性和慢性两大类，主要由接触毒物的剂量和时间所决定。短时间内吸收大量毒物可引起急性中毒（acute poisoning），长时间接触小剂量毒物则引起慢性中毒（chronicpoisoning）。

（一）病因与发病机制

① 病因

（1）农业中毒：农业生产劳动过程中接触被毒物污染的水、空气、食物或土壤导致中毒，如有机磷农药中毒。

（2）工业中毒：工业生产劳动过程中接触毒性工业原料、添加物或废弃物等导致中毒，如强酸、强碱、一氧化碳等中毒。

（3）食物中毒：食用腐败变质或霉变的食品（如腐败变质的海鲜、霉变的花生等）引起中毒。

（4）药物中毒：服用药物过量或误服引起中毒，如服用过量地高辛。

（5）动、植物中毒：接触或食用有毒动、植物引起中毒，如毒蛇咬伤、食用河豚中毒等。

（6）自杀或他杀：因自杀或他杀而摄入或吸入大量有毒物质（如一氧化碳、毒鼠强等）。

② 毒物在体内代谢过程

（1）吸收：毒物主要经过消化道、呼吸道、皮肤黏膜和血管等途径进入体内。

1）消化道：毒物多经此途径进入人体。胃和小肠是毒物吸收的主要部位。胃肠道的pH、胃肠动力、胃肠道的充盈度等因素均可影响毒物的吸收速度及吸收量。胃内偏酸不利于弱碱性毒物吸收，肠道内偏碱不利于弱酸性毒物吸收；胃肠道动力增加，毒物过快排出体外，不利于毒物吸收。饱腹状态下食物对胃肠内毒物的稀释作用可延缓毒物的吸收。

2）呼吸道：毒物进入人体最快，同时也是毒物发挥作用最迅速的途径。气体、烟、雾、气溶胶等状态下的毒物主要经呼吸道吸收。由于呼吸道面积大、血流丰富等特点，毒物在此吸收较迅速，同等剂量下相对于其他吸收方式而言，中毒症状或体征出现早且严重。

3）皮肤黏膜：在皮肤黏膜健康、完整的情况下，毒物经此途径吸收的量少、速度慢。但局部皮肤有损伤、毒物脂溶性或腐蚀性强、环境温度高而湿度大、皮肤多汗等情况下，则可加速毒物的吸收。

4）血管：如部分毒品可经静脉注射或皮下注射吸入静脉而进入人体。

（2）代谢：毒物代谢的主要脏器为肝。毒物在此经过氧化、还原、水解、结合等作用后多数毒性降低，少数可增强（如对硫磷）。

（3）排泄：毒物排泄的主要脏器为肾。毒性气体部分以原形通过呼吸道排出体外。此外，还可借助消化道、腺体（汗腺、唾液腺等）等途径排出。毒物的排出速度与毒物的性质、与组织的结合程度及排泄器官的功能状态有关。有些毒物排出较慢，在体内蓄积可引起慢性中毒。

❸ 中毒机制

（1）局部刺激与腐蚀作用：强酸、强碱可与蛋白质或脂肪结合，进而使细胞变性、坏死。

（2）缺氧：刺激性气体可引起呼吸道痉挛、肺炎、肺水肿，影响氧的吸收与气体交换。亚硝酸盐、一氧化碳、氰化物等窒息性物质可影响氧的吸收、转运和利用。

（3）干扰酶的活性：通过干扰细胞内酶的活性而引起中毒，如有机磷农药抑制胆碱酯酶。

（4）中枢神经抑制作用：有机溶剂和吸入性麻醉药（如重金属锰等）可通过血脑屏障，进而抑制大脑功能。

（5）干扰细胞膜或细胞器的生理功能：四氯化碳在体内代谢后产生三氯甲烷自由基，后者可作用于肝细胞膜中的不饱和脂肪酸，导致线粒体、内质网变性，肝细胞死亡。

（6）竞争受体：阿托品能与乙酰胆碱竞争性结合胆碱受体，从而引起中毒反应。

（二）病情评估

❶ 病史

重点询问职业史和中毒史。职业史包括工种、工龄、接触毒物种类、时间、环境条件及防护措施，以及在相同工作条件下，其他人员有无类似症状发生。口服毒物患者应注意询问何时服用何种毒物、剂量，服毒前后是否吃东西、饮酒等。神志清楚者可询问患者本人，神志不清或企图自杀者应询问第一发现者或知情者，应注意询问发现时间，当时情况，患者身边有无药瓶、药袋、散落药片，家中有何药品以及有无缺少何种药物，估计何时服药，如患者呕吐应注意呕吐物形状，有无特殊气味，同时应要求家属将药瓶、呕吐物带至医院以便确诊是何种毒物中毒，此外还应了解患者的生活情况、近期精神状况、有无家庭矛盾和社会矛盾及矛盾发生前后的情绪及举止异常等。

2 临床表现

（1）皮肤黏膜

1）皮肤灼伤：见于强酸、强碱等引起的腐蚀，如糜烂、溃疡、痂皮等。但不同毒物呈现不同特征，如皮肤在硫酸灼伤后呈黑色、硝酸灼伤后呈黄色、盐酸灼伤后呈棕色、过氧乙酸灼伤后呈无色等。

2）皮肤颜色：①发绀：引起血液氧合血红蛋白不足的毒物中毒可出现发绀，如亚硝酸盐、苯胺、麻醉药等中毒。②樱桃红：见于一氧化碳、氰化物中毒。③黄疸：多见于四氯化碳、鱼胆、毒蕈中毒损害肝。④潮红：见于阿托品、乙醇、血管扩张剂等药物中毒。

3）皮肤大汗、潮湿：常见于有机磷中毒。

（2）眼

1）瞳孔缩小：见于有机磷、吗啡、毒扁豆碱、毒蕈等中毒。

2）瞳孔扩大：见于阿托品、乙醇、苯、曼陀罗等中毒。

3）视力障碍：见于甲醇、有机磷、苯丙胺等中毒。

（3）呼吸系统

1）刺激症状：表现为咳嗽、胸痛、呼吸困难，重者可出现喉痉挛、喉头水肿、肺水肿、急性呼吸窘迫甚至呼吸衰竭等。见于各种刺激性及腐蚀性气体，如强酸雾、甲醛溶液等。

2）呼吸气味：有机溶剂挥发性强常伴特殊气味，如乙醇中毒呼出气有酒味，有机磷杀虫药有大蒜味，氢化物有苦杏仁味。

3）呼吸频率：①呼吸加快：毒物引起脑水肿、肺水肿时，亦可表现为呼吸加快；水杨酸、甲醇等引起酸中毒的化学物质可兴奋呼吸中枢。②呼吸减慢：镇静催眠药、吗啡等中毒，可过度抑制呼吸中枢。

（4）循环系统

1）心律失常：洋地黄、夹竹桃等中毒时兴奋迷走神经，拟肾上腺素类、三环类抗抑郁药等中毒时兴奋交感神经，以及氨茶碱中毒时都可引起心律失常。

2）休克：急性中毒时的多种反应均可导致休克，如强酸、强碱灼伤血浆外渗等。

3）心搏骤停：洋地黄、奎尼丁、锑剂等中毒可致心肌毒性作用而心搏骤停；可溶性钡盐、棉酚中毒可致严重低钾血症而心搏骤停。

（5）消化系统

1）呕吐腹泻：中毒患者多存在呕吐、腹泻等症状，重者可致胃肠穿孔及出血坏死性肠炎。

2）消化道损伤：腐蚀性毒物可造成消化道损伤，轻者表现为口腔、食管炎症，重者表现为消化道穿孔。

3）肝损伤：四氯化碳、蛇毒、毒蕈等中毒可损伤肝，导致黄疸、转氨酶升高等肝功能受损的表现。

（6）神经系统

1）中毒性脑病：毒物通过直接或间接作用于神经系统，导致神经系统症状及脑实质损伤，表现出不同程度的意识障碍、精神失常、惊厥、抽搐等。如抗胆碱药中毒可引起兴奋、躁动，氨茶碱中毒可引起肌震颤，一氧化碳中毒可引起精神异常。

2）中毒性周围神经病：如铅中毒所致脑神经麻痹，砷中毒所致多发性神经炎。

（7）泌尿系统：有些中毒可导致急性肾小管坏死、肾小管堵塞、肾缺血，如氨基糖苷类抗生素、毒蕈中毒可导致急性肾小管坏死，磺胺中毒可导致肾小管堵塞，引发休克的各类毒素均可导致肾缺血。

（8）血液系统：如出现白细胞减少和再生障碍性贫血，见于氯霉素、抗肿瘤药等中毒；溶血性贫血，见于砷化氢、苯胺、硝基苯等中毒；出血，如阿司匹林；凝血障碍，如肝素、蛇毒等中毒。

（9）发热：部分中毒可引起体温调节中枢功能障碍或机体产热与散热的调节异常，从而引起不同程度的发热。如阿托品、二硝基酚、棉酚等。

③ 辅助检查

（1）毒物测定：有助于确定中毒物质、明确中毒的严重程度及指导治疗。应常规留取剩余毒物或可能含毒的标本（患者的呕吐物、胃内容物、血、尿等），通过化验确定毒物种类，是中毒诊断最客观的检查方法。

（2）特异性检查：有助于鉴别诊断及判断病情的严重程度，如有机磷杀虫药中毒时血清胆碱酯酶活力降低、一氧化碳中毒时血液碳氧血红蛋白浓度升高、亚硝酸盐或硝基化合物中毒时血液高铁血红蛋白含量升高。

（3）非特异性检查：有助于及早发现中毒的并发症。急性中毒可导致组织、器官功能损害，可进行相应脏器功能检查，如肝功能、血生化、心电图、血肌酐、血尿素氮、X线、CT、MRI等检查。

（三）急救护理

① 急救原则

急性中毒的救治包括立即停止继续接触毒物，及时清除体表及已进入体内的毒物，早期应用特效解毒剂，促进已吸收毒物的排出，积极对症及支持治疗。

② 急救措施

（1）迅速脱离中毒环境

1）吸入性中毒：立即脱离中毒环境，松解衣扣、裤带，清理呼吸道分泌物，保持呼吸道通畅，对昏迷患者防止舌后坠堵塞呼吸道。给予吸氧，必要时行气管切开，使用呼吸机辅助呼吸。

2）接触性中毒：立即脱去有毒衣物，水温不可超过37 ℃(以免皮肤血管扩张加速毒物吸收)，清水冲洗体表15～30分钟，注意毛发、甲沟等部位的冲洗。毒物入眼者立即用清水冲洗至少5分钟。

（2）清除尚未完全吸收的毒物：食入性中毒，对已进入胃肠道尚未吸收的毒物可采用催吐、洗胃、导泻、灌肠等方法清除。

1）催吐：适用于神志清醒且配合者。口服毒物2小时内催吐效果最佳。最常采用机械催吐，空腹服毒患者口服500 mL洗胃液，用汤匙柄或压舌板等轻柔刺激咽后壁或舌根部，反复进行，直至吐出液体澄清、无色、无味为止。催吐时患者取头低、左侧位；婴儿可采取俯卧位，防止呕吐误吸。

2）洗胃：服毒后6小时内洗胃效果最佳，超过6小时仍需洗胃。神志清醒者可取坐位，神志不清、中毒较重者可取左侧卧位。每次以入胃液量300～500 mL，温度25～38 ℃为宜。反复灌洗，直至洗出液澄清、无色、无味为止。对于强酸、强碱中毒以及持续性惊厥、抽搐、食管胃底静脉曲张、上消化道大出血及主动脉瘤等患者应禁忌催吐和洗胃。

3）导泻：对口服毒物时间较长者应促进已进入肠道内的毒物尽快排出，可口服或经胃管注入25%硫酸钠或50%硫酸镁。但对强腐蚀性毒物中毒者或脱水、极度虚弱者禁止导泻；呼吸抑制、昏迷、肾功能不全、有机磷农药中毒晚期不宜导泻。

4）灌肠：适用于口服毒物时间超过6小时、导泻无效者，或巴比妥类、阿片类等抑制性毒物中毒者。为有效清除肠道毒物，采用温盐水或清水反复多次灌肠。

（3）一般解毒剂的应用

1）中和剂：如吞服强腐蚀性毒物不宜洗胃，易引起消化道穿孔，需采用中和剂。如强碱中毒，可用1%醋酸、淡醋、柠檬水或橘汁等弱酸中和。强酸中毒可用氧化镁、镁乳、肥皂水或氢氧化铝胶等中和，但不用碳酸氢钠，因遇酸后可生成二氧化碳，使胃肠胀气，有胃穿孔的危险。

2）保护剂：牛奶、蛋清、米糊、植物油等保护黏膜，能减低腐蚀性毒物的腐蚀性。

3）溶剂：如吞服的为脂溶性毒物（汽油、煤油等）中毒时，可先向胃内注入150～200 mL石蜡油促进毒物溶解而不被吸收，然后洗胃。

4）氧化剂：可采用1∶5000高锰酸钾溶液洗胃，促进有机化合物氧化解毒。

5）吸附剂：活性炭是强力吸附剂，可用于吸附生物碱、水杨酸、苯酚、砷、氯化汞等多种毒物。应在摄毒60分钟内给予效果最佳，首次按1～2 g/kg，加水200 mL，由胃管注入，2～4小时后按0.5～1.0 g/kg继续洗胃，直至症状改善。

6）沉淀剂：钡、铅中毒时可采用2%～5%硫酸镁或硫酸钠洗胃，可使毒物沉淀不易吸收，利于排出体外。

（4）应用特效解毒剂

1）有机磷农药中毒：主要使用碘解磷定、氯解磷定、阿托品等进行特效解毒。

2）高铁血红蛋白血症解毒药：小剂量亚甲蓝（美蓝）可使高铁血红蛋白还原为正常血红蛋白，用于治疗亚硝酸盐、苯胺、硝基苯等中毒引起的高铁血红蛋白血症。需注意药液外渗时易引起组织坏死，且大剂量亚甲蓝的效果相反，可引起高铁血红蛋白血症。

3）氰化物中毒：使用亚硝酸盐-硫代硫酸钠疗法进行解毒。

4）中枢神经抑制：氟马西尼用于苯二氮䓬类中毒，纳洛酮用于阿片类药物中毒。

5）重金属中毒：铅中毒应用依地酸钙钠，汞、金、砷等中毒应用二巯基丙醇。

（5）排出已吸收毒物：通过利尿、吸氧、血液净化排出已被吸收入血液循环的毒物。

1）利尿：肾是毒物排泄的主要器官。可采用补液、应用利尿药、碱化尿液的方法促进毒物排出，其中补液主要适用于血容量不足者，常用补液有5% GNS，或5%～10% GS，补液中加入适量氯化钾。利尿药主要适用于合并有脑水肿或肺水肿者，可采用20%甘露醇进行渗透性利尿，或静脉注射呋塞米等强利尿剂。碱化尿液主要适用于酸性毒物中毒者。

2）吸氧：吸氧对缺氧性中毒患者尤为适用。如一氧化碳中毒时，吸氧可加速碳氧血红蛋白解离，促进一氧化碳排出体外，高压氧疗是其特效解毒方法。

（6）血液净化：一般包括血液透析、血液灌注和血浆置换。

1）血液透析：中毒后的12小时内透析效果最佳，适用于中毒量大、血液毒物浓度高、经常规治疗无效、呼吸抑制、肾功能不全者。

2）血液灌流：血液流经装有活性炭或树脂等吸附剂的灌流柱，血液中的毒物经吸附后回输入患者体内。但应注意血液灌注的并发症较多，因吸附剂不仅吸附毒物，还可吸附血细胞、血浆成分，一次灌注时间不宜过长。

3）血浆置换：将患者的血液引流入特制的血浆置换装置，患者血浆被置换出并弃去，同时补充正常血浆或代用液体，通过不断循环置换清除血液中的毒性物质。无论是与蛋白质结合的还是游离的毒物均可被清除，但费用较高。

（7）对症及支持治疗：无论有无特效解毒药，一旦患者出现严重的心、脑、肾等重要脏器损害的表现，均应积极对症处理，同时给予合理的支持治疗，以便保护重要的脏器功能。

❸ 护理措施

（1）一般护理

1）休息：注意卧床休息，对高热患者早期给予物理降温，对惊厥患者注意安全，对昏迷患者应定时翻身、肢体被动运动。

2）饮食：注意口腔黏膜护理，病情允许时可鼓励患者进食，饮食原则为高蛋白质、高糖类、高维生素、少渣或无渣饮食，对吞服腐蚀性毒物者应给予蛋清、牛奶等流质饮食。

3）体位：平卧位或侧卧位，平卧时头偏向一侧，保留胃管者需左侧卧位，以防止舌向后坠阻塞气道。昏迷者体温易下降，应给患者保暖。

4）给氧：及时清理呕吐物及痰液，预防舌后坠，保持呼吸道通畅。为避免缺氧导致脑组织水肿，加重意识障碍，需给予患者持续性吸氧，氧流量应为2～4 L/min。

（2）病情观察：密切观察患者的体温、脉搏、呼吸、血压、意识状态；观察并记录患者尿量及呕吐物或排泄物的量、颜色、气味、性质，询问并记录患者进食情况及出入液量，维持水及电解质平衡；及时清理呼吸道，保持呼吸道通畅。

（3）洗胃护理

1）体位与方法：常取左侧卧位，对神志清醒且配合者口服催吐，对昏迷患者插胃管洗胃。

2）胃管：应选择口径较大且有一定硬度者，可增加洗胃管头端侧孔数目以防堵塞，洗胃结束不可立即拔出胃管，以便病情变化时随时洗胃或经胃管给药。

3）洗胃液温度：以25~38 ℃为宜，温度过高会促进毒物吸收，温度过低可刺激肠蠕动，将毒物推向小肠。

4）洗胃液量：一次注入洗胃液量不宜超过500 mL，总量为25 000~50 000 mL，不可一次性注入洗胃液量过多，以免造成急性胃扩张，促进毒物吸收。

5）洗胃原则：应按动作轻柔、快进快出、先出后入、出入量基本相等的原则反复洗胃。

6）洗胃过程中病情观察：洗胃前先收集胃内容物做毒物鉴定，洗胃过程中患者出现惊厥、窒息、休克、血性灌洗液等情况应立即停止洗胃。

（4）心理护理：对于服毒自杀者应注意倾听患者的心声，寻找自杀原因，针对原因进行心理疏导，提供情感支持，防范再次自杀。

4 健康教育

（1）加强防毒知识普及在厂矿、农村、城市居民中结合实际情况，向群众介绍有关中毒的预防和急救知识。

（2）加强毒物管理：严格遵守有关毒物的防护和管理制度，加强毒物保管。厂矿中有毒物质的生产设备应密闭化，防止化学物质跑、冒、滴、漏。生产车间和岗位应加强通风，防止毒物聚积导致中毒。农药中杀虫剂和杀鼠剂毒性很大，要加强保管，标记清楚，防止误食。

（3）不食用有毒或变质食物：如无法辨别有无毒性的蕈类、怀疑为有机磷杀虫药毒死的家禽、河豚、棉籽油、新鲜腌制咸菜或变质韭菜、菠菜等，均不可食用。

二、有机磷农药中毒患者的救护

有机磷农药（organophosphorous inseticides）属于有机磷酸酯类或硫代磷酸酯类，是我国使用最为广泛的一类广谱杀虫剂，对人畜皆有毒性。急性有机磷农药中毒（acute organophosphorus pesticide poisoning，AOPP）是指在生产和使用时，因防护不周短时间内大量接触有机磷毒物导致轻重不等的危害，造成中毒。其性状多呈油状或结晶状，色泽呈淡黄色至棕色，稍有挥发性，且有蒜味。一般难溶于水，不易溶于多种有机溶剂，在酸性环境中稳定，在碱性条件下易分解失效。有机磷农药中毒后引起以神经系统损害为主的全身性疾病，多见于农村、城镇郊区等农药使用较为普遍的地区。常见有甲拌磷（3911）对硫磷（1605）、敌敌畏、乐果、敌百虫等。

（一）病因与发病机制

1 病因

（1）中毒途径

1）生产和使用中毒：①生产操作不当：有机磷农药在生产、包装、储存、运输、销售等环节出现农药的逸、冒、漏等现象，吸入或接触人体而导致中毒。②使用不当：使用过程中直接接触杀虫剂，或因喷洒器械损毁导致药液浸湿衣物等情况，有机磷农药经皮肤、黏膜、呼吸道等途径吸收而导致中毒。

2）生活性中毒：生活中因自杀、他杀、误服被有机磷农药污染的水、食物而导致中毒，也可因应用有机磷农药驱虫而中毒。

（2）毒物的吸收、代谢及排出：有机磷杀虫药主要经胃肠道、呼吸道、皮肤和黏膜吸收。吸收后迅速分布于全身各器官，各脏器浓度由高到低依次为肝、肾、肺、脾等，肌肉和脑内最少。最主要代谢脏器是肝，进行多种形式的生物转化。经氧化后一般毒性增强，而后经水解毒性降低。有机磷杀虫药代谢产物主要通过肾排泄，少量经肺排出。

❷ 中毒机制

有机磷农药通过抑制胆碱酯酶的活性而发挥毒性作用。进入体内的有机磷农药与胆碱酯酶结合形成更为稳定的磷酰化胆碱酯酶，磷酰化胆碱酯酶无分解乙酰胆碱的能力，从而造成乙酰胆碱在体内不断蓄积。过量的乙酰胆碱持续作用于胆碱能神经，引发毒蕈碱样、烟碱样、中枢神经系统症状。重者可出现昏迷甚至因呼吸衰竭而死亡。

（二）病情评估

❶ 病史

生产性中毒接触史较明确，非生产性中毒存在误服或故意服毒。注意询问陪伴人员患者近期情绪、生活、工作情况，现场有无药瓶、呕吐物气味是否具有大蒜味等。

❷ 临床表现

临床表现出现的时间与有机磷农药的种类、剂量和中毒途径密切相关。一般经呼吸道吸入中毒者30分钟内可出现恶心、呕吐、呼吸困难、视物模糊的表现；口服中毒者可在口服毒物10分钟至2小时内出现症状；皮肤黏膜吸收中毒者可在2～6小时内出现症状。

（1）毒蕈碱样症状（muscarinic symptoms）：出现最早，又称M样症状，主要是副交感神经末梢兴奋，表现为平滑肌痉挛和腺体分泌增加，类似毒蕈碱作用。具体表现为恶心、呕吐、腹痛、腹泻、多汗、流泪、流涎、流涕、尿频、大小便失禁、瞳孔缩小（严重时可出现针尖样瞳孔）、心率减慢。另外，还可有支气管痉挛及分泌物增加，患者表现为咳嗽、咳痰、气促等。M样症状可用阿托品对抗治疗。

（2）烟碱样症状（nicotinic symptoms）：由于乙酰胆碱在横纹肌神经肌肉接头处过度聚集，引起横纹肌出现先兴奋后衰竭的一系列表现，又称N样症状。会导致眼、面、舌、四肢等全身横纹肌纤维颤动，甚至全身强直性痉挛。患者表现为肌束颤动、抽搐、牙关紧闭、全身紧迫感，以后发生肌力减退甚至瘫痪，累及呼吸肌出现周围性呼吸衰竭。N样症状可用胆碱酯酶赋能剂对抗治疗。

（3）中枢神经系统症状：乙酰胆碱作用于中枢神经系统，引起头痛、头晕、疲乏无力、烦躁不安、共济失调、惊厥、抽搐、谵妄、昏迷等呼吸循环系统受抑制的表现。

（4）"反跳"现象：有机磷农药中毒经紧急救治，急性中毒症状好转数日至7天后病情突然急剧恶化，重新出现有机磷农药急性中毒的症状，甚至死亡，称为"反跳"现象。目前认为该现象的发生可能与毛发、指甲、皮肤、胃肠道内残留的有机磷农药未完全清除干净有关，以及阿托品、解磷定等解毒药过早停用有关。

（5）迟发性多发性神经病：急性中毒症状恢复14～21天后出现肢体感觉及运动异常等多发性神经损伤的表现，表现为对称性肢体麻木、疼痛，肌萎缩，瘫痪等，下肢较上肢严重，称为迟发性多发性神经病。目前认为该现象由有机磷农药抑制神经系统内神经靶酯酶并致其老化导致。

（6）中间型综合征：以呼吸肌麻痹为主要症状，急性中毒后1～4天，有部分患者发生在急性症状缓解后迟发性神经病变发生前。患者表现为张口困难，呼吸肌及四肢肌肉无力，多见于呼吸衰竭而亡。该现象与胆碱酯酶长期受抑制，影响神经肌肉接头突触后功能有关。

❸ 中毒程度

急性有机磷农药中毒可分为轻度、中度、重度三个等级，评估中毒程度有利于观察病情，决定治疗方案。

（1）轻度中毒：表现为毒蕈碱样症状及轻度中枢神经系统症状。表现为头晕、头痛、恶心、呕吐、流涎、多汗、视物模糊等，瞳孔缩小明显。全血胆碱酯酶活力为50%～70%。

（2）中度中毒：有明显的毒蕈碱样症状和烟碱样症状。表现为肌束颤动、瞳孔中度缩小、呼吸困难、精神恍惚、语言不清。全血胆碱酯酶活力降低为30%～50%。

（3）重度中毒：除上述症状外，伴中枢神经系统受累及呼吸衰竭。表现为孔针尖瞳孔，心率快、呼吸困难、口唇发绀、肺水肿、呼吸衰竭、血压下降、抽搐、昏迷。全血胆碱酯酶活力低于30%。

❹ 辅助检查

（1）全血胆碱酯酶（choline esterase，CHE）活力测定：CHE是诊断有机磷农药中毒的特异性标志酶。CHE活力低于70%具有临床意义，但与病情轻重程度不完全平行，必须结合全身症状、体征综合评估。

（2）尿液有机磷农药分解代谢产物测定：协助诊断有机磷农药中毒。如敌百虫中毒时尿中出现敌百虫的分解代谢产物三氯乙醇；对硫磷及甲基对硫磷中毒时，尿中出现对硝基酚。

（3）常规检查项目：血尿便常规、血生化、肝肾功能、心电图、X线等。

（三）急救与护理

❶ 急救原则

紧急处理、清除毒物、应用解毒药消除乙酰胆碱蓄积和恢复胆碱酯酶活力。轻度中毒者去除污染毒物，监测24小时，观察病情有无发展。重度中毒者，症状消失后停药，并至少观察3～7天。

（1）迅速清除毒物

1）立即协助患者脱离中毒环境：立刻将患者撤离中毒环境，脱去污染衣物。

2）清洗：经皮肤吸收中毒患者立即用生理盐水或清水冲洗皮肤、毛发、指甲等部位。眼内毒物应用清水、生理盐水或2% $NaHCO_3$（敌百虫除外）溶液冲洗，冲洗完毕后滴入1~2滴1%的阿托品。

3）洗胃与导泄：口服中毒者立即反复催吐。毒物不明时可用清水、生理盐水催吐并洗胃，直至洗出液透明清亮；或向胃内管注入25%硫酸钠30~60 mL导泻。应注意敌百虫中毒时禁用碳酸氢钠洗胃，对硫磷中毒时禁用高锰酸钾洗胃。

（2）立即复苏：急性有机磷杀虫药中毒常因肺水肿、呼吸肌麻痹、呼吸衰竭而死亡。一旦发生，应紧急采取复苏进行抢救。

（3）特效解毒剂的应用：有机磷农药中毒病情进展迅速，必须早期、联合、足量、重复给药。解毒药主要分为抗胆碱药和胆碱酯酶复能药。

1）抗胆碱药：主要使用阿托品，与乙酰胆碱争夺受体而阻断乙酰胆碱的作用，对抗M样症状效果明显，常与胆碱酯酶复能药合用。阿托品应根据病情每10~30分钟或1~2小时用一次，直至M样症状消失或"阿托品化"为止（表10-2）。具体表现为：瞳孔较前扩大；颜面潮红；皮肤干燥、口干、无汗；肺部湿啰音减轻或消失；心率增快达100~120次/分。

2）胆碱酯酶复能剂：对解除N样症状效果明显，72小时内用药效果良好。常用的有解磷定、氯解磷定、双复磷等。有机磷农药中毒3天内即可使胆碱酯酶形成不被复活的"老化酶"。而胆碱酯酶复能剂对已老化的胆碱酯酶无复活作用，因此必须与阿托品联合，并且早期、足量应用。

3）复方制剂：解磷注射液是含有抗胆碱药和胆碱酯酶复能药的复方制剂，起效快，作用维持时间长。

（4）对症处理：有机磷农药中毒者常因呼吸衰竭而死亡。因此，应监测患者呼吸频率和节律、脉搏氧饱和度及血气分析结果。保持呼吸道通畅，合理吸氧，必要时行气管插管或气管切开机械通气。积极防治脑水肿和肺水肿，保护肾功能。

② 护理措施

（1）一般护理

1）饮食护理：一般中毒后3~5天内需禁食，病情稳定后方可进流质饮食，随病情好转逐步过渡到正常饮食。

2）口腔护理：阿托品的使用及插管操作可造成患者口腔黏膜干燥及损伤，增加感染机会，所以应每日做好口腔护理，清醒者可漱口，对口唇干裂者可涂抹液状石蜡。

3）加强安全护理：对躁动者应抬高床栏，必要时进行适当束缚，以防坠床或自伤。吸氧将患者安置于抢救室内，保证呼吸道通畅，给予高流量吸氧。

（2）维持有效通气：由于早期呼吸道内分泌物增多、肺水肿、呼吸肌麻痹、呼吸中枢抑制等因素，患者常发生严重缺氧。因此，护理人员应及时清除患者呼吸道内分泌物，必要时协助医生行气管插管或气管切开，做好呼吸机辅助患者呼吸的护理。

（3）洗胃护理：根据毒物不同选择相应的洗胃液。当毒物未明时，一般选用清水、生理盐水洗胃。严格掌握洗胃的适应证、禁忌证及注意事项。

（4）用药护理

1）阿托品：①应用阿托品时应注意早期、联合、足量、重复给药。②充分吸氧，纠正酸碱失衡，以利于胆碱酯酶作用的发挥，当出现"阿托品化"时，需逐步减少药量和延长给药间隔时间。③当中毒症状、体征完全消失24小时后考虑停止使用阿托品，切记减量不宜过快、停药不宜过早。④预防阿托品中毒，"阿托品化"与阿托品中毒剂量非常接近（表10-2），当患者出现高热、抽搐、躁动、昏迷、皮肤干燥或紫红、瞳孔极度散大、心动过速甚至心室颤动时，即发生阿托品中毒，应立即通知医生，积极予以处理。

表10-2 "阿托品化"和阿托品中毒的比较

	"阿托品化"	阿托品中毒
神经系统	意识清醒或模糊	谵妄、躁动、幻觉、抽搐、昏迷
皮肤	面色潮红、干燥	紫红、干燥
瞳孔	由针尖样扩大，不再缩小	散大
体温	正常或略微升高	高热，>40 ℃
心率	≤120次/分，脉搏快有力	心动过速，心室颤动

2）胆碱酯酶复能剂：①对中度以上中毒者应联合阿托品早期、足量应用，边洗胃边使用特效解毒剂；②为避免引起药物中毒，胆碱酯酶复能药应稀释后缓慢应用；③禁与碱性药物联合应用，以免复能药水解成剧毒的氰化物；④碘解磷定刺激性强，应用过程中避免外渗引发剧痛。

（5）病情观察：每15～30分钟监测并记录患者生命体征及意识状态、瞳孔的变化。防止阿托品中毒及迟发性多发性神经病变、中毒后"反跳"现象和中间综合征的发生。

（6）心理护理：关心、体贴患者。了解患者中毒的原因，针对不同原因以真诚的态度耐心疏导。帮助患者树立积极、正确的人生观、世界观和价值观。同时指导患者家属理解和支持患者，促进患者心理及身体早日恢复健康。

3. 健康教育

（1）普及预防有机磷农药中毒知识：广泛宣传各类有机磷农药可引起中毒的相关知识。如喷洒农药时加强个人防护，穿长袖衣裤及鞋袜，戴口罩、帽子及手套，农药盛具要专用，严禁装食品、牲口饲料等。生产和加工有机磷化合物的工厂，生产设备应密闭化，并经常进行检修，防止外溢有机磷化合物等。

（2）出院指导：患者出院时应向家属交代，患者需要在家休息2～3周，按时服药，不可单独外出，以防发生迟发性神经症。

（3）预防自杀：因自杀致中毒者出院时，教会患者学会应对应激原的方法，争取社会和家庭的支持。

三、一氧化碳中毒患者的救护

一氧化碳中毒，俗称煤气中毒，是吸入过量CO引起的中毒症状。一氧化碳（CO）为含碳物质不完全燃烧所产生的一种无色、无臭、无味、无刺激性的气体。

（一）病因与发病机制

1 病因

（1）生活中毒：当通风不良时，家庭用煤炉、燃气热水器所产生的CO以及煤气泄漏或在密闭空调车内滞留时间过长等均可引起CO中毒。失火现场空气中CO浓度可高达10%，也可引起CO中毒。

（2）工业中毒：炼钢、炼焦、烧窑、矿井放炮等过程中均可产生大量CO，由于炉门关闭不严、管道泄漏或通风不良，便可发生CO中毒。煤矿瓦斯爆炸时亦有大量CO产生，容易发生CO中毒。

2 发病机制

CO经呼吸道吸入后，立即与血红蛋白（Hb）结合形成稳定的碳氧血红蛋白（COHb）。CO与Hb的亲和力是氧与Hb的亲和力的200～300倍，而COHb的解离速度仅为氧合血红蛋白的1/3600。COHb不仅不能携带氧，还会影响氧合血红蛋白的解离，阻碍氧的释放和传递，导致低氧血症，引起组织缺氧。CO还可影响细胞内氧的弥散，抑制细胞呼吸。

急性CO中毒导致脑缺氧后，脑血管迅即麻痹扩张，脑容积增大。脑内三磷酸腺苷（ATP）在无氧情况下迅速耗尽，钠钾泵不能正常运转，钠离子蓄积于细胞内，导致细胞内水肿。血管内皮细胞肿胀，又造成脑血液循环障碍，进一步加剧了脑组织缺血缺氧。随着酸性代谢产物增多及血-脑脊液屏障通透性增高，发生细胞间质水肿。缺氧和脑血液循环障碍，可促使血栓形成、缺血性软化灶或广泛的脱髓鞘病变，致使一部分急性CO中毒患者经假愈期后，又出现迟发性脑病。

（二）病情评估

1 病史

有CO接触史。注意评估空气中CO浓度及接触CO的时间，患者既往健康状况。

2 临床表现

根据碳氧血红蛋白浓度，可分为三个等级。

（1）轻度中毒：血液COHb浓度为10%～30%。患者表现为不同程度的头痛、头晕、乏力、恶心、呕吐、心悸、四肢无力甚至晕厥等。原有冠心病的患者可再次出现心绞痛。患者如能及时脱离中毒环境，吸入新鲜空气或氧疗，症状一般很快消失。

（2）中度中毒：血液COHb浓度为30%～40%。除上述症状外，患者出现口唇黏膜可呈樱桃红色、呼吸困难、烦躁、谵妄、昏迷、瞳孔对光反射、角膜反射迟钝、疼痛刺激有反应。患者经积极治疗可以恢复正常，且无明显并发症。

（3）重度中毒：血液COHb浓度大于50%，患者可发生心律失常、心力衰竭，各种反射消失，可呈去大脑皮质状态。脑水肿伴惊厥、上消化道出血、吸入性肺炎等。部分患者出现压迫性肌肉坏死（横纹肌溶解症），释放的肌球蛋白可引起急性肾小管坏死和肾衰竭。患者死亡率高，抢救存活者多有不同程度的后遗症。

（4）急性一氧化碳中毒迟发脑病：CO中毒患者在意识障碍恢复后，经过2～60天的"假愈期"，可出现下列症状表现之一。①精神意识障碍：呈现痴呆状态、谵妄状态或去大脑皮质状态。②锥体外系神经障碍：出现震颤麻痹综合征。③锥体系神经损害：如偏瘫、病理反射阳性或小便失禁等。④大脑皮质局灶性功能障碍：失语、失明等，或出现继发性癫痫。

3 辅助检查

（1）血液COHb测定：通过测定COHb饱和度可协助诊断，轻度中毒为10%～30%；中度中毒为30%～40%；重度中毒超过50%。

（2）脑电图：可见弥漫性低波幅慢波，与缺氧性脑病进展相平行。

（3）头部CT：可发现大脑皮质下白质，包括半卵圆形中心与脑室周围白质密度减低或苍白球对称性密度减低。

（三）急诊救护

1 急救原则

一氧化碳中毒的治疗原则为：迅速将患者撤离有毒场所，给患者供氧防止脑水肿，改善脑组织代谢，防治并发症及后遗症。

（1）迅速脱离危险环境：紧急措施迅速将患者移至空气新鲜、通风良好的地方。

（2）保持呼吸道通畅：松解衣扣，保持呼吸道通畅，并且注意保暖。若呼吸、心搏骤停，应立即进行心肺脑复苏。

（3）给氧：①给予患者高流量、高浓度（5～10 L/min）的氧疗。患者脱离中毒现场后应立即给氧，持续给氧时间一般不应超过24小时，以防发生氧中毒和二氧化碳潴留。②高压氧治疗。提高动脉血氧分压，使毛细血管内的氧容易向细胞内弥散，迅速纠正组织缺氧，防止脑水肿，降低病死率。

（4）防治脑水肿：中毒CO中毒患者在中毒后2～4小时会出现脑水肿，24～48小时会达到高峰。可早期采取脱水、激素和降温疗法防治脑水肿，如静脉输入20%甘露醇250 mL，可与呋塞米联合或交替使用，有利于减轻脑水肿。为促进脑细胞恢复，可适量补充脑细胞代谢等药物。

（5）对症处理

1）镇静：如有惊厥、抽搐，可用安定、水合氯醛等镇静剂。

2）降温：对昏迷持续时间较长，出现高热和频繁抽搐者，可采用冰帽、冰袋和冬眠药物等进行降温治疗。冬眠疗法可改善脑血管功能，降低脑神经细胞代谢，增强脑组织对缺氧的耐受性。

3）适当使用中枢神经兴奋剂：有助于昏迷的清醒和呼吸的恢复，可选用尼可刹米、山梗菜碱、乙胺硫脲（AET）、γ-氨酪酸、甲氯芬酯等。

2 护理措施

（1）一般护理：保持呼吸道通畅；开放静脉通路，按医嘱给予输液和药物治疗；昏迷并高热和抽搐患者，降温和解痉的同时应注意保暖，防止自伤和坠伤。

（2）给氧：由于吸氧可使碳氧血红蛋白解离，轻度中毒可用鼻导管吸氧；严重中毒可给予高流量（8~10 L/min）氧气吸入，有条件者应立即进行高压氧舱治疗。

（3）高压氧护理：重症患者应及早采用高压氧治疗。

1）进舱前护理：认真观察患者生命体征，了解患者的中毒情况及病史。给患者更换全棉衣服，注意保暖，严禁火种、易燃、易爆物品进入氧舱。对于轻度中毒患者，教会其在加压阶段进行吞咽、咀嚼等动作，保持咽鼓管通畅，避免中耳、鼓膜气压伤，并介绍进舱须知、一般性能、治疗效果、治疗过程中可能出现的不良反应及预防方法、注意事项等，以取得患者合作。

2）高压氧舱内护理：需要医护人员陪舱的重症患者进入氧舱后，如带有输液，开始加压时要将液体平面调低，并注意输液速度变化。保持呼吸道通畅，患者平卧，头偏向一侧，及时清除呼吸道分泌物。密切观察患者神志、瞳孔、呼吸、心率、血压变化。观察有无氧中毒情况。注意翻身，防止局部受压形成破溃或发生压疮，烦躁患者要防止受伤。减压时舱内温度会降低，注意保暖，并将输液的液平面调高，以免减压时液平面降低使空气进入体内。

（4）病情观察：密切观察患者的生命体征，尤其是呼吸和体温。高热和抽搐患者更应密切观察，防止坠床和自伤。观察患者瞳孔大小变化、液体出入量及滴速等，防止脑水肿、肺水肿及水、电解质代谢紊乱等并发症发生。同时，密切关注患者神经系统症状，如有无急性痴呆性木僵、癫痫、失语、惊厥、肢体瘫痪，以及皮肤、肢体受压部位损伤情况，如有无压疮、皮肤水疱及破溃，防止受伤和皮肤损伤。

3 健康教育

加强CO的基本知识和防护措施的宣传。及时向居民宣传取暖时不能将煤炉或炭火放在密闭的卧室中；厨房的烟囱必须通畅；装有煤气管道的房间不能作卧室，用煤气热水器者切勿安装在浴室内，不要用燃烧煤气来取暖。接触CO后若有头晕、头痛，要立即离开所在环境，以免中毒加深。

四、百草枯中毒患者的救护

百草枯（paraquat，PQ）又名对草快、克芜踪。目前已成为继有机磷农药之后最常引起人类急性中毒的农药之一。其易溶于水，微溶于乙醇，在酸性及中性溶液中性质稳定，在碱性溶液中分解，对金属有腐蚀性，接触土壤后迅速失去活性。百草枯是一种速效有机杂环类接触性脱叶剂及除草剂，适用范围较广。

（一）病因与发病机制

❶ 病因

（1）生产使用过程中毒：生产、使用百草枯过程中或通过环境污染等方式间接接触百草枯而导致中毒。

（2）生活过程中毒：误服用被百草枯污染的水或食物或穿被百草枯污染的衣物而致中毒，以及自杀或他杀而中毒。

❷ 发病机制

百草枯属中等毒类，在酸性环境下性质稳定，在碱性环境中分解，进入人体后迅速分布到全身各器官组织，以肺和骨骼中浓度最高，大部分5天内经肾由尿排出。

百草枯对人体的毒性作用机制尚未完全阐明。目前一般认为，百草枯作为一种电子受体，作用于细胞内的氧化−还原过程，导致细胞膜脂质过氧化，引起以肺部病变类似于氧中毒损伤为主的多脏器损伤。病理改变，早期肺泡充血、水肿、炎症细胞浸润，晚期为肺间质纤维化。百草枯对皮肤、黏膜亦有刺激性和腐蚀性。人类百草枯中毒死亡率高。

（二）病情评估

❶ 病史

百草枯中毒绝大多数因口服中毒导致，还需了解患者既往健康状况。

❷ 临床表现

最常见的受累脏器是肺、肝和肾。

（1）局部刺激腐蚀症状

1）经口服中毒者：咽喉部有烧灼感，甚至咽喉部溃疡。经呼吸道吸入者可有鼻部刺激症状、鼻出血等。

2）经皮肤黏膜吸收中毒者：接触部位接触性皮炎、灼伤，表现为红斑、水疱、溃疡，指甲脱色、干裂或脱落等；眼结膜、角膜灼伤或溃疡。

（2）呼吸系统：肺损伤是最突出和最严重的病变。小剂量中毒者早期无明显表现，少数表现为咳嗽、咳痰、胸闷、气促、发绀等。大剂量中毒者24～48小时内可迅速发展为肺水肿、肺出血，1～3天内因ARDS而死亡。部分患者急性中毒控制后1～2周内发生进行性肺间质纤维化，可因再次出现ARDS而死亡。

（3）消化系统：口服后数10分钟至数小时内出现唇、舌、咽喉部等消化道黏膜烧灼感、溃疡、糜烂，并有恶心、呕吐、腹痛、腹泻等表现，重者可有呕血、便血、胃肠穿孔。中毒后2～3天可出现中毒性肝病，表现为肝区疼痛、肝功能异常、黄疸等。

（4）泌尿系统：中毒后早期2～3天可表现为尿频、尿急、尿痛等膀胱刺激症状，随肾小球及肾小管受累加重，可出现血尿、蛋白尿，血肌酐和尿素氮升高，重者发生急性肾衰竭。

（5）中枢神经系统：表现为头痛、头晕、狂躁、抽搐、幻觉、昏迷等。

（6）其他：可有发热、心肌损伤、贫血、脑水肿等。

③ 病情程度

根据摄入量及临床表现不同可分为以下三型。

（1）轻型：毒物摄入量＜20 mg/ kg，无临床表现或仅有轻微消化系统症状，如口腔黏膜烧灼感、糜烂、溃疡，恶心、呕吐等。

（2）中—重型：20 mg/ kg＜毒物摄入量＜40 mg/kg，患者会立即呕吐，除出现消化系统表现外，1～4天内还可出现心动过速、低血压、肝和肾衰竭；1～2周内出现咳嗽、咯血、胸腔积液。随肺纤维化进展，肺功能进行性恶化；多数患者2～3周内死于肺功能衰竭。

（3）暴发型：毒物摄入量＞40 mg/kg，服后立即呕吐，数小时至数天内出现腹痛、腹泻、中毒性心肌炎、肝和肾衰竭、抽搐、昏迷、多数患者于1～4天内因多器官功能障碍而亡。

④ 辅助检查

（1）药物检测：取患者的血、尿、呕吐物等进行药物定量或定性检测，以明确中毒药物种类，了解中毒程度，判断病情预后。应取患者摄入百草枯4小时以后的血清标本保存在塑料管内。尿液呈碱性或尿硫代硫酸钠呈阳性，提示百草枯中毒可能；若为阴性，应6小时后再次检测。若仍为阴性，则出现严重损害的可能性较小。

（2）其他检查：血、尿常规检查，肝、肾功能检查，血气分析，胸部影像学检查，心电图检查等，以协助疾病诊断和了解器官受损情况。

（三）急诊救护

① 急救原则

百草枯目前无特效解毒药，治疗以减少毒物吸收、迅速清除毒物、预防肺纤维化和对症支持治疗为主。

（1）现场急救：一经发现，应立即反复刺激咽喉部催吐，可就地取材口服白陶土悬液或泥浆水100～200 mL。

（2）减少毒物吸收：尽快去除被污染衣物，迅速清洁皮肤、黏膜，洗胃、口服吸附剂、采取导泻等措施减少毒物的吸收。

（3）加速毒物排泄：包括输液、利尿、血液透析、血液灌注等，以血液灌注效果最佳时机是在中毒后6～12小时内，连续进行血液灌注2～3天。

（4）防治肺纤维化：应用维生素C、维生素E、还原型谷胱甘肽、乙酰半胱氨酸等清除氧自由基，以减少肝损伤。早期大剂量应用糖皮质激素可消除肺间质水肿和延缓肺纤维化的发生，降低死亡率。对中至重度患者可使用环磷酰胺。

（5）氧疗：过早给予氧气治疗，可加速氧自由基形成，促进死亡，因此早期不宜给予高浓度氧疗。当PaO_2＜40 mmHg或出现ARDS时才给予氧气吸入，给氧浓度＞21%；或采取机械通气PEEP模式给氧。

（6）对症治疗：应用泮托拉唑、奥美拉唑等保护胃黏膜；可应用珍珠粉、冰硼散等喷洒于口腔创面加强对口腔溃疡等炎症部位的护理；对呼吸衰竭的患者可应用呼吸机辅助治疗或人工通气治疗。

2 **护理措施**

（1）维持有效通气：中毒早期呼吸道内分泌物较多，且常伴有肺水肿、呼吸肌麻痹或呼吸中枢抑制，可造成患者严重缺氧。对昏迷患者应采取侧卧位或平卧位，头偏向一侧，同时鼓励清醒患者做深呼吸，用力咳嗽，及时清除呼吸道内分泌物，积极进行肺部功能锻炼。必要时行气管插管或气管切开、机械通气，保证患者有效通气，同时做好气道管理。但注意百草枯中毒患者应禁止吸氧，以免加重患者肺部损伤，只有极度呼吸困难或血氧分压＜40 mmHg时才能吸氧，但应禁止使用高压氧治疗。

（2）洗胃护理：应用碱性洗胃液如碳酸氢钠洗胃。越早洗胃效果越好，但口服百草枯后即使已经超过24时也要进行洗胃。严格掌握洗胃的适应证、禁忌证及洗胃的注意事项。

（3）口腔黏膜及消化道护理：对口腔、咽喉及食管黏膜损伤与糜烂者，为减轻患者痛苦可使用生理盐水擦拭、漱口，服用维生素B类药物，进食以流质食物为主，以免加重病情。

（4）病情观察：监测并记录患者生命体征及瞳孔、意识状态的改变，发现异常时及时告知医生。

（5）心理护理：对有自杀倾向、抵触心理的患者，护理人员应给予安慰和疏导，从精神和心理上给予支持，提高患者心理应激的能力，减轻患者的心理压力和躯体痛苦。

参考文献

[1]李雪，耿宗友.护理[M].北京：中国协和医科大学出版社，2019.

[2]高梦颖，等.护理常规与护理技术[M].北京：科学技术文献出版社，2019.

[3]宋秀红，等.现代临床常见疾病护理[M].北京：科学技术文献出版社，2015.

[4]王绍利，等.临床护理新进展[M].长春：吉林科学技术出版社，2019.

[5]周秉霞，等.实用护理技术规范[M].长春：吉林科学技术出版社，2019.

[6]胡卓弟，等.实用临床护理技术[M].长春：吉林科学技术出版社，2019.

[7]高静，等.临床护理技术[M].长春：吉林科学技术出版社，2019.

[8]牟新军，等.神经内科常见疾病诊疗学[M].长春：吉林科学技术出版社，2016.

[9]马志华，狄树亭，金松洋.急危重症护理[M].武汉：华中科技大学出版社，2019.

[10]姚咏明.急危重症病理生理学[M].北京：科学出版社，2013.

[11]李春盛.急危重症医学进展[M].北京：人民卫生出版社，2017.

[12]唐英姿，左右清.外科护理[M].上海：上海第二军医大学出版社，2016.

[13]沈翠珍.内科护理[M].北京：中国中医药出版社，2016.

[14]刘梦清，余尚昆.外科护理学[M].北京：科学出版社，2014.

[15]潘瑞红，等.专科护理技术操作规范[M].武汉：华中科技大学出版社，2016.

[16]赵艳伟.北京协和医院呼吸内科护理工作指南[M].北京：人民卫生出版社，2016.

[17]叶志霞，皮红英，周兰姝.外科护理[M].上海：复旦大学出版社，2016.

[18]游桂英，方进博.心血管内科护理手册[M].北京：科学出版社，2015.

[19]陆一春，刘海燕.内科护理学[M].北京：科学出版社，2014.

[20]张欣.妇产科护理[M].北京：中国中医药出版社，2015.

[21]丁淑贞，姜秋红.心内科护理学[M].北京：中国协和医科大学出版社，2015.

[22]屈红，秦爱玲，杜明娟.专科护理常规[M].北京：科学出版社，2015.